tao.de

(R)Evolution im Anti-Aging

Die Wissenschaft der Telomere

Werden Sie jünger und gesünder durch ganzheitlichen Telomere-Support

Mira Mamtani

Impressum

1. Auflage Februar 2017. Printed in Germany

Autorin:
Mira Mamtani, eMail: telomere@t-online.de, www.telomere-buch.de

Umschlaggestaltung, Illustration: Mira Mamtani

Photoquelle: https://de.fotolia.com/

Verlag: tao.de in J. Kamphausen Mediengruppe GmbH, Bielefeld

Bibliografische Information der Deutschen Nationalbibliothek: Die Deutsche Nationalbibliothek verzeichnet diese Publikation in der Deutschen Nationalbibliografie; detaillierte bibliografische Daten sind im Internet über http://dnb.d-nb.de abrufbar.

ISBN Hardcover: 978-3-96051-521-0
ISBN Paperback: 978-3-96051-520-3

Haftungsausschluss:
Dieses Buch basiert auf wissenschaftlichen Forschungen und verfolgt die Absicht, die neue Wissenschaft der Telomere zu vermitteln und zu helfen, vernünftige Lebensstiländerungen zu wählen. Es dient nicht als Ersatz für eine medizinische Beratung oder Behandlung von lizensierten Medizinern oder Heilpraktikern. Sollten Sie unter Erkrankungen leiden und schulmedizinische Betreuung erhalten und Medikamente einnehmen, wird darauf hingewiesen, dass Sie mit Ihrem Arzt/Heilpraktiker darüber sprechen sollten, wenn Sie die Absicht haben, Ihre Ernährung umzustellen und/oder Nahrungsergänzungsmittel oder Wellenessanwendungen in Anspruch nehmen möchten. Es besteht keine Haftung für Folgen direkter oder indirekte Empfehlung von Nahrungsergänzung, auf die in diesem Buch hingewiesen wird, auch nicht, wenn Leser des Buches diese Empfehlungen geben

Inhaltsverzeichnis

Teil 3: Beziehung von Geist-Emotionen und Körper

Teil 4: Telomere-Support: Ganzheitliche, holistische Lösungen im Anti-Aging

Vorwort

Mein Name ist Mira Mamtani. Informationen über mich sind auf der letzten Seite zu finden.

Auf die ganz neue Telomere-Theorie und- Forschung wurde ich das erste Mal durch JZ Knight aus den USA aufmerksam, bei der ich mich ganz herzlich für all ihre Arbeit, ihr Engagement und ihre Empfehlungen von neuesten wissenschaftlichen Forschungen und Erkenntnissen bedanken möchte. [1)]

Als ich mich ausführlich mit dem Telomere-Thema beschäftigte, bin ich, wie viele andere auch, zu dem Schluss gekommen, dass eine Telomerverkürzung die Ursache des Alterns ist. Gleichzeitig bin ich auf optimale Lösungen gestoßen, wie dieses Problem auf „natürliche Weise" im Zusammenwirken mit neuen holistischen Ansätzen für jeden Einzelnen gelöst werden kann.

Dieses Buch verfolgt die Absicht, die neue Wissenschaft der Telomere zu vermitteln und zu helfen, vernünftige Lebensstiländerungen zu wählen. Es enthält viele wertvolle, praktische Anregungen aus den verschiedensten Bereichen.

Empfehlungen bestimmter „telomerefreundlicher" Nährstoffe und wissenschaftlich fundierter Nahrungsergänzung der neuesten Generation, spezialisiert auf Telomere-Support, sind für diejenigen gedacht, die auf diesem Gebiet eine Unterstützung wünschen.

Obwohl die Thematik in diesem Buch teilweise wissenschaftlich und fachspezifisch ist, habe ich mich sehr bemüht, es so einfach wie möglich darzustellen. Es basiert alles auf neuesten wissenschaftlichen Quellen aus aktuellen Büchern, Fachartikeln und fachspezifischen Internetportalen in Deutsch und Englisch, (Quellennachweise finden Sie hinten im Buch), so dass die Lektüre für Laien und auch für Fachmänner/frauen gedacht ist.

Dieses Buch ist interessant für:

- jeden, der aufgeschlossen ist und seine Gesundheit auf natürliche, optimale Weise selbst unterstützen möchte.

- jeden, der allgemein Interesse hat, neue Erkenntnisse und Forschungen im Gesundheits- und medizinischen Bereich kennenzulernen

- für Heilpraktiker, Gesundheits- und Ernährungsberater, alternative, holistische Ärzte etc., die sich gerne weiterbilden möchten, um besser helfen zu können durch die Integration neuer wissenschaftlicher Erkenntnisse.

Das Buch beginnt mit einer kurzen Darstellung des Anti-Agingin der Vergangenheit und zeigt die gängigen Anti-Aging Therapiemethoden der Gegenwart auf. Der 2. Teil behandelt ausführlich das Thema Telomere. Die neuesten Forschungen der Epigenetik, Neurowissenschaften im Zusammenhang mit Geist-Emotionen-Körper Relation werden im 3. Teil besprochen.

Basierend auf Informationen der ersten 3 Teile, werden im 4. Teil diverse Bereiche der Telomere-Forschung und holistische Möglichkeiten mit konkreten Lösungen aufgezeigt.

Leser, die bereits viel über Anti-Aging wissen und nur über die Telomere-Forschungen informiert werden möchten, können ausschließlich Teil 2 und Teil 4 lesen, wobei ich jedoch empfehle, das ganze Buch zu lesen, für ein ganzheitliches und vertieftes Bild, um optimale Lösungen für die Gesundheit zu finden.

Ich wünsche dem Leser viel Freude und neue Erkenntnisse bei der Lektüre.

Mira Mamtani, Herbst 2016

Teil 1:

Anti-Aging in Geschichte und Gegenwart

1. Definition von Altern und Anti-Aging

Altern:

Biologisches Altern äußert sich durch eine Reihe verschiedener hochkomplexer Mechanismen. Sie beeinflussen und begrenzen die Lebensdauer.

Bis heute wurden mehr als dreihundert Einzelmechanismen beschrieben, die etwas mit unserem Alter zu tun haben. Aus experimentellen Studien über Eingriffe in den Alterungsprozess hat man herausgefunden, dass der Alterungsprozess mit der Geburt einsetzt. [2)]

Biologisches Altern äußert sich in Anhäufungen von Schäden, Abbauprozessen, Defiziten, Ungleichgewichten in Makromolekülen, Zellen, Geweben und Organen. Wenn diese Schäden repariert werden können, spricht man von Verjüngung. [3)]

Der bekannte Experte für Gesundheitsvorsorge Kurt Tepperwein äußert sich wie folgt: „Die medizinische Forschung zeigt, dass der Mensch nicht im gleichen Maße altert, wie er an Jahren älter wird. Jedes Organ altert anders, entsprechend seiner biologischen Uhr, aber vor allem abhängig von den Umweltbedingungen, die er vorfindet. Altwerden heißt also nicht zwangsläufig krank und schwach werden. Die Lebensweise bestimmt entscheidend, wie alt jeder wird und wie gesund man bleibt. Altern geschieht auf verschiedenen Ebenen, in der Zelle, den Gefäßen, im Stoffwechsel, im Hormonhaushalt und Immunsystem. Auch das Bewusstsein wirkt auf allen Ebenen. Jung ist, wer in jedem Augenblick das Besondere erwartet und aus einem ganz normalen Alltag etwas ganz Besonderes machen kann. Sie sind so jung wie Ihre Begeisterung und so alt wie ihr Zweifel. Und Sie werden so lange jung bleiben, solange Sie offen sind für das Abenteuer Leben.“ [4)]

Anti-Aging:
Der Begriff Anti-Aging, auch Altershemmung genannt, ist eine Bezeichnung für Maßnahmen, die zum Ziel haben, das biologische Altern des Menschen hinauszuzögern, die Lebensqualität im Alter möglichst lange auf hohem Niveau zu erhalten und auch das Leben insgesamt zu verlängern. Es geht im Anti-Aging darum, Alterskrankheiten nicht wie bisher erst dann zu behandeln, wenn sie bereits eingetreten sind, sondern negative Alterungsprozesse von vornherein zu vermeiden oder möglichst weit in

den Bereich des maximalen Höchstalters zu verschieben (beim Menschen momentan etwa 120 Jahre).

Die höhere Lebenserwartung der Menschen in der heutigen Zeit täuscht eine bessere Gesundheit vor. Das durchschnittliche Alter im Laufe der Zeit wurde durch verschiedene Faktoren wie weniger Kriege, bessere Ernährung, Hygiene und vor allen Dingen medizinische Versorgung und Fortschritte drastisch erhöht. Zu Zeiten der Griechen und Römer wurden die Menschen im Durchschnitt nur 20 bis 30 Jahre alt. Noch zu Beginn des 20. Jahrhunderts betrug die Lebenserwartung in Deutschland ca. 46 Jahre und heute ca. 73 Jahre für Männer und 80 Jahre für Frauen. [5)]

Tatsächlich sind wir nur länger krank. Die heutige Medizin ist symptomorientiert und strebt eine wirkliche Prophylaxe gar nicht an, sondern lässt Krankheiten ungehindert entstehen und behandelt sie dann mit hohem Kostenaufwand. Die Medizin der Zukunft wird in erster Linie Prophylaxe sein, um Symptome überflüssig zu machen und die natürliche Gesundheit zu erhalten. [6)]

Es hat sich jedoch ein Wandel in den verschiedenen Bereichen in jüngster Zeit gezeigt. Anti-Aging, oder der ganz aktuelle Begriff „Gesundes Altern“, das von unserem ausschließlich auf Krankheitsbehandlung ausgerichteten Medizinsystem noch vor Jahren als unseriös qualifiziert wurde, gewinnt zunehmend an Bedeutung für die Gesundheitsvorsorge, für Gerontologen (Altersforscher), Ärzte, Biologen und andere Fachgruppen, die sich zu nationalen und internationalen Anti-Aging Gesellschaften zusammengeschlossen haben und sich über Ihre Ergebnisse und neuesten Forschungen austauschen.

Moderne Gerontologen kommen angesichts der jüngsten Erkenntnisse der Altersforschung zu neuen Denkansätzen, die dem Anti-Aging entsprechen. Demnach beschäftigen sie sich weniger mit der Frage, wie man Alter verlängern kann, sondern es ist wichtiger, wie man länger Kräfte und Jugendlichkeit erhält und wie es gelingen könnte, die Altersuhr in manchen Bereichen zurückzudrehen.

Die neuen Begriffe nennen sich ***Reverse-Aging*** (Rückbildung der Alterung) und ***Rejuvenation*** (Verjüngung). Sie stellen die nächste Evolutionsstufe des Anti-Agings dar, die die Absicht hat, biologische Alterung nicht lediglich nur aufzuhalten, sondern diese gar wieder Rückgängig zu machen!

Reverse-Aging und Rejuvenation erfordern daher eine andere Strategie, nämlich die Reparatur der altersbedingten Zellen und der DNS unseres Erbguts und sie können dadurch den Alterungsprozess sogar schrittweise wieder umkehren.

Die Telomere-Forschung hat neben Anti-Aging vor allen Dingen das Reverse-Aging zum Ziel. [7)]

2. Anti-Aging in der Vergangenheit

Zahlreiche Legenden ranken sich um das Streben nach Verjüngung. Man glaubte, dass Magie oder das Ergreifen einer übernatürlichen Macht die Jugendlichkeit zurückbringen könnte, und viele Abenteurer wagten sich auf Reisen, um die Jugendlichkeit zurückzugewinnen – für sich, ihre Verwandten oder die Obrigkeit, die sie entsandt hatte. [8)]

Das bekannteste Epos ist die Sage vom König Gilgamesch, der ca. 2600 v. Chr. in Mesopotamien lebte und dessen Abstammung gemäß den Überlieferungen 1/3 göttlich war. Er soll zeitlebens auf der Suche nach dem Unsterblichkeitselixier gewesen sein. [9)]

Forscht man bei den Ägyptern nach, stellt man fest, dass sie ein großes Know-how in Gesundheit hatten. Es interessierte sie nichts mehr als die Unsterblichkeit und sie entwickelten die Kunst des Einbalsamierens, das die Mumien vor dem Zerfall bewahren sollte.

Zahlreiche Vokabeln der Heilkunst haben ihren Ursprung in Griechenland. Der Arzt Hippokrates (460-370 v. Chr.) betonte immer wieder den Wert der Vorbeugung: „Führe ein gesundes Leben, und du wirst kaum erkranken... Wirst du krank, so gewährt dir die richtige Diät die beste Möglichkeit, wieder gesund zu werden.“ Er betonte die Bedeutung von gesunder Nahrung, Bewegung, Massagen, sauberem Trinkwasser, frischer Luft und diversen Entgiftungsmaßnahmen zur Reinigung von innen und außen. All dies waren Meilensteine des Anti-Aging Know-Hows für die heutige Zeit. [10)]

Im Altertum war es die göttliche Speise Ambrosia, die ewiges Leben spenden sollte.

Im Zeitalter der Entdecker grassierte das Fieber, an einem sagenhaften Ort das Geheimnis ewiger Jugend zu finden. Nachdem die Erde ergebnislos abgesucht worden war, übernahmen die Alchemisten den Staffelstab. Mit der Alchemie erreichte das Streben nach Verjüngung seinen Höhepunkt. In ganz Europa, und auch darüber hinaus, suchten Alchemisten nach dem Stein der Weisen, der mystischen Substanz, welche, so glaubte man, nicht nur Blei in Gold verwandeln, sondern auch Leben verlängern und Jugendlichkeit wieder herstellen konnte. [11)]

3. Anti-Aging in der Gegenwart

Heute, im 21. Jahrhundert hat sich das Bild vom Jungbrunnen gewandelt. Wir wissen, wir brauchen nicht in fernen Ländern zu suchen und nicht an sagenhaften Orten. Im Gegensatz zu der Vergangenheit haben wir erstmals die wirksamste Waffe gegen das Altern. Wissen! Wissen, wie das Altern funktioniert und wie es zu durchbrechen oder zu beeinflussen ist. [12)]

Die relativ junge Anti-Aging Bewegung startete Ende des letzten Jahrhunderts. Forscher unterschieden erstmalig zwischen dem biologischen Alter und dem chronologischen Alter. Man erkannte, dass Alter keine objektive Konstante ist, sondern dass Alter immer im Verhältnis zu dem Zustand der Zellen und dem Gesamtorganismus gesehen werden muss. Ein Mann, objektiv 75 Jahre alt, kann sich wie ein 40-jähriger fühlen. Zahllose Experimente wurden angestellt, Langlebigkeit war plötzlich kein Traum mehr.

Ein unvorstellbarer Durchbruch war mit der simplen Erkenntnis gegeben, dass ein Körper die Kraft besitzt, sich selbst zu heilen, wenn ihm nur die korrekten Ingredienzien zugeführt werden. Man begann zu begreifen, dass die Zelle eine eigene Intelligenz besitzt, die Umweltgifte, Ablagerungen, Bakterien und Blockaden beseitigen kann. [13)]

In diesem Abschnitt wird auf die bisher bekannten Anti-Aging Forschungen eingegangen mit konkreten Lösungen basierend auf „Naturheilkunde“, gesundem Lebensstil und dem Wissen der körpereigenen Selbstheilungskräfte, mit Methoden des 21. Jahrhunderts integriert, die keine schädlichen Nebenwirkungen haben, da nicht mit Fremdsubstanzen gearbeitet wird, sondern mit körpereigenen oder körperfreundlichen Stoffen.

Informationen der Pharmaindustrie über das Anti-Aging sind mit höchster Vorsicht zu genießen. Viele Medikamente sind nichts als gigantische Geldmaschinen, deren Sinn darin besteht, die Taschen von Großpharma bis an den Rand zu füllen.

In ihrer Studie „Das Medizin – Kartell" beweisen Kurt Langbein und Bert Ehgartner, dass Langzeitstudien über neue Medikamente oft vollständig fehlen. Später treten starke Nebenwirkungen auf, da der Körper keine synthetischen und ihm fremden Substanzen bewältigen kann. Viele Medikamente werden außerdem nicht an Senioren getestet, sondern an gesunden jungen Menschen. [14)]

Im 4. Teil werden einige Forschungen, die in diesem Kapitel angesprochen werden, wieder aufgegriffen und vertiefter besprochen, ausgehend von zusätzlichen Informationen aus Teill 2 und 3.

3.1 Freie Radikale und Energiestoffwechsel in den Zellen

Freie Radikale und Antioxidantien:

Freie Radikale werden von vielen als Hauptfeind Nr. 1 für das Altern gesehen.

Dr. Denham Harmann, emeritierter Professor der Medizin in den USA und Vater der Freien Radikale-Theorie des Alterns, erklärt, dass während des gesamten menschlichen Lebens alle Zellen einschließlich der Gehirnzellen von instabilen chemischen Stoffen attackiert werden, durch sogenannte Freie Radikale, aufgrund der allgemeinen Lebensfunktionen wie Atem und Essen.

Wenn Mitochondrien (die Kraftwerke der Zellen, siehe Näheres im nächsten Abschnitt) Sauerstoff verbrennen, um Energie für die Zellen zu gewinnen, bilden sich Abfallprodukte, namens „sauerstofffreie Radikale" oder einfach Freie Radikale. [15)]

Was exakt sind Freie Radikale?

Der Begriff „Freie Radikale" ist ein willkürlich geprägter Begriff aus der Chemie. Er beschreibt ein Molekül, das typischerweise eine außerordentliche hohe Bereitschaft zur Reaktion besitzt und gleichzeitig sehr kurzlebig ist.

Diese aggressiven Partikel haben ein ungesättigtes Elektron, das ihnen Unberechenbarkeit verleiht. Alles auf der Erde besteht aus Atomen, um deren Kern herum Elektronenpaare kreisen. So ähnlich wie unzertrennliche Pärchen. Als Single fühlen sie sich unglücklich. Deshalb halten Freie Radikale Ausschau, ob in Ihrer unmittelbaren Nähe nicht ein Elektronenpaar kreist, das sie auseinanderreißen können, um ein einzelnes Elektron an sich zu binden. Wenn das gelingt, entsteht ein neues Elektronenpaar – und natürlich ein weiterer Einzelgänger, der wiederum nach Einzelelektronen in seiner Nachbarschaft sucht. Somit ergibt sich eine Kettenreaktion mit beträchtlichen Schäden.

Was richten sie an? Und warum sind sie so gefährlich?
Man hat festgestellt, dass diese „beziehungsgierigen" Moleküle etwas verursachen, was man als oxidativen Stress bezeichnet. Bei oxidativem Stress passiert mit unseren Körperzellen genau das, was z. B. mit der Butter passiert, die zu lange an der frischen Luft steht. Sie wird ranzig, oder einer Birne, die wir zu lange liegen lassen. Die Birne oxidiert, sie geht mit dem Sauerstoff, der in der Luft vorhanden ist, eine Verbindung ein, sie färbt sich braun, verfault und verrottet.

Freie Radikale sind in vielen Fällen erwünscht. Sie haben wichtige Funktionen, sie unterstützen z. B. das Immunsystem, durch die Zerstörung von Bakterien und Viren und helfen bei der Energieproduktion. Wenn Freie Radikale jedoch in unserem Körper zu zahlreich auftreten, gehen sie schädliche Verbindungen ein, die den Körper ebenfalls „verrotten" lassen. Die Zerstörung erfolgt innerhalb Sekunden oder Zehntelsekunden und kann in Windeseile ganze Zellkolonien vernichten. Manche Freie Radikale zerstören Proteinstrukturen, zusätzlich können sie die schützenden fetthaltigen Zellmembranen zerstören und verhindern, dass Zellflüssigkeit ausgetauscht wird, ein Umstand, der ebenfalls den Alterungsprozess beschleunigt. Freie Radikale lassen rote Blutkörperchen und Blutgefäße altern. [16)]

Die meisten Freien Radikale bleiben nur eine sehr kurze Zeit am Leben, mitunter nur den fünf billionsten Teil einer Sekunde. Sie blühen auf und verfallen praktisch im selben Augenblick, richten in diesem winzigen Zeitraum jedoch ihr Zerstörungswerk an. [17)]

Viele Faktoren können zur Bildung von Freien Radikalen führen: Verstrahlungen, intensive Sonnenbrände oder Röntgenstrahlungen. Aber auch körperliche und geistige Belastungen, Viren, Umweltverschmutzung, Abgase, Rauchen, zu viel Alkohol sind schädlich. Ungesunde Nahrung kann zur Bildung Freier Radikale führen durch Stoffe, die zur exzessiver Oxidation führen. Fett hoch erhitzt, erzeugt besonders viele Freie Radikale.

Warum sind freie Radikale ein Thema im Alter?
Im Alter existieren höhere Mengen dieser Freien Radikalen im Körper. Wir altern letztendlich, weil die mit der Zeit zunehmenden Verschleißerscheinungen durch Freie Radikale nicht mehr vollständig repariert werden können. [18)]

Die Folgen sind katastrophal, da oxidativer Stress vermehrt entzündungsfördernde Substanzen freisetzt, die mit praktisch allen klassischen Alterskrankheiten einhergehen, inklusive altersbedingter Hirnschäden. Zahlreiche Krankheiten, einschließlich chronisches Müdigkeitssyndrom, Entzündungen wie z. B. Arthritis, Durchblutungsstörungen, Nierenkrankheiten und sogar Krebs und Alzheimer-Demenz treten auf, wenn Freie Radikale an der Arbeit sind. Deshalb ist das Anti-Aging im hohen Maße darauf konzentriert, diesen Freien Radikalen, den Kampf anzusagen.

Man kann die Anwesenheit Freier Radikale nicht vollständig vermeiden, denn bei jeder Nahrungszufuhr sind sie mit von der Partie. Wir werden von diesen Molekülen überschüttet durch interne und externe Verschmutzungen, die uns mit diesen Radikalen ständig in Kontakt bringen. Lebensstil und Umgebung sind verantwortlich dafür. Gesunde Nahrung ist deshalb sehr wichtig.

Unmittelbar nach der Geburt, wenn wir mit jedem Atemzug Sauerstoff aufnehmen, wird schlagartig überall im Körper ein besonderes Schutzsystem aktiviert, insbesondere durch bestimmte Enzyme. Unter den antioxidativen Enzymen spielen die wichtigste Rolle die Superoxiddismutase (SOD), die Glutathionperoxidase (GPX) und die Katalase. Diese sind zur Entgiftung Freier Radikale in den Körperzellen von entscheidender Bedeutung. Dieses System verringert sich jedoch im Alter.

Unsere Körperzellen bedienen sich auch fremder Helfer. Im Laufe der Evolution haben unsere Zellen gelernt, nicht nur eigene Abwehrenzyme zu bilden, sondern auch Stoffe aus der Nahrung ganz gezielt als Puffer für Radikale einzulagern. [19)]

Die richtige Nahrung kann die Freien Radikale auch bekämpfen durch die Antioxidantien, die großen Feinde der Freien Radikale. Frische Nahrung, insbesondere Obst und Gemüse, versorgen den Körper mit Balaststoffen und sekundären Pflanzenstoffen, die im Verbund ein sehr hohes antioxidatives Potenzial haben.

Nahezu jedes grüne Gemüse wirkt antioxidativ. Zahlreiche Untersuchungen haben bewiesen, dass dies die beste Methode ist, Freie Radikale in ihre Schranken zu weisen. [20)]

Vitamine, die Antioxidantien sind, wie Vitamin C, E oder verschiedene Karotine, wie Beta-Carotine und Lycopien spielen die größte Rolle. Weitere Substanzen erfüllen indirekt im Organismus antioxidative Aufgaben.

Die wichtigsten sind Coenzym Q10 (CoQ10), Zink, Vitamin B1, Vitamin A, Selen und die Aminosäure Cystein.

Noch zu erwähnen ist, dass es hochwirksame Super-Antioxidantien gibt, die 20–100 mal wirkungsvoller sein sollen als die angeführten Vitamine. Dazu gehören OPCs (Oligomere Proanthocyanidine), Knoblauch, Glutathion (Aminosäure), Ginkgo Biloba und die Alpha-Liponsäure, um ein paar zu nennen. [21) 22)]

Auf ein bestimmtes Super-Antioxidans, dem Resveratrol (zu finden in der roten Weintraube) wird ausführlich in Teil 4 eingegangen.

Freie Radikale und Schädigung der Mitochondrien:

1886 entdeckte der deutsche Pathologe und Histologe Richard Altmann das Mitochondrium. Mitochondrien sind die Kraftwerke unserer Zellen. Sie sind eine von einer Doppelmembran umschlossene Organelle mit einer Erbsubstanz. Sie werden über das Plasma der Eizelle nur von der Mutter vererbt. Sie sind praktisch Unterzellen in den Körperzellen, vergleichbar mit einem Atomreaktor, und fungieren unter anderem als Energiekraftwerk, indem sie das energiereiche Molekül ADP (Adenosintriphosphat) bilden, das unsere Körperzellen zur Funktionsfähigkeit brauchen. Sie sind dafür vorgesehen u. a. Sauerstoff zu verbrennen, der zur Energiegewinnung aus der Nahrung benötigt wird. In keinem anderen Zellbereich finden sich so aufwendige Abwehrmechanismen gegen Radikale und unerwünschte Oxidationsprozesse.

Mit der optimalen Funktion der Mitochondrien steht und fällt unser Energieniveau. Erst seit wenigen Jahren weiß man, dass unsere Gesundheit vom optimalen Funktionieren dieser Kraftwerke abhängt.

Mitochondrien erfahren im Verlauf der normalen Alterung nicht nur Beschädigungen ihrer Membranen, sondern auch ihrer Steuerungssoftware, ihrer mtDNS (messenger DNS). Ursache der Schäden sind diverse Freie Radikale, was zur mitochondrialen DNS Mutation führt, welche enzymatische Anomalien verursachen können, was wiederum zu weiterem oxidativen Stress führen kann.

Veränderungen und Mutationen innerhalb der Mitochondrien können sich deshalb auf vielfältige Weise bemerkbar machen. Am deutlichsten sind diese Alterserscheinungen am neurologischen System und bei Muskelzellen, da diese Systeme einen hohen Energie- und Sauerstoffumsatz benötigen. Wenn die Kraftwerke der Zellen unterversorgt sind, entstehen Krankheiten. Menschen über 60 Jahre haben 50% ihres energetischen Potenzials verloren.

Es ist also sehr wichtig, die Mitochondrien vor Freien Radikalen zu schützen und zudem vor zu radikalen „antibiotischen Eingriffen", da neuere Theorien und Forschungen belegen, dass Antibiotika häufig neben Bakterien etc. Mitochondrien abtöten können.

Dr. Denham Harmann hat herausgefunden, dass nur durch mitochondriale Antioxidantien, die innerhalb der Zellen produziert werden, die Mitochondrien geschützt werden können.

Eine bedeutende davon ist laut Dr. Colgan die Alpha-Liponsäure, in einer bestimmten Form, die auch dafür sorgt, dass das wichtige mitochondriale Antioxidans Glutathion sich erhöht.

Weiterhin sind die Aminosäuren Glycin, Carnithin, Kreatin und Cysteine und vor allen Dingen CoQ10 von Bedeutung, das manchmal auch als der „mitochondriale Nährstoff" bezeichnet wird. Neben dem antioxidativen Schutzmechanismus wird auch die Energieversorgung durch diese Stoffe optimiert. Auf das CoQ10, wird noch näher im 4. Teil eingegangen. [23) 24) 25)]

3.2 Ablagerungen: AGEs, ALEs und Homocystein

AGEs (Advanced Glycation Endproducts) und ALEs (Advanced Lipoxidation end Products)

Biochemiker, Molekularbiologen und Zellforscher erkennen immer deutlicher die Entstehung und Ansammlung von AGE im Körper als eigentliche Ursache vieler alterstypischer Erkrankungen. AGEs (Advanced Glycation Endproducts) sind Stoffe im Körper, die durch Verbindungen von langlebigen Proteinen und überschüssigem Zuckermolekül, Glukose, entstehen. Es handelt sich hierbei um eine Art Zellmüll, der sich in den Zellen ansammelt.

AGEs wirken wie ein molekularer Klebstoff, der sich überall ausbreitet und sich mehr und mehr aushärtet, so dass wir immer unbeweglicher werden, was u.a. zu Arthritis führen kann, zur

Arteriosklerose, Herz-Kreislauferkrankungen, zu Bluthochdruck, faltiger Haut, eingeschränkter Lungenkapazität, und Gelenkversteifung.

Des Weiteren werden durch die AGEs, auch Glykierung genannt, Wassereinlagen in den Zellen bewirkt, die die Zellfunktion laufend mindern und eine chronische Unterversorgung der Zellen mit Sauerstoff bewirken. Dadurch verfetten die Organe allmählich.

Aber auch der graue Star und Ablagerungen in den Nervenzellen des Gehirns werden dadurch verursacht. Einige Wissenschaftler glauben, dass die AGEs ebenso gefährlich für das Gehirn sind wie der Schaden, den die Freien Radikale anrichten. Sie meinen, dass die „Glukosierung" hauptverantwortlich für die Zerstörung der Gehirnzellen sei, die zu Krankheiten wie Alzheimer und Gedächtnisverlust führen. [26) 27)]

ALEs sind bis jetzt nur relativ wenig erforscht im Gegensatz zu den AGEs. Stoffe aus Fetten und Proteinklumpen werden ALEs genannt (advanced lipoxidation end products). Bei älteren Leuten sind sie auf der Haut als Altersflecken zu sehen.

Zu viel Sonne beschleunigen die Bildung von ALEs und AGEs auf der Haut, was sich als vermehrte tiefe und verhärtete Falten zeigt.

ALEs sind neben AGEs Hauptfaktoren von allen möglichen Gehirnkrankheiten, mit eingeschlossen Parkinson, Alzheimer etc. [28) 29)]

AGEs und ALEs gehören eigentlich zu unserem Alltag, sie werden vom gesunden Körper verarbeitet und über die Niere ausgeschieden. Wenn sich mehr im Körper ansammelt, als er bewältigen kann, ist es notwendig Hilfe zu leisten, damit der Alterungsprozess nicht beschleunigt wird.

Je älter wir werden, desto schneller bilden sich AGEs und ALEs im Körper.

AGEs und ALEs entstehen extern bei der Zubereitung von Nahrungsmitteln und auch im Körper selbst. Viele Geschmacksverstärker und Aromen in „prozessierter Nahrung" kommen von manipulierten AGEs und ALEs.

Ungesunde Lebensweisen wie schlechte Essgewohnheiten, z. B. permanente Überzuckerung begünstigen deren Bildung im Körper.

Bewegungsmangel führt dazu, dass sie sich vermehrt im Körper ansammeln. [30) 31) 32)]

Bewusste und gesunde Ernährung sind deshalb ein sehr wichtiger Faktor, um den AGEs und ALEs entgegenzuwirken. Stark gegrilltes oder gebratenes Fleisch begünstigt deren Bildung. Es wird empfohlen auf schonende Zubereitungsarten, wie Dämpfen, Garen oder Pochieren umzusteigen, um weniger AGEs und ALEs mit der Nahrung aufzunehmen. Mehr Proteine, weniger raffinierter Einfachzucker und Softdrinks, gesättigte Fette, kein Rauchen etc.

Als Gegengift, das die zuckerbedingte Glukosierung reduziert, empfiehlt Dr. Leser Packer von der Universität of California in Berkeley, Alpha-Liponsäure als Nahrungsergänzungsmittel.

Ebenso gut recherchiert und als Unterstützung zur Reduzierung von AGEs und ALEs empfohlen ist die Aminosäure Carnosine und Vitamin B1 und B6. [33) 34)]

Bewegung wirkt einer zu starken Ansammlung von AGEs im Körpergewebe entgegen, da dadurch Kalorien und Zuckerüberschüsse verbrennen.

Stress soll auch veranlassen, dass sich mehr AGEs im Körpergewebe ansammeln. Stress reduzierende Maßnahmen sind deswegen eine wichtige Lösung.

Homocystein:

Homocystein ist eine natürlich vorkommende Aminosäure, die in unserem Körper entsteht. Wenn es nicht rechtzeitig abgebaut werden kann, ist es schädlich und treibt den Altersprozess voran. Einer der lebensnotwendigen Eiweißbausteine ist Methionin, das für unsere biologische Uhr eine wichtige Rolle spielt. Es wird zunächst zu dem schädlichen Homocystein abgebaut, muss jedoch wieder zu Methionin umgeformt werden, sonst zirkuliert es als feindselige Substanz in unserem Adersystem. Störungen der DNS oder ein Mangel an bestimmten Enzymen können den Abbau von Homocystein behindern. Übergewicht, Bewegungs- und Schlafmangel, Stress sowie Genussgifte oder auch Medikamentenmissbrauch können für einen zu hohen Homocysteinspiegel verantwortlich sein.

Hohe Homocysteinwerte können ebenso wie hohe Cholesterinwerte durch einen Bluttest bestimmt werden.

Erhöhte Homocysteinkonzentrationen attackieren praktisch jede einzelne Zelle mit oft beträchtlichen oder irreparablen Folgen. [35)]

Es kann zu diversen Gehirnschäden kommen durch toxische Wirkungen auf die Gehirnzellen, was wiederum die Schärfe des Verstandes und Stimmung beeinträchtigen und zu Depressionen führen kann. Durch das Verstopfen der Blutgefäße kann es zu Schlaganfall oder Herzinfarkt etc. kommen.

Glücklicherweise kann Homocystein leicht durch geringe Dosen von B-Vitaminen und Folsäure (Vitamin B9) unschädlich gemacht werden. Neben Folsäure sind Vitamin B6 und B12 notwendig, um Homocystein abzubauen. Harvard-Wissenschaftler haben festgestellt, dass mindestens zwei Drittel aller hohen Homocysteinwerte im Zusammenhang mit niedrigen Folsäurewerten stehen. Die Einnahme von B-Vitaminen als Komplex kann dem Schaden, den das Homocystein an gesunden Blutgefäßen anzurichten droht, Einhalt gebieten und ihn sogar rückgängig machen laut einer bahnbrechenden Studie des kanadischen Kardiologen Dr. J. David Spencer an der University of Toronto von 1998. Die Vitamine funktionieren als eine Art Reinigungsmittel, die Arterien säubern und Arteriosklerose rückgängig machen können. [36)]

Die Antioxidantien Vitamin C und E spielen ebenso eine kritische Rolle, Homocystein gegen Schäden zu schützen.

Als die Menschheit noch gesündere Nahrung zu sich nahm, hat das Homocystein keine Probleme bereitet. Die heutigen sehr stark verarbeiteten Lebensmittelerzeugnisse enthalten sehr wenige homocysteinkontollierende Nährstoffe. Deshalb ist es angemessen, u. a. B-Vitamine zusätzlich in einer bioverträglichen Form zu sich zu nehmen. [37)]

Weiterhin sind die gleichen Faktoren unterstützend Homocystein abzubauen wie das Entgegenwirken von AGEs und ALEs. Gesunde Nahrung und gesunder Lebensstil, Bewegung, Stressmanagement etc.

3.3 Hormone

Die klassische Definition eines Hormons gemäß „Dortlands illustriertem medizinischen Wörterbuch" lautet: „Eine im Körper von einem Organ oder von Zellen eines Organs hergestellte chemische Substanz, die eine spezifische regulierende Wirkung auf ein bestimmtes Organ ausübt."

Hormone sind starke chemische Botenstoffe, durch die lebenswichtige Organsysteme im Körper effizient und präzise kommunizieren und ferngesteuert werden können. Hormonmoleküle transportieren „Botschaften" zu spezifischen „Zielzellen", die oft weit von der Hormonquelle entfernt sind. [38)]

Hormonelle Schwankungen sind eine Folge des Alterns. Sie können jedoch auch durch die Lebensweise und die Ernährung verursacht oder verschlechtert werden. Die Umwelt, insbesondere die Freisetzung hormonell wirkender Umweltgifte, die Genetik, innere mentale Einstellungen, oxidativer Stress, d. h. zu viel Freie Radikale, selbst die Chemikalien in unserer Kleidung und der Matratze können den Hormonspiegel beeinflussen. Eine besondere Rolle spielt Stress. [39)]

Im Folgenden werden kurz die Hormone beschrieben, die entscheidend dafür sind, wie wir altern, mit den diversen bisherigen Wegen/Therapien, um diese Hormone auszugleichen oder zu ersetzen. Die genannten Hormone haben eines gemeinsam. Je älter man wird, und je mehr altersbedingte Störungen in den Drüsen oder den Rezeptororganen sich manifestieren, desto weniger können sie ihre natürlichen und für die Gesundheit des Organismus unverzichtbaren Aufgaben erfüllen. Alle beschriebenen Hormone und Hormonarten interagieren miteinander. [40)]

Sexualhormone:

Hormone vom Typ Androgene und Östrogene sind keineswegs nur zur Fortpflanzung wichtig, sondern erfüllen eine Menge ganz elementarer Aufgaben für die Gesundheit. Dabei übernehmen die eigentlich „weiblichen" Östrogene beim Mann ebenso Funktionen wie umgekehrt „männliche" Androgene bei der Frau.

Beide Hormongruppen bestimmen nicht nur Festigkeit und Kraft der Muskulatur und die Stabilität des Haltungsapparates, sie bestimmen auch psychische und emotionale Prozesse sowie wesentliche Funktionen des Gehirns.

Kaum ein anderes Ereignis im Lebenslauf hat das Thema Hormone so ins kollektive Bewusstsein gehoben wie die Menopause der Frau. Denn die sogenannten Wechseljahre sind nicht nur mit dem rein technischen Ende der Fruchtbarkeit verbunden, sondern auch mit teilweise akuten körperlichen und psychischen Verwerfungen und Umbrüchen, die offensichtlich etwas mit dem Hormonhaushalt zu tun haben.

Die typischen Beschwerdebilder der Wechseljahre sind Schweißausbrüche, Schlafstörungen, Migräne und psychische Symptome wie Depressionen, Aggressivität, geringe Stresstoleranz, Angst, Unruhe etc. Welche Symptome in welcher Stärke bei einer Frau konkret zutage treten, hängt von individuellen Faktoren, wie Genetik, Lebensstil etc. ab.

Langzeitfolgen des Hormonmangels nach der Menopause sind Knochenabbau, bzw. Osteoporose, Fetteinlagerungen, Schwund der Muskelmasse, Veränderungen des Energiestoffwechsels, geringere Flexibilität der Blutgefäße, ansteigendes Risiko der Gefäßkrankheiten aufgrund des erhöhten oxidativen Stresses etc. Insgesamt ein verstärkter degenerativer Abbau. [41)]

Die Menopause wird fälschlicherweise von der Schulmedizin als Krankheit angesehen, die mit Arzneimitteln und Hormonen behandelt werden muss. [42)]

Die unter dem Namen „Hormonersatztherapie“ (HET) vermarktete patentrechtlich geschützte Kombinationen aus Östrogenen von Pferden und für den Menschen körperfremde Pseudohormone, die ihren Anfang Mitte des letzten Jahrhunderts fand, war von der schulmedizinischen Seite das einzige Angebot für Frauen, die Beschwerden der Wechseljahre zu mildern oder sich vor den Langzeitwirkungen des altersbedingten Abbaus von Sexualhormonen zu schützen.

Inzwischen haben diverse wissenschaftliche Studien und vor allen Dingen 2002 die große staatlich geförderte Studie mit dem

Namen „Amerikanische Initiative für die Gesundheit der Frau“ belegt, dass die Kombination dieser Hormonpräparate „höchst schädliche“ Nebenwirkungen, wie Krebs (insbesondere Brustkrebs) und Herzerkrankungen zur Folge gehabt hat. Diese Studie und ihre Nachwirkungen erwiesen sich als eine erhebliche Bedrohung für die Profite der Pharmaindustrie, die seitdem wesentlich weniger Umsatz von diesen Produkten erwirtschaftet.

Eine relativ neue Bewegung, die immer mehr wächst, ist die Ersatztherapie mit bioidentischen Hormonen (BHT), die übliche Symptome der Wechseljahre bemerkenswert sicher und wirksam beseitigt sowie Langzeitwirkungen des Hormonabfalls in der Menopause.

Was ist der Unterschied zwischen der schulmedizinischen HET und der Ersatztherapie mit bioidentischen Hormonen, der BHT?

Bei der konventionellen HET werden aus Pferdeurin gewonnene Östrogene eingesetzt. Dies hat Mutter Natur für trächtige Stuten vorgesehen, was jedoch ungeeignet für Frauen ist. In Wirklichkeit existieren 15 oder mehr verschiedene Östrogenarten im Fortpflanzungssystem der Frau, die in unterschiedlichen Dosierungen zusammenspielen. Das Fortpflanzungssystem des Pferdes basiert aufgrund seiner Entwicklung auf einer vollkommenen anderen Östrogenzusammensetzung, ja sogar komplett anderen Östrogenarten, die im Menschen überhaupt nicht vorkommen. Wenn man sich detailliert in diese Thematik einarbeitet, die vielen unbekannt ist, wird man sich der „kriminellen“ Machenschaften der Pharmaindustrie bewusst.

Im Gegensatz dazu sind die nicht patentfähigen Naturprodukte der bioidentischen Humanhormone in chemischer Hinsicht absolut identisch mit denen, die der weibliche Körper täglich selbst produziert, er kann es nicht voneinader unterscheiden. Es überrascht somit nicht, dass diese Therapie sicherer, wirksamer und verträglicher ist. [43)]

John Gray, der bekannte Motivations- und Gesundheitscoach aus den USA hat sich u. a. ausführlich mit Hormonen beschäftigt und diesbezüglich viel geforscht. Er hat beobachtet, dass andere Kulturen, die einen anderen Lebensstil haben, mit weniger Stress, nicht diese Probleme und Symptome der Wechseljahre haben. In diesen Kulturen wird die Menopause als normaler Teil des Lebensprozesses behandelt. John Grays Hauptempfehlung für Hormonbalance der Sexualhormone ist deshalb die Beseitigung von Stress.

In Teil 3 werde ich den Stressmechanismus erläutern. Demnach produzieren zu viele Stresshormone weniger Östrogene und andere weibliche Hormone, was u. a. zu Wechseljahrbeschwerden führen kann und Langzeitfolgen von Hormonmangel.

Bisher hört man aus schulmedizinischen Kreisen so gut wie nichts von einem Ansatz, der den Lebensstil zur Grundlage macht. Er wird von ihnen vollkommen unterschätzt.

Das ist besonders schockierend, wenn man die Forschungen anschaut und feststellt, wie sich allein eine dementsprechende Lebensgestaltung, wie z. B. Ernährung oder stressbedingte Probleme auf die Hormone, Stimmungen und das Altern auswirken.

Die zwei bekannten alternativen, holistischen Ärztinnen und Gynäkologinnen aus den USA, Dr. med. Christiane Northrup und Dr. Sara Gottfried beziehen Aspekte der Lebensgestaltung in ihrer Arbeit mit ein. Sie vertreten die integrative Medizin, deren Aufgabe es ist, die ständig ablaufenden Prozesse der Körperfunktionen zu optimieren, bevor Krankheiten entstehen.

Dr. Sara Gottfried schreibt in ihrem sehr zu empfehlenden Buch: „Die Hormonkur", ihre Strategie in 3 Schritten, das sogenannte Gottfried-Programm:

1) Die Lebensweise: Ernährung, Nahrungsergänzungsmittel mit körpereigenen Stoffen und gezielte sportliche Betätigung.
2) Phytotherapeutische Maßnahmen
3) Bioidentische Hormone

Oft verschwinden die Hormonschwankungen bereits bei Einhaltung von Strategie Nummer eins. Wenn diese nicht hilft, wird Schritt zwei angewandt, und nur wenn dieser nicht wirkt, werden bioidentische Hormone verschrieben. [44)]

Wachstumshormone:

Das Wachstumshormon (STH), das von der Hirnanhangdrüse, welche in der Mitte des Gehirns liegt, ausgeschüttet wird, steuert das Wachstum des sich entwickelnden Organismus. Kleinwüchsigen Kindern kann durch rechtzeitige Verabreichung von Wachstumshormon zu normaler körperlicher Entwicklung verholfen werden. Umgekehrt kann eine krankhafte Überproduktion des Hormons zu Riesenwuchs führen.

Im Erwachsenenalter reguliert es, wieviel Fett und Magermasse unser Körper aufweist, wie effektiv das Immunsystem arbeitet. Es kann das erneute Wachstum von vitalen Organen stimulieren, die sich mit der Zeit verschlechtert haben und vieles mehr. In der praktischen Altersintervention gilt STH heute als eines der unmittelbar effizientesten Hormone, wenn es um den Erhalt von jugendlichem Aussehen sowie körperlicher und geistiger Fitness geht.

Mit zunehmender Alterung steht immer weniger Wachstumshormon zur Verfügung, um bei aufbauenden und regenerativen Prozessen im Körper mitzuwirken.

Ein Mangel an Wachstumshormon zieht typische Alterserscheinungen und Krankheiten nach sich, wie z. B. Fettleibigkeit, Diabetes, Herzschwäche und Infarkte, Hirngefäßerkrankungen, Cholesterinanstieg, Muskel- und Knochenschwund, Energiemangel, Müdigkeit, verminderte Lebensfreude und vermehrte Sorgen und Ängstlichkeit etc.

Schon früh wurde vermutet, dass sich durch gezielten Hormonersatz entsprechende Alterserscheinungen verhindern ließen. Durch den Ersatz gingen teilweise die Krankheitsrisiken und die degenerativen Krankheitserscheinungen zurück. Kritiker lehnen den Hormonersatz mit den Argumenten ab, dass zum Ersatz bei Gesunden zu wenig Erfahrungen vorliegen und ein Übermaß des Hormons Gefäße schädigt, das Krebsrisiko erhöht und damit die Lebenserwartung sogar senkt.

Die Stimulation der körpereigenen Produktion ist wohl die beste Alternative dazu!

Der wichtigste Stimulus für die Wachstumshormon-Ausschüttung ist der normale Nachtschlaf. Etwa 30 bis 90 Minuten nachdem der Mensch in die erste Tiefschlafphase gefallen ist, schüttet die Hirnanhangdrüse den Löwenanteil der täglichen Sekretion aus. Zumindest sollte das so sein. Im Alter ist gerade die Schlafausschüttung zunehmend gestört, sie nimmt im Schnitt ca. 60% ab. In Teil 4 wird noch ausführlicher auf das Thema Schlaf eingegangen.

Eine der natürlichsten und effektivsten Möglichkeiten, die Ausschüttung des Wachstumshormons zu stimulieren, ist körperliche Belastung. Dass durch intensive Aktivität und Sport hormonelle Reaktionen ausgelöst werden, ist schon länger bekannt. Aber erst die Erkenntnisse der vergangenen Jahre machen es möglich, mithilfe einer optimierten Belastung die Hormonreaktion des Körpers ganz gezielt zu beeinflussen.

Wenn zu viel Stress vorherrscht und ein abendlicher hoher Cortisolspiegel (Stresshormone) vorherrscht, wird das Wachstumshormon gehemmt. Stressreduzierung ist, wie gesagt, die Lösung schlechthin für eine Hormonbalance.

Natürliche Aminosäuren und Vitalstoffe unterstützen die Wachstumshormonausschüttung. Die essentielle Aminosäure Tryptophan, die mit der Nahrung aufgenommen wird, wird als Stimulationssubstanz genutzt. Die beiden Aminosäuren Glycin und Glutamin haben beide bei Untersuchungen gezeigt, dass der Spiegel des Wachstumshormons angestiegen ist.

Eine besondere Rolle spielen Arginin und Ornithin. Beide Aminosäuren verursachen beim Menschen eine Hormon-

Ausschüttung in der Nacht, wenn man sie vor dem Schlafen einnimmt. Hierbei sind ein paar Einnahmebedingungen zu beachten.

Sexualhormone beeinflussen über verschiedene Wechselwirkungen die Ausschüttungen von Wachstumshormon positiv. Vergleichsstudien zeigten, dass der Anstieg des Östrogens bei Frauen in der Pubertät ebenso wie deren Abfall im mittleren Alter eng mit dem Wachstumshormon-Spiegel zusammenhängt. Es ist deshalb anzunehmen, dass einige der positiven und verjüngenden Effekte einer Hormonoptimierung mit den im vorherigen Abschnitt besprochenen Maßnahmen bei Sexualhormonen auch über eine Verbesserung des Wachstumshormon-Status zustande kommen. [45) 46)]

DHEA:

Biologisches Altern und das Hormon DHEA (Dihydroepiandrosteron) sind miteinander verflochten, was Untersuchungen seit Mitte der 90er Jahre zeigen.

DHEA, ein Nebennierenhormon, das von zwei deutschen Wissenschaftlern bereits in den 30er Jahren entdeckt wurde, wird auch als Mutter aller Hormone bezeichnet. Da es im Körper das meist vorkommende Steroidhormon ist, verwendet der Körper es zur Herstellung von Testosteron, Östrogen, Progesteron und Cortikosteroiden (Stresshormone). Wie beim Wachstumshormon fällt der DHEA-Spiegel mit zunehmendem Alter stark ab. Mit 65 produziert der Körper nur noch 10-20%.

Umfangreiche Tests und Studien wurden in den 90er Jahren unternommen, um herauszufinden, ob ein Ersatz mit DHEA und somit ein höherer DHEA-Spiegel zu Verbesserungen führt.

Es zeigte eine bessere Stressbewältigung, besseren Schlaf und allgemeines Wohlbefinden und einen höheren Sexual-Hormonspiegel.

Man schreibt diesem Hormon generell eine Verbesserung der Abwehrkräfte zu (DHEA soll der Schrumpfung der Thymusdrüse entgegenwirken, die u. a. sehr wichtig für die Immunabwehr ist) und einen antioxidativen Schutz gegen Schäden von Freien Radikalen unter anderem an den Mitochondrienmembranen von Neuronen. Das soll sich positiv auf Alzheimer, Depressionen, Gedächtnis und Lernstörungen auswirken.

Es soll auch das Krebsrisiko mindern, Herz- und Gefäßerkrankungen, Osteoporose, Diabetes und Übergewicht und soll sich positiv auf Autoimmunerkrankungen und die Menopause auswirken.

Weiterhin können folgende Symptome auf einen Mangel an DHEA zurückzuführen sein: chronische Müdigkeit, Depressionen, Angst, Reizbarkeit, Potenzverminderung, Haarverlust, trockene Augen und Haut.

So wie bei den Sexualhormonen und Wachstumshormon spielt Stress bei DHEA eine besonders wichtige Rolle. Stress, so hat man herausgefunden, zehrt DHEA regelrecht auf. Es soll zwischen dem verfügbaren DHEA sowie körperlichem und geistigem Stress ein äußerst enger Zusammenhang bestehen.

Ein ausreichend hoher DHEA-Spiegel kann die negativen Auswirkungen überschüssiger Stresshormone verhindern oder mildern.

Die alleinige Einnahme von DHEA als die magische „Anti-Aging" Pille, so wie es teilweise in den 90er Jahren propagiert wurde, wird strikt kritisiert. Es soll jedoch negative Erscheinungen des Alterns verhindern, degenerative Alterungsprozesse und Krankheiten vermeiden und körperliche und geistige Fähigkeiten länger erhalten als Teil eines umfassenden Ernährungs-, Verhaltens- und Medizinprogramms gemäß einigen Wissenschaftlern.

Alternativ zu dem pharmazeutischen DHEA, gibt es auch eine pflanzliche Variante, deren positive Wirkung von vielen Anwendern berichtet wird. Im Gegensatz zu dem pharmazeutischen DHEA wird bei der pflanzlichen Variante verhindert, dass die Eigenproduktion des Hormons im Körper unterdrückt wird. [47) 48)]

Schilddrüsenhormone:

An die Schilddrüsenhormone denkt kaum einer, wenn er an Gesundheitsfunktionen, psychische Befindlichkeiten oder gar Risiken für Alterserkrankungen denkt. Doch die Schilddrüse ist weit mehr als nur das Gaspedal des Stoffwechselumsatzes, als das sie oft dargestellt wird.

Forschungen im 20. Jahrhundert zeigten, dass die Schilddrüse lebenslang fast alle fundamentalen Steuerungsprozesse im Organismus wesentlich beeinflusst. Alleine über 100 Enzyme und wesentliche Bereiche der Zelldifferenzierung und genetischen Aktivierung werden über die Botenstoffe der Schilddrüse gesteuert. Letztere hat ganz besondere Bedeutung für die neurologische Entwicklung während der Embryonalphase. Bereits geringste Defizite in der Jodversorgung oder sonstige Störungen im Schilddrüsenstoffwechsel führen hier zu weiteren Konsequenzen. [49)]

Die Schilddrüsenunterfunktion (Hypothyreose) ist sehr weit verbreitet. Heute sind mehr Menschen betroffen als früher. Nach Erfahrungen von Schilddrüsenexperten liegen bei jedem dritten Erwachsenen Schilddrüsenstörungen vor. Dabei geht es um Defizite, die spürbare körperliche und geistige Auswirkungen zeigen.

In vielen Fällen wird die Diagnose nicht gestellt. Seit den 60er Jahren ist das Messverfahren zur Bestimmung des TSH-Werts (Schilddrüsen-stimulierendes Hormon) im Blut der Standardtest für eine Unterfunktion der Schilddrüse. Was ist aber ein guter und kritischer TSH-Wert?

Gemäß Dr. Datis Kharrazian (USA), Neuro-, Ernährungswissenschaftler, Sportmediziner und Chiropraktiker mit zahlreichen Auszeichnungen ist diese Standardisierung und Wertbestimmung für den TSH-Wert bei den Untersuchungen unangemessen und hat viele Fehlerquellen zur Folge. In seiner langjährigen Arbeit hat er herausgefunden, dass es sich in mehr als die Hälfte bei den diagnostischen Fällen von Unterfunktion, um eine Autoimmunstörung, die sogenannte Hashimoto Thyreoiditis handelt, bei der das Immunsystem das Schilddrüsengewebe angreift und zerstört. Es braucht hierfür einen anderen Therapieplan als bei einer normalen Unterfunktion, was oft mit einer falschen Therapie behandelt wird. [50] [51]

Die Gründe für eine Unterfunktion sind vielfältig und auch von Person zu Person verschieden. Neben Hauptfaktoren wie Stress sind auch Schlafmangel, unzureichende Aufnahme von Jod und anderen körpereigenen Stoffen wie Vitaminen und Mineralien, Spurenelementen verantwortlich, ebenso Belastungen von Schwermetallen und anderen Umweltgiften sowie schädliche Medikamente und Fehlfunktionen von Leber und Nieren, chronische Entzündungen sowie genetische Veranlagungen. Des Weiteren haben zahlreiche Studien gezeigt, dass eine Gluten-Intoleranz und Hashimoto in Verbindung stehen.

Symptome und Hinweise bei Unterfunktionen sind:
Müdigkeit, Gewichtszunahme trotz geringer Kalorienzufuhr, Depressionen, Verstopfung, chronische Verdauungsprobleme, Kälteempfindlichkeit, Kreislaufschwäche, Muskelkrämpfe, Gelenkschmerzen, chronische Entzündungen, Allergien, langsame Wundheilung, trockenes, sprödes Haar und Haarausfall, Ödeme und Menstruationsstörungen.

Weitere Symptome der Autoimmunkrankheit Hashimoto:
Herzrasen, inneres Zittern, Nervosität und innerer Stress, Schlafstörungen, Nachtschweiß und erschwerte Gewichtszunahme. [52] [53]

Es gibt diverse Wechselwirkungen der Schilddrüsenhormone mit anderen. So geht eine Unterfunktion der Schilddrüse mit Progesteronmangel einher, was zu vielen weiblichen Regelfunktionsstörungen etc. führt. Umgekehrt unterstützt Progesteron die Schilddrüsenfunktion. Östrogene werden als Hemmstoffe für die Schilddrüsenfunktion bezeichnet.

Bei Stress schüttet die Nebenniere das Stresshormon Cortisol aus, was die Umwandlung von Schilddrüsenhormonen hemmt. Bei häufiger Stressbelastung, was sich in Nebennierenproblemen zeigt, steigt deshalb das Risiko einer funktionellen und durch Bluttest nicht feststellbaren Schilddrüsenunterfunktion. Stressreduzierung ist auch hier ausschlaggebend. [54)]

Schilddrüsenhormone werden heute von den meisten Ärzten verschrieben. Dr. Datis Kharrazian weist darauf hin, dass diese Vorgehensweise die eigentlichen Ursachen des Problems ignoriert. Ein gestörtes Immunsystem, ein schlechter Blutzuckerspiegel, Darminfektionen, Nebennierenprobleme und Hormonschwankungen schwächen die Schilddrüsenhormone erheblich. Schilddrüsenhormone könnten laut Dr. Datis Kharrazian die Werte im Blut wieder in den normalen Bereich bringen, sie setzen aber nicht an der eigentlichen Ursache an, die zur Schwächung der Schilddrüsenfunktion führte.

Dr. Datis Kharrazian konzentriert sich in seiner Praxis auf die Ursachen durch Empfehlungen natürlicher Kräuterpräparate, Nahrungsergänzungsmittel, Ernährungsumstellungen und Veränderungen der Lebensweise. Oft stellen sich normale

Hormonwerte nach einiger Zeit ein, ohne dass die Menschen Medikamente einnehmen mussten. [55)]

Da eine Schilddrüsenunterfunktion sehr häufig im Alter vorkommt und viele wechselwirkende Faktoren damit zusammenhängen, bin ich auf eine Schilddrüsenüberfunktion, die eher selten ist, nicht eingegangen.

Ich empfehle jedem, der sich ausführlich mit der Schilddrüse und allgemein mit Hormonen beschäftigen möchte, das Buch von Dr. Datis Kharrazian: „Schilddrüsenunterfunktion und Hashimoto anders behandeln." Ein hervorragendes Buch mit konkreten integrativen und holistischen Methoden.

Melatonin:

In der ersten Hälfte des 20. Jahrhunderts dachten die Wissenschaftler, dass die Zirbeldrüse, die mitten im Kopf liegt, ein inaktives Überbleibsel der Evolution ist, obwohl es das erste Organ ist, das sich im Fötus 3 Wochen nach der Empfängnis bildet.

Dagegen ist die Zirbeldrüse nach diversen spirituellen und philosophischen Konzepten auch als „Drittes Auge" bekannt, das ausgestattet ist mit großer Macht über Stimmung, Sexualität und Bewusstsein. Neuere Studien belegen diese Sichtweise.

1958 entdeckte Aaron Lerner an der Universität Yale, USA, dass die Zirbeldrüse ein mächtiges Hormon ausschüttet, das er Melatonin nannte. Es brauchte weiterhin 20 Jahre, bis anerkannt wurde, dass das Melatonin die „innere Uhr" des menschlichen Körpers ist. [56)]

Die Melatoninausschüttung der Zirbeldrüse ist stark lichtabhängig. Dunkelheit stimuliert die Synthese und die Abgabe des Hormons im Blutkreislauf. Unter Lichteinwirkung wird die Ausschüttung blockiert.

Der Schlaf-Wach-Rhythmus wird über die Signale der Zirbeldrüse gesteuert. Melatonin ist dabei der entscheidende Botenstoff.

Die Wirkung von vermehrtem Melatonin äußert sich beim Menschen unmittelbar in Müdigkeit und Schlafbereitschaft. Depressive und gestresste Menschen habe typischerweise einen erniedrigten Melatoninspiegel. Immunologen stufen Melatonin heute als einen sehr wichtigen Bestandteil des Immunsystems ein.

Spezielle Tests von Wissenschaftlern zeigten, dass Melatonin eine Art Doppelleben führt. Es ist nicht nur ein Botenstoff (Hormon), sondern ein sehr effektives natürliches Antioxidans, ein Schutzstoff für Menschen, Tiere und Pflanzenwelt. Somit reduziert es sowohl die Bildung als auch das Schadenspotential der verschiedenen Freien Radikalen. Neben einem Gesamtkörperschutz beugt Melatonin auch der Gehirnalterung vor.

Mehr als andere Schutzstoffe reichert sich Melatonin unmittelbar im Zellbereich an. Diese Schutzfunktion für die DNS wirkt sich unter anderem protektiv auf die Krebsentstehung aus.

Melatonin kommt überall in der Natur vor z. B. in der Ringelblume, Baldrian, Johanneskraut und vielen Algenarten, auch in der Nahrung wie z. B. in Tomaten, Hafer, Kirschen, Weintrauben, Bananen und Mais.

Heute weiß man, dass der Mensch mit zunehmendem Alter weniger Melatonin zur Verfügung hat. Im Gegensatz zu den meisten anderen Hormonen geschieht bei Melatonin weder ein plötzlicher Hormonmangel im hohen Alter noch ein schnell voranschreitender Verlust in der 2. Lebenshälfte. Die höchsten Melatoninwerte hat der Mensch als Kind bis kurz nach der Pubertät. Im Anschluss fällt die natürliche nächtliche Ausschüttung zunächst stark ab, nach dem 20. bis 30. Lebensjahr nur noch langsam. Zunehmend gestört ist im Alter aber die natürliche Rhythmik. Bei älteren Personen ist die wichtige Tag-Nacht-Schwankung im Blutspiegel abgeflacht. Spätestens im Alter von 80 bis 90 Jahren ist der Melatoninstoffwechsel meist nicht nur rhythmisch gestört, sondern bei vielen Menschen gänzlich erloschen.

Man hat herausgefunden, dass Koffein die Melatoninausschüttung hemmt sowie bestimmte Medikamentengruppen, wie Betablocker und andere Pharmaka. Es existieren Hinweise auf einen Zusammenhang zwischen elektromagnetischen Feldern (EMF) und reduzierter Melatoninproduktion. [57)]

Neue Forschungen belegen, dass Fluoride, die vermehrt seit 1940 in Trinkwasser und Böden vorhanden sind, von der Zirbeldrüse magnetisch angezogen werden, was zu ihrer Verkalkung führen kann mit der Folge einer niedrigeren Melatoninproduktion. [58)]

Melatonin wird als Altersprophylaxe, Immunaktivierung, bei Jetlag und Schichtarbeit und vor allen Dingen als Unterstützung für den Schlaf eingesetzt.

Neueste Forschungen haben gezeigt, dass Melatonin als Nahrungsergänzung die Neurogenese (das Neuronenwachstum) im Gehirn beschleunigt und dass es während der Wechseljahre, Symptome reduziert und die Östrogen- und Progesteronausschüttung balanciert und die Schilddrüsenfunktion verbessert. [59) 60)]

Was gibt es für natürliche Lösungen, um ein Melatonindefizit auszugleichen?
Neben melatoninfreundlichen Lebensweisen wie genug Sonne, genug Schlaf etc., gibt es auch Nahrungsbestandteile, die die eigene Melatoninproduktion beeinflussen. So unterstützen Lebensmittel reich an Melatonin, wie in diesem Kapitel besprochen, und Nahrung mit hohem Gehalt an Antioxidantien, bestimmte Aminosäuren und die essentielle Fettsäure, Linolsäure die Melatoninausschüttung auf natürliche Weise. Zu den effektivsten Aktivatoren für die Ausschüttung von Melatonin gehören die Inhaltsstoffe der Hanfpflanze.

Heutzutage gibt es isoliertes Melatonin aus verschiedenen, u. a. auch natürlichen Quellen, das als Nahrungsergänzungsmittel in Tablettenform als Kapseln oder als Spray eingenommen werden kann, um das Hormon zu ersetzen.

Weil die Schutzsubstanz überall in der Natur vorkommt, ist die Herstellung denkbar einfach und kostengünstig.

Ausschlaggebend und zu beachten ist die Bioverfügbarkeit des Produktes, damit es optimal wirken kann. (Auf dieses Thema wird ausführlich im Abschnitt Nahrungsergänzung eingegangen).

Eine weitere Optimierung der Melatoninausschüttung ist die Kalorienrestriktion d. h. die Einschränkung von Nahrungsaufnahme, was eine der wirksamsten Maßnahmen zur Beeinflussung der Alterung ist und auf die noch näher in diesem Kapitel eingegangen wird. [61)]

3. 4 Ernährung

„Der Weg zur Gesundheit führt durch die Küche,
nicht durch die Apotheke“
Sebastian Kneipp

Das Wissen um die heilende Kraft der Nahrung ist Jahrtausende alt. Dass Nahrung gesund oder krank machen kann, war bereits im indischen Ayurveda, in der Traditionellen Chinesischen Medizin (TCM), in der tibetischen Medizin und in der Antike bekannt, deren berühmtester Arzt Hippokrates die viel zitierten Worte äußerte: „Eure Nahrung soll eure Medizin und eure Medizin soll eure Nahrung sein.“ Viele große Vertreter der Heilkunst, wie die Äbtissin Hildegard von Bingen, der Mystiker Paracelsus oder in neuerer Zeit Sebastian Kneipp und viele andere nutzen die Ressourcen der Natur, um Gesundheit zu erhalten oder wiederherzustellen. [62)]

Gesunde Ernährung ist ein sehr komplexes Thema und es wird deshalb nur auf wesentliche Elemente eingegangen.

Allgemein lässt sich sagen, dass gesunde Nahrung, d. h. eine vollwertige organische Nahrung mit all ihren Nährstoffen, und die Abwesenheit von Pestiziden, Toxinen etc. sehr wichtig für die Gesundheit und den körperlichen Selbstheilungsprozess ist.
Sie trägt zu einem gesunden und lebensverlängernden Lebensstil bei. Unsere Zellen bleiben jung und funktionieren optimal, wenn sie mit den richtigen Nährstoffen versorgt werden. [63)]

Kurt Tepperwein äußert sich folgendermaßen: „Viele Nahrungsmittel, die wir essen sind gar keine Nahrungsmittel, sondern Sättigungsmittel, weil sie uns zwar satt und dick machen, aber nicht wirklich ernähren wegen einem Mangel an Nährstoffen. 60% der Menschen in den zivilisierten Ländern seien übergewichtig, 80% aller Krankheiten seien ganz oder vorwiegend ernährungsbedingt. [64)]

Gemäß dem deutschen bekannten Biophysiker Fritz Popp stehen auf einer höheren Wertigkeitsstufe als die physischen Nährstoffe die Vitalenergie, die Biophotonen, die unmittelbar mit dem Leben zusammenhängen. Sie sind die Träger organischen Lebens. Biophotonen, ultraschwache Lichtteilchen, befinden sich in unserer Nahrung, solange das Lebensmittel noch Spuren von „Leben" enthält. Wenn das Leben aus dem Lebensmittel restlos gewichen ist, sind keine Biophotonen mehr messbar. Die vielen Arten der Lebensmittelkonservierungs- und Bestrahlungstechnologien beschleunigen den Verlust der

Vitalenergie. Je frischer und natürlicher, desto höher die Vitalenergie. [65)]

Ausführliche Forschungen darüber sind sehr gut in dem Buch von Fritz Popp: „Die Botschaft der Nahrung“ zu finden.

Es gibt einen relativ neuen Forschungszweig, die Nahrungsmittel-Neurologie, die die Verbesserung der Gehirnfunktion durch Nahrung zum Forschungsobjekt hat, um den Zerfall des Gehirns durch Altern oder neurologische Erkrankungen zu vermeiden, denn die Gehirnzellen brauchen bestimmte Nährstoffe als Bausteine, um verschiedene Neurotransmitter herzustellen.

Früher glaubte man, dass das Gehirn und das Nervensystem sich durch Ernährung nicht direkt beeinflussen lassen. Neue Forschungen zeigen jedoch, dass Nährstoffe darunter Glukose (Einfachzucker) und Fette unmittelbare Auswirkungen auf die Gehirnzellen und Gehirnfunktionen haben. [66)] Eine richtige Ernährung ist deshalb ausschlaggebend.

Nahrung besteht aus Kohlenhydraten, Fetten, Proteinen und Wasser, was im Folgenden besprochen wird in Verbindung mit Anti-Aging Empfehlungen.

Wie sieht nun eine effektive Ingangsetzung einer Anti-Aging Maschine in der Ernährung aus?

Weniger einfache Kohlenhydrate, sondern Obst und Gemüse:

Es gibt viele unterschiedliche Meinungen bezüglich des Konsumierens von Kohlenhydraten in all den verschiedenen Diät-Büchern.

Zum besseren Verständnis:

Es gibt zwei verschiedene Arten von Kohlenhydraten, einfach ausgedrückt: gute und schlechte oder Lebenskiller und Lebensverlängerer. Der Wissenschaftler unterscheidet zwischen einfachen und komplexen Kohlenhydraten. Einfache Kohlenhydrate sind Rohrzucker, weißer raffinierter Zucker, Laktose und Fruchtzucker, die von Pflanzen extrahiert werden, indem mechanisch die äußeren Schalen entfernt werden, die die meisten Vitamine, Mineralien, Proteine und Balaststoffe der Pflanze enthalten. Diese Nahrung (gewöhnlicher weißer Zucker, weißes Mehl etc.) hat einen sehr geringen Nährstoffwert. Dazu gehören alle Herstellungsprodukte aus weißem Mehl, wie z. B. Nudeln, Pizza und die meisten Brotsorten, insofern sie keine Vollkornprodukte sind, Süßigkeiten, Snacks, Soft Getränke mit viel Zucker etc.

Die vollwertigen unverarbeiteten komplexen Kohlenhydrate sind ebenfalls aus Zucker zusammengesetzt, aber die einzelnen Zuckermoleküle sind miteinander verknüpft und bilden, chemisch gesprochen, längere komplexe Ketten. Wir finden sie in Obst und Gemüse und Vollwertgetreide. Diese Kategorie von Kohlenhydraten ist voller Vitamine, Mineralien, Antioxidantien und enthält viele gesunde Balaststoffe.

Der bekannte Ernährungswissenschaftler T. Colin Campell aus den USA, der viele Jahre wissenschaftliche Studien absolviert hat, insbesondere in China und Asien, hat in seinem bekannten Werk: „Die China Studie" bewiesen, dass eine Nahrung mit vielen komplexen Kohlenhydraten gesund ist und dass Krankheiten, wie z. B. Herzkrankheiten, Diabetes rückgängig gemacht werden konnte.

Komplexe Kohlenhydrate sind sehr gesundheitsfördernd, sie liefern dem Körper viel Energie, da sie die Hauptquelle für den Blutzucker, den Haupttreibstoff für den Körper sind und die einzige Energiequelle für rote Blutkörperchen und das Gehirn. [67) 68)]

Sowohl einfache als auch komplexe Kohlenhydrate werden in Glukose (Traubenzucker) umgewandelt. Je komplexer die Kohlenhydrate sind, desto länger braucht der Körper, um die Zuckermoleküle aufzuspalten. Einfachzucker können dagegen vom Körper schnell aufgespalten werden und stehen sofort zur Verfügung. Je schneller die Kohlenhydrate zur Verfügung stehen, desto höher steigt der Blutzuckerspiegel und damit auch der Insulinspiegel. Steht zu viel Zucker zur Verfügung, kann dieser weder für energetische Zwecke noch zur Glykogenspeicherung herangezogen werden, sondern wird als Körperfett deponiert. Daher sollten komplexe Kohlenhydrate bevorzugt werden.

Wenn man systematisch Anti-Aging Literatur liest, so gibt es einen einfachen gemeinsamen Nenner: „Essen Sie viel Gemüse, Salate und Obst also komplexe Kohlenhydrate und vermeiden Sie die einfachen."

Als Hilfe, welche Kohlenhydrate geeignet sind, kann hier der glykämische Index (IG) dienen. Auf einer Skala von 0–100 gibt der IG in Zahlen die Blutzucker steigende Wirkung von Kohlenhydraten an. Je höher der Wert ist, desto stärker steigt der Blutzuckerspiegel an. Es gibt die verschiedensten Diäten, insbesondere für das Abnehmen die den IG Bedeutung beimessen. [69) 70)]

Weniger schlechte, mehr gute Fette

Fette sind wichtig und können in jeder Zelle gefunden werden. Sie sind ebenfalls eine Quelle der Energie und der Körper braucht Fett, um zu funktionieren. Sie sind Bestandteile der Nahrung und sind „Schmierstoffe" für den Körper. Fette können aus Tierquellen stammen, aber auch Avocados, Oliven, Nüsse und Samen enthalten Fette.

Sowie bei den Kohlenhydraten gibt es „gute" und „schlechte" Fette, die man meiden sollte.

Fette setzen sich aus bestimmten Bausteinen, den Fettsäuren zusammen. Man unterscheidet zwischen gesättigten, ungesättigten und mehrfach ungesättigten Fettsäuren laut der Ernährungswissenschaft. Mit zunehmender Sättigung ändert sich die chemische Struktur. Je härter und fester das Fett wird, wie z. B. Butter, desto gesättigter sind sie.

Gesättigte Fettsäuren findet man hauptsächlich in tierischen Produkten und in Milchprodukten. Die Leber verwendet gesättigte Fettsäuren zur Produktion von Cholesterin. Exzessiver Genuss von gesättigten Fettsäuren kann deshalb den Blutcholesterinspiegel beträchtlich erhöhen. Dem Organismus fällt es schwer die gesättigten Fettsäuren aufzuspalten und bei Überangebot lagert er diese schwer bekömmlichen Fettsäuren gerne als Körperfett ab.

Ernährungsexperten empfehlen deshalb die Zufuhr tierischer Fette auf ein Minimum zu reduzieren.

Weit verbreitet ist die Verwendung der gehärteten Fette, die beim Erhitzen und industrieller Härtung ungesättigter Fettsäuren entstehen können. Sie werden Transfettsäuren genannt und werden auch als „Killer-Fette" bezeichnet, die in nahezu jedem Fertigprodukt vorkommen, z. B. in der Margarine, die von vielen Leuten immer noch als gesund angesehen wird. Transfettsäuren müssen auf den Verpackungen nicht deklariert werden. Sie haben die Funktionalität für unsere Zellen gänzlich verloren und sind nicht in der Lage, die positiven biochemischen Aufgaben der ungesättigten Fette zu erfüllen, die unten genannt werden.

Transfette gelten als potentiell krebsauslösend und wirken sich ungünstig auf den Fettstoffwechsel aus, indem sie den schlechten Cholesterinwert erhöhen, das Blut verdicken, was zu Herzerkrankungen, Stoffwechselstörungen, Burnout, Demenz und Gelenkerkrankungen führen kann.

Einfach ungesättigte Fettsäuren kommen hauptsächlich in Gemüse und Nussölen vor, wie Oliven oder Walnussöl. Sie enthalten viel Vitamin E und verbessern nicht nur die Fließeigenschaften des Blutes, sondern werden auch schneller für energetische Zwecke herangezogen als die gesättigten Fette tierischen Ursprungs, die leicht als körpereigenes Fett gespeichert werden können. Sie müssen nicht durch die Nahrung aufgenommen werden, da der Körper sie auch selbst erzeugen kann.

Mehrfach oder vielfach ungesättigte Fettsäuren:
Sie werden in zwei Kategorien eingeteilt; die eher nachteiligen Omega-6 Fettsäuren, die aus den meisten Speiseölen wie Sonnenblumen-, Soja-, Mais- und Distelöl stammen und u. a. chronische Entzündungen fördern. Und die Omega-3 Fettsäuren, die für die Gesundheit wertvoll sind und bei jeder Anti-Aging Empfehlung integriert sind. Diese sind essentiell, d. h. müssen über die Nahrung aufgenommen werden. Sie kommen in Kaltwasserfischen, Leinöl und Rapsöl vor. Die wichtigsten Omega-3 Fettsäuren sind die aus zwei spezifischen Fettsäuren bestehend aus DHA (Deocosahexaensäure) und EPA (Eicosapentaensäure).

Um den Bedarf an den langen Omega-3 Fettsäuren sicherzustellen, wird empfohlen fette Fische (Hering, Lachs, Makrele) in den wöchentlichen Speiseplan mitzuintegrieren. Als Nahrungsergänzung gibt es Fischöl in Kapseln oder in flüssiger Form. Hierbei ist zu beachten, dass Meeresfische sehr oft mit Schadstoffen belastet sind. Kritiker sind deswegen u. a. auch gegen Fischölkapseln. Eine Alternative bieten pflanzliche Omega-3 Ölmischungen in Kapseln oder flüssiger Form mit DHA und EPA.

Die Aufgaben von Omega-3 Ölen sind folgende:

- Sie werden für die Hormonproduktion benötigt
- Sie helfen bei der Entgiftung fettlöslicher Toxine
- Sie sind an der Eiweißsynthese beteiligt
- Sie sind wichtig für Stoffwechsel und Zellatmung
- Sie sind entzündungshemmend und fördern die Bildung von Abwehrzellen

- Alle Gelenke werden mit Gelenkschmiere versorgt.
- Sie halten Feuchtigkeit in der Haut zurück
- Sie verbessern die Herzgesundheit und schützen vor Diabetes
- Sie verbessern Denk- und Konzentrationsvermögen und erhöhen den Neurotransmitterspiegel wie z. B. Serotonin und Dopamin.
- Sie verbessern die Sehfähigkeit etc. [71) 72) 73)]

Omega-3 Fette dienen aufgrund von verschiedenen Forschungen als Schutz vor Krebs. Warum ist das so? Die Öle enthalten viel Vitamin E und schützen deshalb vor Zellschädigungen von Freien Radikalen. Sie verbessern die Sauerstoffversorgung in den Zellen. Krebs ist immer auch gleich bedeutend mit einem Sauerstoffmangel in der Zelle. Omega-3 Fettsäuren vermindern Entzündungsherde im Körper. Es ist bekannt, dass eine größere Krebsgefahr bei chronischen Entzündungen besteht.

Über 40 Jahre lang behandelte die für den Nobelpreis nominierte bekannte Wissenschaftlerin Dr. Johanna Budwig erfolgreich Krebskranke mit ihrer einfachen Öl-Eiweißkost, die heutzutage sehr aktuell ist. Sie war approbierte Apothekerin, Diplom Chemikerin mit Promotion in Chemie und Physik. In staatlicher Funktion war sie Obergutachterin für Arzneimittel und Fette und erkannte, welche enorme wichtige Aufgabe die mehrfach ungesättigten Fette für unsere Gesundheit erfüllten. Sie hat auf die Wichtigkeit der Verbindung von Omega-3 Fettsäuren (insbesondere von Leinöl, das sie in ihrer Öl-Eiweißkost empfiehlt) mit schwefelhaltigem Eiweiß (Quark) hingewiesen. Diese Verbindung ist es, die den Sauerstofftransport in die Zellen ermöglicht und die Zellatmung in Gang setzt.

Die Budwig Kost besteht nicht nur aus der Quark-Leinöl-Mischung: Früchte, Salate, Gemüse, Rohkost, vollwertige Getreidesorten und Milchsäure-Säfte gehören auch dazu. Die Öl-Eiweißkost ist nicht nur für Krebskranke ideal, sie ist auch eine effektive Maßnahme zur Heilung anderer Krankheiten und ist die ideale Dauernahrung für alle Gesundheits- und leistungsbewusste Menschen. Von vielen Ärzten und Heilpraktikern wird sie als die wahrhafte Verjüngungskur bezeichnet. [74)]

Deutlich mehr hochwertiges Protein

Das Wort Protein stammt von dem griechischen Wort Protos und bedeutet der Erste. Proteine sind lebensnotwendig. Wozu sind Proteine konkret notwendig? Was immer wir in der Natur vorfinden, besteht vornehmlich aus Proteinen. Jeder Organismus, von der kleinsten Mikrobe bis zum größten Lebewesen besteht aus Proteinen. In seinen verschiedenen Formen ist Protein an den wichtigsten chemischen Prozessen beteiligt, die den Körper am Leben erhalten. Protein ist lebenswichtiger Bestandteil einer jeden Zelle, der Muskeln, Bänder, Sehnen, Organe, Drüsen, Nägel, Haare, und alle lebenswichtigen Körperflüssigkeiten bestehen in erster Linie aus Proteinen. Auch für das Wachstum der Knochen sind Proteine unverzichtbar. Enzyme, Neurotransmitter und Hormone, die alle wichtigen Körperfunktionen katalysieren, bestehen ebenfalls aus Proteinen. Sie regeln ebenso den Wasserhaushalt im Körper wie den inneren pH-Wert.

Nach Wasser ist das Protein der zweitgrößte Gewichtsanteil des Körpers. Proteine helfen beim Austausch von Nährstoffen, sie stellen sicher, dass Vitamine und Mineralstoffe verarbeitet werden.

Proteine bilden die strukturelle Basis von Chromosomen, durch die genetische Informationen der Eltern an die Nachkommen weitergeleitet werden.

Aminosäuren, auch als Bausteine des Lebens bezeichnet, heißen die Bausteine, aus denen Proteine zusammengesetzt sind. Verknüpfte Ketten von Aminosäuren bilden Proteine.

Die spezifischen Gruppierungen und Arrangements von Aminosäuren bestimmen die verschiedenen Typen von Proteinen und Geweben. Aminosäuren enthalten 16% Stickstoff und unterscheiden sich dadurch chemisch von anderen Nährstoffen wie Zuckerbausteinen oder Fettsäuren, die kein Stickstoff enthalten.

Bekannt sind 28 Aminosäuren, von denen 80% in der Leber produziert werden und als nicht-essentielle Aminosäuren bezeichnet werden, was bedeutet, dass sie der Körper selbst herstellen kann. Die restlichen 20% müssen der Nahrung zugeführt werden und werden deshalb essentielle Aminosäuren genannt.

Wissenschaftler unterscheiden zwischen vollständigen und unvollständigen Proteinen. Ein vollständiges Protein enthält die ganze Bandbreite der wichtigsten Aminosäuren. Zu dieser Gruppe gehören Proteine, die man in Fisch, Fleischprodukten und Milchprodukten findet. Die 2. Gruppe der unvollständigen

Proteine wird in Getreide, Hülsenfrüchten und grünem Blattgemüse vorgefunden.

Viele Ernährungsexperten empfehlen wegen der häufigen Verunreinigungen durch Antibiotika, andere künstliche Hormone und Chemikalien bei Tier- und Milchprodukten, diese eher moderat zu sich zu nehmen oder ganz wegzulassen. Sie bezeichnen diese Proteine als ungesund, insbesondere, wenn diese zusätzlich als industrielle Fertigprodukte produziert werden. Es unterscheiden sich hier die Sichtweisen. Die einen glauben, dass eine vollständige Versorgung der unvollständigen Proteine möglich sei und weisen darauf hin, dass in vegetarischen Lebensmitteln viel reines, gut verwertbares Eiweiß steckt und dass pflanzliches Eiweiß keine ungesunden gesättigten Fettsäuren aufweist und ein Reichtum an den viel gesünderen ungesättigten Fettsäuren vorherrscht. [75) 76)]

T. Colin Campbell, der die berühmte China Studie im letzten Jahrhundert durchgeführt hat, behauptet, Studien der letzten 50 Jahre belegen, dass je mehr Tierprotein man zu sich nimmt, desto höher die Herzerkrankungen gewesen sind. Etliche Versuche zeigen, dass Tierproteine (wie z. B. das sehr umstrittene Kasein in Milchprodukten) den Cholesterinspiegel drastisch erhöhen, wohingegen Pflanzeneiweiß den Cholesterinspiegel senken.

In dem Buch „China Studie“ kommt Campbell zu der Schlussfolgerung, dass die Regierungen, wenn es um die Gesundheit geht, nicht im Interesse der Menschen handeln, sondern für die Nahrungsmittel- und Pharmaindustrie, zum Nachteil der Menschheit. Insbesondere meint Campbell, dass die schädlichen

Auswirkungen der Tierproteine bewusst untergraben werden, bewusst zu wenig verbreitet werden, aufgrund von Interessenskonflikten, der Tier-, Milchindustrie und der Regierungen.

In diesem Zusammenhang ist zu erwähnen, dass die Okinawa-Diät belegt (die Ernährung der Bewohner der japanischen Okinawa Inseln, wo es die meisten Hundertjährigen gibt), dass nur 3% der gesamten Nahrung dieser Langlebigen aus Eiern, Geflügel und Fleisch besteht und andere Proteinquellen dort ausgeschöpft werden. [77) 78)]

Eine andere Sichtweise verfolgt die Paleo-Diät, auch Steinzeitdiät genannt, eine Ernährungsform des Menschen, die sich an der vermuteten Ernährung der Altsteinzeit orientiert, (gemeint ist die Zeit vor ca. 20.000 -10.000 Jahren, in der Ackerbau und Viehzucht vermehrt betrieben wurden). Ihr Schwerpunkt liegt in der Einnahme tierischer Proteine, natürlich nur von organischen Quellen mit Ausschluss von Chemikalien, Toxinen, Hormonen, aber auch anderen gesunden Nährstoffkomponenten etc.
(Auf die Paleo-Diät wird noch mehr in Teil 4 eingegangen)

Abgesehen von den verschiedenen Sichtweisen der Diätempfehlungen, sind die Folgeerscheinungen von Proteinmangel eindeutig bewiesen.

Wenn ein Mangel an Aminosäuren, den Bausteinen des Proteins, auftritt, z. B. bei unzureichender Nahrung, verminderter Verdauungsresorption und verstärkter Verstoffwechselung von Nahrungseiweiß bei chronischen-entzündlichen Darmerkrankungen, stoppt die Proteinproduktion und der Körper wird krank. Vorzeitiges Altern, eine Reduzierung geistiger Beweglichkeit und Stresstoleranz etc. können die Folge sein. Die Muskeln werden schlaff und kraftlos, da die Proteinpolster fehlen. Ähnliches gilt für Bindegewebe und Knochenmasse. Das Immunsystem verliert an Schutz gegen Krankheiten. Die Haut ist dünn, weil polsternde Kollagene fehlen, die Haare werden glanzlos, die Nägel brüchig.

Eiweißmangel im Alter ist auch in der Überflussgesellschaft keine Seltenheit, was viele Untersuchungen belegen. Ursache für Eiweißmangel im Alter ist zum einen Appetitmangel, u. a. durch Multimedikation, einseitige Ernährungsweise und Schluckstörungen. Zum anderen sind es altersbedingte Veränderungen des Verdauungsapparates etc. Dies hat oft Auswirkungen auf das Immunsystem und den Knochenbau. Die Aminosäuren Cystein und Glutathion spielen u. a. bei körperlichem Abbau eine große Rolle. Man hat gesehen, dass zusätzliche Einnahme dieser Aminosäuren, dem körperlichen Abbau entgegenwirken und das Immunsystem stärken kann. Eine optimale hochwertige und leicht verwertbare Proteinversorgung ist deswegen eine wichtige Komponente im Anti-Aging.

Hier gibt es eine optimale Lösung, neben einer Nahrungsergänzung mit gut absorbierbaren einzelnen Aminosäuren, die von vielen Ernährungsexperten empfohlen wird, die „denaturierte Molke“, als Nahrungsersatz oder Ergänzung, bei der die Aminosäurebausteine sich in einzelne Komponenten aufspalten und somit optimal in allen Körperzellen inklusive Gehirn resorbiert werden können, was die Voraussetzung ist für eine optimale

Versorgung. Hochwertige Molke enthält u. a. viel von der schwefelhaltigen Aminosäure Cystein, die so wichtig ist, sowie andere bedeutende Aminosäuren. [79] [80]

Genügend gutes Wasser:

Wasser ist der Ursprung allen Lebens. Vor Millionen von Jahren war die Erde völlig mit Wasser bedeckt. Alles Leben entstand im Meer. Ohne Wasser ist Leben auf der Erde nicht möglich. Wasser ist ein Transport- und Lösungsmittel. Wir bestehen zu 70% aus Wasser und die meisten Reaktionen der Zellen finden im wässrigen Milieu statt. Wasser regelt alle Funktionen des Organismus, vom Stoffwechsel bis zum Denken.

Vitamine, Hormone und Enzyme können nur dann ihre volle Wirkung entfalten, wenn der Körper gut mit Wasser versorgt ist.

Der Körper hat kein Wasserreservoir, so dass eine ausreichende und regelmäßige Wasserzufuhr lebensnotwendig ist, zumal der Körper ständig Wasser ausscheidet.

Die Dehydrierung ist sehr verbreitet. Statistiken zeigen, dass 95% der Kinder zu wenig Wasser zu sich nehmen. Aber auch 48% der Erwachsenen und 70% der älteren Menschen.

Migräne, Verdauungsprobleme und ganz normaler Stress seien Signale von Wassermangel. Sogar bei Alzheimererkrankungen sagen manche, dass die Hauptursache die Dehydrierung des Körpers sei, speziell der Gehirnzellen.

Bei länger anhaltendem Wassermangel beginnen die Gehirnzellen zu schrumpfen und verlieren dabei viele ihrer Funktionen.

Die Unterversorgung von Wasser ist auch oft die Ursache für Gedächtnisstörungen und Erinnerungsausfällen im Alter. Auch Schmerzen in den Gelenken können ein Hinweis sein, dass die Knorpel der Gelenke nicht mehr ausreichend mit Wasser versorgt sind. Hat der Körper Wassermangel, gerät er in Stress, was unmittelbar als innerer Unruhe zu spüren ist. Auch Bluthochdruck zeigt Wassermangel im Körper, der damit versucht, ihn auszugleichen. Alkohol soll ebenfalls zu Wassermangel führen, denn er soll die Sekretion des Hormons Vasopressin aus der Hypophyse unterdrücken. Ein Mangel davon führt zu einer Dehydrierung in den Gehirnzellen.

Ein rasches Altern der Zellen ist oft die Folge von einem Defizit an Wasser. Gesunde Körperzellen sind stets mit intrazellulärem Wasser gefüllt. Der Verlust von Zellwasser hat zur Folge, dass Mitochondrien, die Energiekraftwerke der Zelle und des Körpers, abgebaut werden, was mit einem rasch voranschreitenden Altersprozess einhergeht. Ausreichend zu trinken und Wassermangel zu vermeiden, ist deshalb eine der besten Maßnahmen gegen vorzeitiges Altern, denn die im Alter immer stärker zunehmende Dehydrierung des Körpers, reduziert und verschlechtert zudem die Stoffwechselvorgänge, was einen vorzeitigen Zelltod verursacht und damit den Alterungsprozess beschleunigt.

Man sollte die Qualität des Wassers nicht vergessen. Nicht nur seine Reinheit, sondern vor allen Dingen die Energie und Information des Wassers spielen eine Rolle. Das Wasser, aus dem wir bestehen, hat, wie alles in der Natur, eine bestimmte

Schwingung, diese Schwingung verändert sich ständig, weil es in Resonanz mit der Umwelt tritt, den Gedanken, Gefühlen und Worten der Umgebung. Der japanische Wissenschaftler Emoto Masaru hat durch seine Wasserbilder wissenschaftlich bewiesen, dass Wasser auf Information seiner Umgebung wirkt und sich in ständiger Veränderung befindet. Deshalb sollte man dafür sorgen, dass der Körper durch das Wasser die richtige Botschaft erhält, die ihn gesund und vital macht. Der Verzehr von viel Obst und Gemüse wird zusätzlich für eine vermehrte Hydrierung empfohlen, da es zu über 90% aus Wasser besteht, das unserem Zellwasser sehr ähnlich ist und vom Körper optimal verwertet werden kann. [81) 82)]

In Teil 4 werden Forschungen zum molekularen Wasserstoff (H2), der Energie der Sonne, aufgezeigt. Dieses Molekül wird derzeit als das kleinste und am besten bioverfügbare Molekül der Welt eingestuft. Es geht in alle Körperzellen und hydriert diese, beseitigt Toxine, neutralisiert Freie Radikale und erhöht die körpereigenen Anti-Aging Enzyme.

3.5 Superfoods – Nahrungsergänzung

„Superfoods“ – das neue Wort aus den USA - steht für Superlative für Nähr- und Wirkstoffe, die in einer Reihe von natürlichen Nahrungsmitteln zu finden sind. Auch in Deutschland verbreitet sich das neue Modewort. Sie haben den höchsten Gehalt an Vitaminen, Mineralien, Proteinen, Enzymen, Aminosäuren und

Antioxidantien und somit eine besondere Wirkung auf die Gesundheit, Vitalität und Jugendlichkeit und helfen bei der Vorbeugung und Behandlung von Erkrankungen. Es sind altbewährte, in der Küche und Medizin ihrer Herkunftsländer seit Langem verwendete Naturprodukte; auch viele unserer einheimischen Obst- und Gemüsesorten zählen dazu. [83) 84)]

Wenn Sie sich intensiv mit dem Thema „Superfoods" beschäftigen möchten, empfehle ich Ihnen den Begriff übers Internet in Google einzugeben. Es gibt neuerdings viele aktuelle Bücher und Artikel über Superfoods.

Eine wichtige moderne Vertreterin der heilenden Nahrung ist die orthomolekulare Medizin, deren Wegbereiter der berühmte Krebsarzt Linus Pauling ist. Er verwendete den Begriff das erste Mal 1968.

Orthomolekulare Medizin ist nach Pauling folgendermaßen definiert: „Die Erhaltung guter Gesundheit und Behandlung von Krankheiten durch die Veränderung der Konzentration von Substanzen im menschlichen Körper, die normalerweise im Körper vorhanden und für die Gesundheit erforderlich sind."

Sie wird ebenso zur Gesundheitsprophylaxe eingesetzt wie zur Behandlung von Krankheiten. Die orthomolekulare Medizin geht davon aus, dass unsere heutigen Nahrungsmittel nicht mehr die Vitalstoffe bieten, die wir brauchen. Deshalb brauchen wir neben einer ausgewogenen Ernährung speziell hergestellte Nahrungsmittel, sogenannte Nahrungsergänzungsmittel, die den Bedarf auffüllen.

Der Gedanke der Superfoods ist ähnlich – wir essen möglichst viel von dem, was gut und gesund ist, und ergänzen, was an Nährstoffen fehlt. Dabei wird jedoch alles aus der Natur bezogen als Nahrungsmittel, als natürlicher Nahrungsersatz oder Nahrungsergänzung, je nach Eigenschaft.

Um den gleichen und benötigten Gehalt an Vitalstoffen aufzunehmen, die in vielen Superfoods, in reinen Nahrungsmitteln enthalten sind, muss man große Mengen zu sich nehmen, was ohne zusätzliche Nahrungsergänzung kaum möglich ist gemäß Ernähungsexperten.

Viele Punkte sprechen für eine Nahrungsergänzung höchster Qualität, eine der Hauptempfehlungen und Maßnahmen im Bereich des Anti-Aging. Die Gründe hierfür und auch die Unterschiede und Voraussetzung für eine optimale Nahrungsergänzung werden im Folgenden erläutert. [85)] [86)]

Ungesunde Nahrung mit mangelnden Nährstoffen:

Unsere modernen Lebensmittel weisen durch die industrielle Nahrungsmittelherstellung weniger Vitalstoffe auf als früher und sind oft auch denaturiert bis hin zu schädlichen Wirkungen in gesund aussehenden Verpackungen. Etwa 99% der gesamten Nahrungsmittel, so schätzen Experten, sind heute chemisch behandelt. In fast allen Getränken befinden sich heutzutage Zusatzstoffe sowie künstlicher Zucker. Der Autor Kevin Trudeau macht darauf aufmerksam, dass die chemischen Zusätze den Nährwert blockieren, so dass der Mensch heute Mangelzuständen ausgesetzt ist, obwohl er scheinbar genug zu essen hat. Er weist darauf hin, dass Dosennahrung besonders schädlich sei. [87) 88)]

Unsere tägliche Nahrung enthält aufgrund unserer überdüngten Böden und toxischen Agrar-chemikalien und dem Missmanagement von Böden längst nicht mehr alle lebenswichtigen Mikronährstoffe, die wir für die optimale Funktion unseres Stoffwechsels benötigen, wie Vitamine, Mineralien, essenzielle Aminosäuren und ungesättigte Fettsäuren, vor allen Dingen, wenn die Nahrung nicht rein organisch ist.

Der bekannte Alternativmediziner Dr. Klinghard zeigte z. B. in seinem Vortrag auf dem „Spirit of Health“ Konress (Hannover. April 2014) aktuelle Tabellen, u. a. auch eine Statistik, die verdeutlichen, dass seit 1940 die Mineralien und vor allen Dingen Spurenelemente in Böden drastisch abgenommen haben. Obst und Gemüse werden zudem unreif geerntet, dann gelagert und transportiert, wodurch sich der Nährstoffgehalt bedeutend reduziert.

Viel Diskussion gibt es bezüglich der GVOs (gentechnisch veränderte Organismen), deren Erbanlagen mittels gentechnischer Methoden gezielt verändert worden sind. So werden z. B. Gene zwischen verschiedenen Arten übertragen, um Tieren oder Pflanzen bestimmte Eigenschaften zu vermitteln, die mit herkömmlicher Züchtung nicht oder schwer zu erreichen wären, wie z. B. eine größere Resistenz gegen Schädlinge oder Toleranz gegenüber Pflanzenschutzmitteln etc. Dabei werden teilweise giftige Substanzen benutzt, die toxische Ablagerungen in den Pflanzen zur Folge haben, was schädlich für den Körper, insbesondere den Darm ist. Durch die Veränderung der DNS der

Pflanzen/Nahrung, können die Nährstoffe oft nicht aufgenommen werden. Dies alles hat zur Folge, dass die guten Bakterien im Darm, die ausschlaggebend für Gesundheit sind, zerstört oder reduziert werden, was chronische Entzündungen, neurologische Störungen und andere drastische Folgen mit sich bringt. [89] [90] [91]

Bekommt der Körper nicht die notwendigen Baustoffe, kann er nicht optimal funktionieren und wird vorzeitig altern. Altern schreitet dort am schnellsten fort, wo Mangelerscheinungen am größten sind und am häufigsten auftreten.

Hinzu kommt, dass wir aufgrund der modernen Lebensweise durch Ärger, Stress und Umweltbelastungen wie Luft- und Wasserverschmutzungen, Schadstoffe, Pestizide, elektromagnetische Strahlung etc. mehr Vitalstoffe brauchen, während die immer geringere Nahrungsqualität gleichzeitig die Zufuhr von Vitalstoffen verringert.

Es gibt heute viele Befürworter der Nahrungsergänzungsmittel. So sagt der bekannte Alternativ Arzt aus den USA, Dr. Mercola, dass es heute sozusagen unmöglich ist, alle Nährstoffe aus der Nahrung zu bekommen, auch wenn nur rein organische Nahrung zu sich genommen wird, die meistens befreit von Chemikalien, Pestiziden etc. ist. Nährstoffe würden jedoch auch dort fehlen, aufgrund der oben aufgeführten Tatsachen. [92] [93]

Einen Nährstoffmangel der Bevölkerung belegen auch Studien, wie z. B. „Journal of Nutrition." Demnach würde die allgemeine Bevölkerung nicht genug Obst und Gemüse essen und nicht genügend gesunde Omega-3 Fettsäuren in ihrer Nahrung bekommen und unter Nährstoffmangel leiden. [94)]

Nahrungsergänzungsmittel sind sehr unterschiedlich in ihrer Qualität. Die höchste Qualität haben diejenigen, die wissenschaftlich konzipiert sind, da hierbei die stabilsten und effektivsten natürlichen Formen von Vitaminen und Mineralien verwendet werden, die eine optimale Löslichkeit aufweisen. In unabhängigen Tests von einer dritten Instanz bezüglich Potenz und Haltbarkeitszeitraum wird die optimale Dosierung der einzelnen Nährstoffe ermittelt, um optimal absorbiert werden zu können,

Andere Nahrungsergänzungsmittel benutzen synthetische Formen, obwohl die Wissenschaft bewiesen hat, dass der Körper nur natürliche Formen absorbieren kann. Natürliche Formen sind Extrakte aus pflanzlichen und/oder mineralischen Stoffen oder aus fermentierten natürlichen Stoffen. Synthetische Mittel werden im Labor aus synthetischen Stoffen, wie z. B. Petrochemikalien, Kohlenteer oder Nikotin, wobei die chemische Struktur der Nährstoffe nachgeahmt wird. Nahrungsergänzungsmittel können je nach ihrer Produktion überhaupt keine Wirkung haben oder fantastische Resultate aufweisen.

Die Nahrungsergänzungsmittel-Herstellung hat sich zu einem lukrativen Industriezweig entwickelt; deshalb werden sie in Unmengen synthetisch hergestellt auch von der Pharmaindustrie. So enthalten z. B. synthetisierte Vitamine nur noch einen Bruchteil des Nährwertes der Vitamine, die von natürlichen Quellen aufgenommen werden. [95)]

Was ist zu beachten:

1) *Qualität:* Gemäß dem Verbraucherschutz stimmen die Nährstoffangaben jedes dritten Nahrungsergänzungsmittels nicht. Man sollte nur Produkte von bewährten und bekannten Firmen nehmen.

2) *Wirksamkeit:* Es ist bekannt, dass manche Formen von Vitaminen und Mineralien mehr oder weniger stabil sind als andere.

3) *Optimale Dosierung:* Die Zusammensetzung der verschiedenen Stoffe und Dosierungen spielen eine wichtige Rolle. Sie sollten nach den neuesten wissenschaftlichen Erkenntnissen zusammengesetzt sein, und deren Empfehlung für Gesundheit und Langlebigkeit beachtet werden.

4) *Löslichkeit:* Die Wissenschaft hat lange gebraucht, um optimale Wege zu finden, wie Nährstoffe sich besser auflösen und vom Körper absorbiert werden können.

5) *Absorption und Bioverfügbarkeit:*
Eine hohe Bioverfügbarkeit ist sehr wichtig. Gemeint ist damit die Leichtigkeit, mit der unser Körper die Stoffe aufnehmen und verwerten kann, denn Wirkstoffe aus unterschiedlichen Quellen werden unterschiedlich gut aufgenommen. Außerdem gibt es Wechselwirkungen, bei denen Substanzen leichter resorbiert oder ihre Aufnahme erschwert wird. Bei einer guten oder hohen Bioverfügbarkeit kommen die entsprechenden Wirkstoffe dem Organismus in vollem Umfang zugute.

Wenn Firmen behaupten, dass ihre Produkte „vollwertig" sind oder aus natürlichen Komponenten bestehen, heißt das nicht unbedingt, dass diese eine optimale Bioverfügbarkeit haben. Diese Produkte könnten ein Ungleichgewicht von Dosierungen einzelner Zutaten haben oder bestimmte Zusatzstoffe, die als absorptionshemmend bezeichnet werden. Ein Top-Qualitätsprodukt verwendet optimale Dosierungen der einzelnen Stoffe und keine absorptionshemmenden Zutaten.

Diese 5 Punkte sollten beachtet werden, wenn man Nahrungsergänzung wählt.

Ebenso ist es das Optimalste, dass die Firmen eine „Qualität ohne Kompromisse" Politik betreiben, was die Beschaffung der Zutaten der Produkte betrifft. Diese Firmen investieren viel in Tests von verschiedenen natürlichen Rohstoffen bezüglich deren Reinheit, Wirksamkeit, Sicherheit und Dosierung. Nur nach ausführlichen Tests dürfen Produkte produziert werden. Diese werden wiederum getestet und von verschiedenen anderen Personen oder Institutionen untersucht, getestet und bewertet. [96)] [97)]

Lebensverlängernde Nahrungsergänzung:

Ein einzelnes Wundervitamin -mineral oder -enzym gibt es nicht. Was optimal wirkt, ist die Symphonie der Wirkstoffe, die für ein langes, gesundes Leben unverzichtbar sind.

Ich gehe hier nur ganz grob und zusammenfassend auf die einzelnen wichtigen Kategorien und einzelnen Vitalstoffe ein, deren Forschungen schon älter und daher bekannter sind.

Neben den Vitaminen, Mineralstoffen, Spurenelementen werden Enzyme und Probiotika kurz besprochen.

Daneben gibt es auch noch Produkte mit Aminosäuren, guten Omega-3 Fetten und den Antioxidantien, auf die bereits näher in den letzten Abschnitten in diesem Kapitel eingegangen wurde. Es gibt noch wesentlich mehr körpereigene Substanzen als Nahrungsergänzung oder solche, die in Nahrungsergänzungsmittel integriert werden, die bei Interesse in den zahlreichen vorhandenen Werken über die verschiedenen Vitalstoffe und Orthomolekularmedizin studiert werden können.

Auf ein paar spezielle, relevante Vitalstoffe aus jüngsten Studien, die das Thema dieses Buchs betreffen, wird noch ausführlicher in Teil 4 eingegangen.

Vitamine:

Man unterscheidet zwischen wasserlöslichen Vitaminen wie B-Vitaminen und Vitamin C, die dem Körper täglich zugeführt werden müssen und den fettlöslichen Vitaminen wie A, D und E, die längere Zeit z. B. in der Leber oder im Körpergewebe gespeichert werden können.

Vitamine sollen an Kraft verlieren, je älter man wird, so dass ältere Menschen aus diesem Grund mehr davon brauchen.

Man hat herausgefunden, dass die Grundursache der arteriosklerotischen Ablagerungen ein chronischer Vitaminmangel ist, der zur Schwächung und letztendlich zum Bruch der Arterienwand führt. Das führte zur Erkenntnis, dass Herzinfarkt, Arteriosklerose und Schlaganfall eigentlich keine Krankheiten sind, sondern in der Hauptsache die Folge eines chronischen Vitaminmangels.

An dieser Stelle sei auf die Studien und Empfehlungen zur Zellularmedizin von Dr. Matthias Rath hingewiesen, der große Erfolge mit seinen Präparaten wissenschaftlich nachweisen kann. Optimale Zufuhr für die Arterienwände sind demnach Vitamin C, B-Komplexe und E neben bestimmten Aminosäuren.

Vitamin C spielt bei Dr. Raths Forschungen eine besondere Rolle. Man hat zudem herausgefunden, dass die Produktion des Stresshormons Adrenalin Vitamin C verbraucht. Vitamin C ist eines der wichtigsten Mikronährstoffe und ein starkes Antioxidans.

Der Mensch ist das einzige Säugetier neben dem Meerschweinchen, das nicht mehr in der Lage ist, seinen Bedarf an Vitamin C im Körper selbst zu produzieren. [98] [99] [100]

Um gesund alt zu werden braucht der Körper ausreichend B-Vitamine, insbesondere Vitamin B6, Folsäure (Vitamin B9) und B12, um u. a. hohe Homocystein Werte zu vermeiden, wie in diesem Kapitel besprochen. Vitamin B6 verbessert auch deutlich die Gehirntätigkeit und das Langzeitgedächtnis im Alter, ebenso spielt B12 eine wichtige Rolle in vielen Bereichen.

Um Kalzium zu absorbieren braucht der Körper Vitamin D. Normalerweise erzeugt unser Körper Vitamin D durch die Einwirkung der Sonne über unsere Haut. Da ältere Menschen seltener in die Sonne gehen und weil die ältere Haut weniger Vitamin D bilden kann, wird im Alter auch eine Ergänzung von dem richtigen Vitamin D empfohlen. [101] [102]

In Teil 4 wird auf jüngste Studien, vor allen Dingen zu Vitamin D sowie B-Vitaminen, eingegangen.

Mineralien und Spurenelemente:
Mineralstoffe sind in der Erde natürlich vorkommende chemische Elemente. Felsen und Gesteinsformationen bestehen aus Mineralsalzen. Durch Erosionen werden diese graduell in feine Partikel aufgeteilt, so dass sie den Nährboden für Pflanzen bilden. Von dort aus gelangen sie in den tierischen oder menschlichen Körper.

Jede Zelle ist von Mineralstoffen abhängig, um gesund zu sein. Sie sind für die richtige Zusammensetzung der Körperflüssigkeiten von Bedeutung so wie für den Aufbau des Blutes, der Knochen, des Nervensystems, die Regulierung des Muskeltonus und des Herzkreislaufsystems. Wie Vitamine unterstützen Mineralstoffe den Körper bei der Energieproduktion, dem Wachstum und der Heilung. Sie sind unentbehrlich für die Verarbeitung von Vitaminen und anderen Nährstoffen. Sie müssen ebenfalls in einem ausgewogenen Gleichgewicht vorhanden sein, denn jedes Mineral beeinflusst das andere. Wenn eines aus dem Gleichgewicht gerät, kann es zu einer Kettenreaktion und zu Ungleichgewicht führen, was wiederum Krankheiten zur Folge haben kann.

Man unterscheidet zwischen Makromineralstoffen und Mikromineralstoffen oder Spurenelementen. Makromineralstoffe werden in größeren Mengen gebraucht, wie Kalzium, Magnesium, Natrium, Kalium und Phosphor.

Mikromineralstoffe oder Spurenelemente werden in kleinen bis winzigsten Mengen gebraucht, wie z. B. Chrom, Zink, Eisen, Jod, Kupfer, Bor, Germanium, Mangan, Molybdän, Schwefel, Selen, Silizium und Vanadium. Sie sind aber nichtsdestoweniger ebenso wichtig für eine gute Gesundheit. Der Körper speichert Mineralstoffe hauptsächlich in Knochen und Muskelgewebe.

Wie schon erwähnt, nimmt durch die intensive Bodenbewirtschaftung, aber auch durch die industrielle Bearbeitung der Nahrungsmittel der Gehalt der Mineralien, insbesondere der Spurenelemente, laufend ab. Ein Mangel davon ist ein sicherer Weg zu vorzeitigem Altern.

Für das Thema Alter und Anti-Aging sind folgende Mineralstoffe von Bedeutung:
Kalzium und Magnesium sind von erstrangiger Bedeutung. Ein Körper mit Magnesiummangel zeigt am deutlichsten Zeichen des Alterns. Es führt zu Schädigungen der Mitochondrien, sprich den wichtigsten Energieversorgern für das Herz, Arterienverstopfung, erhöhte Gefahr von Herzinfarkt, hoher Blutdruck, Osteoporose, Insulinresistenz können Folgen davon sein. Zusammen mit Kalzium stärkt Magnesium die Knochen. Die optimalen Mengenverhältnisse zwischen Kalzium und Magnesium sollten gemäß Studien ca. 2:2 sein.

Chrom ist ein Mineral, das am Glucose-Stoffwechsel beteiligt ist, damit ist es wichtig für die Energieproduktion und für die Aufrechterhaltung des Blutzucker- und Insulinspiegels. Es ist ebenfalls unverzichtbar für die Synthese von Cholesterin, Fetten und Protein. Ein zu niedriger Chromspiegel kann zur Arterienverkalkung führen.

Selen ein Antivirus-Mineral hält das Immunsystem jung und funktionsfähig gemäß Studien. Es stimuliert die Produktion körpereigener Abwehrkräfte, die Krebszellen, Bakterien und Viren „verschlingen“ können. Darüber hinaus senkt Selen als starkes Antioxidans das Risiko von Blutgerinnseln, Herzinfarkt oder Schlaganfall. Es hilft stark bei Entgiftungen u. a. bei Schwermetallausscheidungen. Selen verbessert bei älteren Menschen zusammen mit Vitamin E die Stimmung und sorgt für besseren Blutfluss zum Gehirn. Die meisten Menschen in Europa haben Selenmangel, weil die Böden in Europa nur wenig Selen enthalten. Zink ist sehr wichtig, um die Zellen vor Freien Radikalen zu schützen. Es ist einer der wichtigsten Nährstoffe für ein gesundes Immunsystem, das durch eine erhöhte Thymusdrüsenaktivität erreicht wird. Die Thymusdrüse, die mit dem Alter immer kleiner wird und eine wichtige Rolle für das „Jungbleiben“ spielt, kann gemäß Forschungen durch Zinkergänzung nachwachsen. Ohne genügend Zink kann man nicht jung werden und bleiben. Zink ist erforderlich als katalytischer Bestandteil von über 200 Enzymen, Proteinen und Hormonen. Da es eine wichtige Rolle bei der Zellteilung und der Übertragung von Gehirninformationen spielt, ist Zink vom ersten Moment des Lebens bis zum Tod ein wichtiger biochemischer Faktor des Körpers. Die Liste von Zinkmangelerscheinungen ist sehr groß, so dass es von großer Bedeutung ist, Zink in die Nahrungsergänzung zu integrieren.

Gemäß vielen Studien ist die Einnahme von mikronisierten oder ionisierten Mineralien, d. h. in kleinster Partikelform am effektivsten, da in dieser Form eine optimale Aufnahme der Zellen stattfinden kann, d. h. die Bioverfügbarkeit am wirksamsten ist. Mit einem hochqualitativen Multivitaminpräparat mit Mineralien in der richtigen Dosierung und in Kombination mit Vitaminen und ggf. anderen Nährstoffen wurden schon große „Erfolge" erzielt. [103) 104)]

Enzyme:

Schon im Altertum waren Enzyme in gewisser Weise bekannt. Viele glaubten an ein schieres Wunder, wenn sich Milch in Käse verwandelte, Traubensaft in Wein oder aus Teig Brot wurde. Enzyme, die zahlreiche Funktionen ausüben, werden auch als „Umwandler" bezeichnet. [105)]

Als wissenschaftliche Methoden ab dem 18. Jahrhundert Einzug hielten, begann eine neue Ära der Enzymforschung. Im Jahre 1978 gab ein Professor Willi Kühne aus Heidelberg den eiweißverändernden Biokatalysatoren (Bio bedeutet Leben, ein Katalysator ist ein Umwandler) endgültig oder neu den Namen Enzyme.

Enzyme sind komplex strukturierte, aktive Eiweißkörper, die, vereinfacht gesagt, andere Eiweißverbindungen im Körper umwandelt.

1930 hatte man rund 80 Enzyme entdeckt, im Jahre 1984 etwa 2700. Heute wissen wir, dass es rund 100.000 verschiedene Enzyme gibt. Die Forschung ist noch nicht abgeschlossen.

Wir befinden uns gerade in einem Aufbruch, was die Erforschung dieser „Umwandler" angeht, die die Naturheilkundler auch gerne „Funken des Lebens" nennen.

Wie funktionieren Enzyme genau?
Alle Körperorgane, Gewebe und Zellen werden von Enzymen gesteuert. Sie sind die Arbeitskräfte, die den Körper aus Proteinen, Kohlenhydraten und Fetten aufbauen. Sie sind im Blut, in den Organen und im Gewebe zugegen.

Biologisches Leben kann ohne die Aktivitäten der Enzyme nicht stattfinden. Auch wenn genügend Vitamine, Mineralstoffe, Wasser und andere Nährstoffe präsent sind, Enzyme sind die „lebendigen" aktiven Beweger. Sie selbst gehen keine chemische Reaktion ein und werden somit nicht verbraucht. Ohne diese katalytische Hilfe wären die chemischen Prozesse viel zu langsam, um die Lebensvorgänge aufrechterhalten zu können.

Eine Enzymart mit einer bestimmten Zusammensetzung und Struktur ist stets nur für eine ganz spezielle Funktion zuständig. Verdauungsenzyme z. B. zerlegen Nährstoffe, Atmungsenzyme bewerkstelligen die Ausscheidung von Kohlendioxid, urolytische Enzyme bauen Harnstoff ab.

Enzyme unterstützen Nieren, Leber, Lunge, Darm und Haut beim Entfernen von Schlacken und Giften. Verdauungsproblemen kann man mit Enzymen behandeln. Sie steigern die Abwehrkräfte und verbessern die Durchblutung. Entzündungsvorgänge können durch Enzyme beeinflusst werden, nach Operationen heilt das Gewebe schneller. Selbst Krebs versucht man mit Enzymtherapie zu Leibe zu rücken. Bei Gürtelrose, Viren, Rheuma und Multiple Sklerose scheinen Enzyme helfen zu können. Für verschiedene Leiden werden unterschiedliche Enzymprogramme entwickelt.

Da mit dem Alter die Stoffwechselfunktion nachlässt und eine Genesung des Körpers nicht angemessen geschehen kann, wenn die Nahrung nicht richtig verdaut werden kann, werden als Anti-Aging Maßnahme Verdauungsenzyme empfohlen, deren Hauptkategorien sind: Amylasen (zum Abbau von Kohlenhydraten), Protease (in Magen, Bauchspeicheldrüse und Dünndarm für die Verdauung von Protein) und Lipasen (in Magen-Bauchspeichelsäften zur Verdauung von Fett). Sie werden auch benutzt, um Nahrungsallergien, wie z. B. Laktose Unverträglichkeit und Resorptionsstörungen zu behandeln. Sie stimulieren auch das Immunsystem.

Ebenso spielt das CoQ10, auf das ich im 4. Kapitel eingehen werde, eine wichtige Rolle.

Was sind Coenzyme?

Einige Enzyme benötigen, um überhaupt funktionieren zu können, ein passendes Zusatzstück, ein Ergänzungsstück, da sie sonst nicht funktionieren können. Erst die Einheit mit einem Coenzym stellt sicher, dass seine Wirkung eintritt. Baumaterial für Coenzyme sind Vitamine A, C, E, B-Vitamine und Mineralstoffe wie Zink und Selen. [106)] [107)] [108)]

Probiotische Ergänzung:
In unserem Darm gibt es schlechte und gute Bakterien. Die guten werden Probiotika genannt und es werden derzeit ca. 400 – 1000 verschiedene Arten von guten Darmbakterien geschätzt, die eine komplexe Kommunikation untereinander haben. Viele davon befinden sich in gegärter Nahrung und Getränken, wie Jogurt oder Kefir sowie in Nahrungsergänzungen.

Probiotika sind so wichtig für unsere Gesundheit, so dass Wissenschaftler sie mit einem „neu anerkannten Organsystem", dem sie den Namen „Mikrobiom" gaben, verglichen haben.

Es umfasst die Gesamtheit aller Bakterien mitsamt ihrem genetischen Gut, mit ihrer Stoffwechselaktivität, ihrer Flexibilität und Anpassungsfähigkeit. Manche Wissenschaftler nennen die Darmflora auch unser 3. Gehirn.

Das 2. Gehirn oder auch als das „Enterische Nervensystem" bezeichnet, umfasst unseren Verdauungstrakt vom Mund bis zum After und ist mit einem eigenen Nervensystem ausgestattet. Es besteht aus 180 Milliarden Neuronen und besitzt ebenso viele Nervenzellen wie das Gehirn einer Katze oder eines Hundes und ist mit unserem Zentralnervensystem (Gehirn) über dem Vagus Nerv (ein dickes Nervenbündel, das im Hirnstamm entspringt und entlang der Vorderseite unserer Wirbelsäule läuft) verbunden. Darüber läuft die Kommunikation zwischen Darm und Gehirn und umgekehrt.

Die Aufgaben der Darmbakterien und Folgen von deren Mangel: Altbekannte Aufgaben unserer natürlichen Darmflora sind der Schutz vor eindringenden Erregern. Sie bilden eine Barriere im Verdauungssystem, die die schlechten Bakterien töten, wie z. B. Salmonellen etc., die ansonsten die Darmwand durchdringen und im Körper herumwüten würden. Ihre Rolle ist ebenso, das Immunsystem zu trainieren und es ist bekannt, dass sie einen positiven Einfluss auf die Aktivität von vielen „gesundheitsfördernden" Genen ausüben.

Erst kürzlich kamen Erkenntnisse hinzu, die besagen, dass die Darmflora nicht nur direkten Einfluss auf das „Enterische Nervensystem" (Bauchhirn) ausübt, sondern dass laufend Informationen über den Status dieser Darmflora an unser Gehirn gemeldet werden. Die Darmbakterien beeinflussen also direkt unser Gehirn!

Es ist deswegen nicht verwunderlich, dass es inzwischen viele Forschungen gibt, die belegen, dass unsere Stimmungen, unsere Persönlichkeit und der generelle Gesundheitszustand von diesen Bakterien beeinflusst werden.

Bei folgenden Störungen ist bewiesen, dass die Darmflora Mängel aufweist: bei Autismus, Demenz, ADHS, chronischen Depressionen und Phobien sowie bei Autoimmunkrankheiten, wie z. B. Multiple Sklerose etc.

Derzeit ist man auf der Suche nach gezielt zusammengestellten Mikrobenmischungen, die man „Psychobiotika" nennen will, die z. B. bei Ängsten oder bestimmten psychischen Diagnosen helfen sollen.

Neben Stimmungs- und neurologischen Störungen kann ein Mangel an guten Bakterien zu chronischen Entzündungen, Herzproblemen, diversen Darmkrankheiten und anderen Erkrankungen führen.

Es wird von Forschern behauptet, dass es mehr als 170 Erkrankungen geben würde, die durch die Zugabe von Probiotika, eine positive Unterstützung erhalten könnten.

Die Mikrobiomwissenschaft steckt noch in den Kinderschuhen und es ist spannend zu beobachten, welche Erkenntnisse es noch in der Zukunft geben wird.

Eine probiotische Ergänzung ist aus den oben genannten Gründen generell sehr gut für den Körper und hilft ihm, sich selbst zu heilen. Sie besiedelt den Darm mit guter Mikroflora, nachdem sie von Antibiotika, Medikamenten, Toxinen, ungesunder Nahrung, zu viel Stress etc. geschwächt oder zerstört worden ist. Sie hilft uns Nahrung zu verdauen, unterstützt die Absorption von Nährstoffen und das Immunsystem etc. [109) 110) 111) 112)]

Wer sich mit dieser sehr interessanten Materie noch intensiver beschäftigen möchte, dem empfehle ich das Buch von Dr. Zschocke „Darmbakterien als Schlüssel zur Gesundheit.“

3. 6 Kalorienrestriktion und Abnehmen

In diesem Kapitel gehe ich auf die Bedeutung der Kalorienrestriktion, auch Kalorienbeschränkung genannt (gezielte Nahrungseinschränkung durch weniger Essen), und Abnehmen in Bezug auf Altern ein.

So wie bei der Ernährung gibt es die verschiedensten Meinungen, Methoden, Diätpläne und Vorschläge zu Kalorienrestriktion und Abnehmen.

In diesem Buch bespreche ich nur kurz eine neue holistische Sicht- und Vorgehensweise, die erst in jüngster Zeit bekannt wurde und wissenschaftlichen Studien zu Grunde liegt, einem Programm, das sich „Ganzheitliche Körperreinigung mit Nährstoffen“ (whole body nutritional cleansing) nennt, zusammen mit dem „Alternierenden Fasten“ (intermitted fasting). Das Ziel ist nicht nur Abnehmen, sondern auch die Förderung von Gesundheit und Vorbeugung vor dem Altern.

Es würde den Rahmen des Buches sprengen auf all die verschiedenen Ansätze einzugehen, die man bei Interesse nachlesen kann.

Warum wirkt sich eine Kalorienrestriktion so positiv aus?

Es sind derzeit etwa 300 altersspezifische Veränderungen im zellularen Bereich bekannt. Über 80% davon sind durch eine verminderte Kalorienzufuhr positiv zu beeinflussen.

Seit 1930 ist bekannt, dass eine Kalorienrestriktion die Lebensspanne und sogar genetische Programmabläufe verlängern kann. Dies zeigten etliche Studien.

Weniger Nahrungsaufnahme bedeutet weniger Freie Radikale und das bedeutet weniger Schäden im Körper, vor allen Dingen in den Zellen. Kalorienrestriktion stärkt aber auch das Immunsystem und reduziert Autoimmunkrankheiten, es beeinflusst die Proteinsynthese und regt die Enzymtätigkeit an und soll Enzyme mit dem Namen Sirtuine verstärkt bilden, die eine Art Jungbrunnen sein sollen.

Weitere Wirkungen einer Kalorienrestriktion sind folgende:
Reduzierung der Schädigung der Mitochondrien, der Kraftwerke der Zellen, reduziert Abfall von Vitalität und verbessert die Gedächtnisleistung im Alter. Fördert niedrigen Blutdruck und es soll zu weniger artheriosklerotischen Ablagerungen kommen. Eine generell geringere Tumorneigung soll die Folge sein. [113) 114) 115)]

Der Abnahmeboom ist mittlerweile zu einem Millionengeschäft geworden, überall sind Werbungen zu sehen und Artikel, um Gewicht zu verlieren.

Gemäß dem Zentrum für Krankheitskontrolle und Prävention in den USA (Center for Disease Control and Prevention, CDC) sind in den USA mehr als zwei Drittel der über 20-Jährigen übergewichtig und ein Drittel sind fettleibig.

Fettleibigkeit ist dabei eine Pandemie zu werden, die man nur durch neue ernährungswissenschaftliche Erkenntnisse lösen kann.

Kurz zusammengefasst kann man sagen, dass es eine Hauptrichtung gibt, die verschiedene Diäten anbietet, mit allgemein weniger Kohlenhydrate und mehr Proteine.

Andere sind der Auffassung, dass nur die schädlichen Kohlenhydrate wie Einfachzucker etc. zu vermeiden sind und verweisen auf Diäten mit den gesunden Kohlenhydraten, mit einem niedrigen glykämischen Index und einem hohen Gehalt an Balaststoffen und Antioxidantien, d. h. viel Obst und Gemüse (siehe ausführliche Beschreibung unter Ernährung und Kohlenhydrate).

Eine andere Diätrichtung empfiehlt Trennkost, d. h. zu den verschiedensten Zeiten/Tagen Proteine, Kohlenhydrate und Fette getrennt einzunehmen.

Reines Abnehmen durch sportliche Betätigungen und verschiedene Krafttrainings wird von den verschiedensten Richtungen empfohlen.

Ganzheitliche Körperreinigung mit Nährstoffen (Whole Body Nutritional Cleansing):

Eine der größten Faktoren, warum viele Abnahmediäten und Übungen so wenig wirksam waren in früheren Zeiten, ist, dass Umwelt, Nahrung etc. künstlicher und vergifteter sind und neben mehr Toxine und schädliche Substanzen weniger Nährstoffe haben.

Gemäß neuen ernährungswissenschaftlichen Studien ist es deswegen wichtig, Aspekte wie Toxine und Nährstoffe in eine Abnahmediät mit einzubeziehen und den Körper als ganzes System zu behandeln.

Es ist bekannt, dass Fastfood und Fertignahrung schlecht für Gesundheit und Gewicht sind. Wenn wir uns auf diese Weise ernähren, wird der Körper gezwungen, sich vor Giften und Mangel an Nährstoffen zu schützen durch die Produktion von Fettzellen. Wissenschaftler haben herausgefunden, dass der Körper nicht nur Fettzellen zum Speichern benutzt, sondern auch extra Schutz schafft vor unserer modernen Welt. Als Ergebnis werden wir dicker und dicker, um uns vor der toxischen Welt zu schützen.

Wenn der Körper andauernd mit Kalorien versorgt wird, die keine wertvollen Nährstoffe haben, möchte der Körper mehr essen, was Gewichtzunahme, Fettleibigkeit und Krankheit zur Folge hat. Wir überessen uns, da unser Körper nach wirklichen Nährstoffen hungert. Gemäß neueren Forschungen fühlt man sich nur satt, wenn 51 Nährstoffe ausreichend im Körper vorhanden sind. Wenn eines der Nährstoffe fehlt, fühlt man sich hungrig.

Der Fokus sollte deswegen nicht auf der Anzahl der konsumierten Kalorien sein, sondern auf dem Nährstoffgehalt dieser Lebensmittel.

Es geht also darum, wieviel Lebensqualität die Nahrung enthält, damit man schlank und nicht unterernährt ist. Auf der japanischen Insel Okinawa leben mehr Hundertjährige als irgendwo sonst auf der Welt und sie leiden deutlich weniger an Alterserkrankungen und Fettleibigkeit. Ihr Geheimnis besteht darin, deutlich weniger zu essen, aber qualitativ hochwertige Nahrung zu sich zu nehmen. [116)] [117)]

Toxine werden gewöhnlich vom Körper eliminiert ohne schädliche Auswirkungen.

Aber in unserer modernen Umwelt haben sich die Umweltverschmutzung und die „Toxine“ in den industriell verarbeiteten Lebensmitteln vermehrt, was die giftige Last im Körper vergrößert. Es gibt Tausende von Chemikalien, die Luft und Wasser verschmutzen, die konzentriert in der Nahrung enden können. Daneben sind in der Nahrung Pestizide, Konservierungsstoffe, künstliche Aromen, Hormone, Antibiotika und andere künstliche Zutaten.

Das Immunsystem ist unfähig sich mit so vielen Chemikalien auseinanderzusetzen und es ist bewiesen, dass Toxine den Stoffwechsel stören.

Die Endokrine-Gesellschaft (Endocrine Societey), die größte Organisation von Experten, die Hormone erforschen, berichtet, dass die vermehrte Fettleibigkeit der vermehrten Verteilung von industriellen Chemikalien gleichkommt, die eine Rolle in der Erzeugung von Fettleibigkeit spielen können.

Ganz aktuell ist der Begriff „Obesogene“, das sind Chemikalien, die das Hormonsystem stören, was zu Gewichtszunahme und anderen Krankheiten führt. Sie agieren auf verschiedene Weise und ahmen menschliche Hormone nach, blockieren die Aktion anderer Hormone und in manchen Fällen verändern sie die Funktion unserer Gene und programmieren uns im Wesentlichen auf Gewichtszunahme.

Das Endresultat ist, dass eine Gewichtszunahme in Form von Fett geschieht und nicht durch Muskeln, da Chemikalien dazu tendieren, dass Muskeln schrumpfen und Körperfett sich anhäuft.

Diese Präsenz von „Obesogenen" sei der Hauptgrund, warum traditionelle Abnahmediäten veraltet seien, gemäß den Forschern. [118)]

Die Schlussfolgerung dieser jüngsten ernährungswissenschaftlichen Forschung wäre demnach, dass es zunächst wichtig ist, genügend Nährstoffe zu sich zu nehmen, während man gleichzeitig den Entgiftungsprozess des Körpers aktiviert, wie z. B. durch Antioxidantien und pflanzliche Stoffe zusammen mit dem „Alternierenden Fasten". Das bieten neuartige Gesundheitsprogramme der „Ganzheitlichen Körperreinigung mit Nährstoffen" an. (Näheres unter Teil 4)

Alternierendes Fasten:

Wie schon erwähnt, zeigen neue wissenschaftliche Erkenntnisse, dass „Alternierendes Fasten" die traditionellen Diäten und sogar kontinuierliche Kalorienrestriktion für Gewichtsabnahme übertreffen. Periodisches Fasten sei effektiver als ständiges, normales Fasten von mehreren Tagen. Es gibt verschiedene Variationen/Diätpläne. Bewährt sind Pläne, bei denen man 5 Tage normal isst und an zwei Tagen fastet, wobei man entweder nur Flüssiges zu sich nimmt oder begrenzt Nahrung

Die Folge davon, so hat man kürzlich herausgefunden, ist eine vermehrte Produktion der Stammzellen und Immunzellen, was das Immunsystem stärkt und Entzündungen besser bekämpft.

Der Körper wechselt von einem Zustand der kontinuierlichen Zuckerverbrennung auf Fettverbrennung. Untersuchungen haben bewiesen, wenn der Körper sich an einen Zustand der Fettverbrennung gewöhnt anstatt Zucker, wird das Risiko für chronische Erkrankungen drastisch reduziert. Weitere gesundheitliche Vorteile des „Alternierenden Fastens“: Erhöhung der Insulinsensitivität, eine Energiesteigerung der Mitochondrien und eine Reduzierung von Schäden durch Freie Radikale. Erhöhung des Wachstumshormons, der Erinnerungs- und Lernfunktionen und generell der Erhaltung der Gesundheit des Gehirns. Es soll die Gehirnneuronen zum Wachsen anregen, was Neurogenese bezeichnet wird, und die Stimmung verbessern. Ebenso werden die Selbstheilungskräfte aktiviert, die mit dem Alter abnehmen. [119) 120) 121) 122)]

Weiterhin mit wissenschaftlichen Studien hinterlegt ist das „Dinner Cancelling“ also das Fasten am Abend. Schon nach einer Woche soll der Blutzucker fallen, nach 3 Wochen das Insulin sinken, was automatisch eine Entschlackung und gewichtsreduzierende Phase einleitet. Melatonin und das Wachstumshormon, die das Fett in Muskeln umwandeln, das Immunsystem stärken und vieles mehr, sollen in der Schlafphase verstärkt ausgeschüttet werden. [123)]

3.7 Entgiften und Entsäuern

Die Hintergründe, warum ein Entgiften in unserer modernen Zeit ausschlaggebend für Gesundheit und Anti-Aging ist, haben wir in den vorherigen Abschnitten gesehen

Dass Gewichtszunahme, wie oben beschrieben, mit Toxinen zusammenhängen kann, ist eine relativ neue Erkenntnis so wie der Zusammenhang mit einer rapiden Zunahme von Autismus, ADHD und Legasthenie von Kindern und Umwelttoxinen, wie es Forscher aus den USA berichten. Es würde sich um eine neue schleichende Pandemie eines neurologischen Verhaltensdefizits handeln, ausgelöst von verschiedenen Neurotoxinen, die sich bereits von Geburt an im Kind ansammeln würden.

Untersuchungen zeigen, dass es heutzutage ganz normal ist, dass die Brustmilch von schwangeren Frauen, Plazenta und Nabelschnur viele Toxine aufweisen.

Erwachsene sollen bis zu 25 Kilo Gift mit sich herumschleppen.[124) 125) 126) 127)]

Entgiften:

Zum Anti-Aging Programm gehört deswegen Entgiften, d. h. verschiedene Reinigungsprogramme, da durch die erhöhten Toxine in unserer modernen Welt der Selbstentgiftungsmechanismus überfordert ist.

Reinigungsverfahren zeigen im Gegensatz zu vielen Medikamenten kaum Nebenwirkungen und viele davon sind altbewährt.

Ich bin im letzten Abschnitt bereits auf das „Ganzheitliche Körperreinigungsprogramm mit Nährstoffen" eingegangen. „Alternierendes Fasten" und Bewegung unterstützen den Entgiftungsprozess dabei.

Daneben gibt es die traditionellen Reinigungsprogramme, die mehr oder weniger einzelne Organe (Organsysteme) umfassen.

Es gibt mindestens 5 Wege mittels derer wir entgiften. Wir scheiden aus über Haut, Mund, den Verdauungstrakt, den Urintrakt und verschiedene Organe, insbesondere die Leber. Über all diese Öffnungen und Organe entgiften wir, über jeden einzelnen Weg können wir die Entgiftung fördern und beschleunigen, wenn wir uns der entsprechenden Methoden bedienen.

Die Haut: Über die Haut kann durch verschiedene Methoden entgiftet werden, wie z. B. Schwitzen, Bewegung, Sport oder vor allen Dingen durch Sauna. Über die Haut entgiftet man auch durch Fieber.

Die Darmreinigung. Durch Darmspülungen oder pflanzliche Mittel werden Gifte und klebrige Massen an den Darmwänden gelöst und ausgeschieden. Dabei werden manchmal erstaunliche Resultate auch bei chronischen Krankheiten erzielt. Darmreinigungen erstrecken sich über Wochen oder Monate.

Leberreinigung: Hier gibt es auch zahlreiche Reinigungsmethoden. Neben dem Verzicht auf bestimmte Nahrungsmittel, kann die Leber mit natürlichen pflanzlichen Mitteln und Nährstoffen mehr oder weniger sanft gereinigt werden.

Während die Darm- und Leberreinigungen die wichtigsten singulären Spezialentgiftungen darstellen, werden inzwischen auch andere Organe mittels Reinigung aufs Korn genommen.

Das Thema der Reinigung und Entgiftung ist heute so ausdifferenziert wie nie zuvor. Es gibt Programme und Produkte, die nur die Nieren, Arterien, Lungen, das Lymphsystem reinigen. Und es gibt Methoden die den Genitalbereich reinigen. Es gibt Reinigungen nur für Parasiten, die nur darauf abzielen Pilze, Bakterien etc. zu töten und das Ausleiten von bestimmten Metallen und einzelnen Toxinen. [128)]

Entsäuern:

Je nach Entgiftungsmethode wird mehr oder weniger entsäuert, was ausschlaggebend für eine Prävention für die Gesundheit ist. Deshalb sollte zusätzlich auf Entsäuerung geachtet werden.

Basen garantieren Gesundheit und Wohlbefinden – zu viel Säure macht krank. Heute weiß man, dass die meisten sogenannten Zivilisationskrankheiten in Verbindung mit einer Übersäuerung stehen.

Wissenschaftliche Untersuchungen haben festgestellt, dass heute über die Hälfte der Menschheit ein gestörtes Säure-Base Gleichgewicht haben, also übersäuert sind. [129)] Der Säure-Base-Haushalt ist eines der wichtigsten Regulationssysteme unseres Organismus: Ob beispielsweise das Blut die Körperzellen mit ausreichend Sauerstoff und Nährstoffen versorgen kann, oder die Enzyme der Verdauungssäfte optimal ihre Aufgaben zur Verarbeitung von aufgenommenen Nahrungsbestandteilen erfüllen können, hängt entscheidend von der richtigen Balance zwischen sauren und basischen Substanzen ab. Bereits kleinste Abweichungen des jeweiligen Milieus in Richtung „zu sauer" können für den gesamten Organismus gravierende Folgen haben.

Neben einer falschen Lebensweise und ungesunden Essgewohnheiten und Nahrungsmitteln, die eher „sauer" sind, sind vor allen Dingen Genussmittel wie Alkohol, Nikotin, schädliche Medikamente, Umweltgift wie saure Abgase, Düngemittel, aber auch Stress und negative Gefühle für eine Übersäuerung verantwortlich. Außerdem scheint sich Elektrosmog ungünstig auf den Säure-Base-Haushalt auszuwirken.

Wenn zu viel Säure nicht neutralisiert wird, wird sie oft in Zwischendepots, wie z. B. dem Bindegewebe als Schlacken gelagert, bis wieder genügend Basen zur Verfügung stehen. Solange der Körper noch Basen aus den Knochen, dem Bindegewebe und den Adern entnehmen kann, versucht er somit den Säureüberschuss zu neutralisieren. Dadurch wird der Körper entmineralisiert und Knochen und Adern werden brüchig.

Bleibt ein Basenüberschuss aus, so verhärten die Schlacken das Gewebe und beeinträchtigen die Durchblutung sowie den zellulären Stoffwechsel, was zu Herzinfarkt, Schlaganfällen, Arteriosklerose und Osteoporose führen kann sowie zu einem Burnoutsyndrom, generellem Leistungsabfall, Gelenkbeschwerden, Arthrose, jeglicher Art von Entzündungen und anderen Gesundheitsstörungen. [130) 131)]

Nun bedarf es einer therapeutischen Intervention von außen, um eine gezielte Entsäuerung einzuleiten und körpereigene

Mechanismen der Selbstregulation zu unterstützen, um für einen ausgeglichenen Säure-Base-Haushalt zu sorgen

Mit einer basenreichen Ernährung gegen Übersäuerung:
Das entscheidende „Gegenmittel" gegen Übersäuerung sind, wie bereits erwähnt, die Basen, die mit Säuren chemische Verbindungen eingehen, wodurch sie neutralisiert werden; das Ergebnis ist ein Abbau des Säureüberschusses. Deshalb sind basenbildende Lebensmittel eine wirkungsvolle Maßnahme gegen Übersäuerung.

Ob ein Nahrungsmittel basisch oder sauer wirkt, hängt von seiner Fähigkeit ab, Wasserstoffionen zu binden oder abzugeben und damit auch vom Gehalt an basischen Substanzen. Diese basischen Salze binden oder neutralisieren Säuren.

Viele Obst- und Gemüsesorten, die reich an Mineralstoffen sind, können Basen bilden. Im Gegensatz dazu, können bestimmte Nahrungsmittel zur vermehrten Bildung von Säure beitragen, wie z. B. Fleischprodukte, geräucherte und geröstete Lebensmittel, raffinierte Fette und Öle, Milchprodukte, raffinierter Zucker und Süßigkeiten, Softdrinks und Weißmehlprodukte.

Es gibt verschiedene Nahrungsmitteltabellen, die sich ausschließlich dem Säure-Basen-Haushalt widmen an denen man sich orientieren kann, um seine Ernährung umzustellen. [132)]

Hierbei ist natürlich zu beachten, wie in den vorherigen Kapiteln erwähnt, dass heutzutage die Böden und Pflanzen durch die Umweltgifte und chemischen Düngemitteln chronisch übersäuert sind und deshalb der Mineraliengehalt vermindert ist. Biologischer Landbau ist davon weit weniger betroffen.

Trinken gegen Übersäuerung:
Reichlich gesundes Wasser trinken verursacht, dass die bereits angesammelten Stoffwechselschlacken nach und nach ausgeschwemmt werden können. Besonders gut sind Heilwasser mit vielen basenreichen Mineralien, heilsame Teesorten, die entsäuern sowie bestimmte Gemüse und Fruchtsäfte. Säure bildende Getränke, wie Alkohol und Softdrinks etc. sollte man natürlich meiden.

Regulierung des Säure-Basen-Haushalts durch Säure-Basen Mittel:
Hier gibt es die verschiedensten Ansätze und Methoden. Die meisten Therapien enthalten die vier wichtigsten Mineralien, Kalzium, Magnesium, Kalium und Phosphor im besonders abgestimmten Verhältnis und verschiedenen chemischen Verbindungen, die man als Nahrungsergänzungsmittel erhalten kann.

Es würde den Rahmen des Buches sprengen auf die diversen Therapien einzugehen.

Zwei interessante Ansätze möchte ich kurz erläutern. In dem Buch: „Die Entsäuerungs Revolution" zeigt Hannelore Fischer–Reska eine neue Methode auf. Sie vertritt die Meinung, dass die Basis jeder Anti-Aging-Therapie eine Entsäuerung sein muss, jedoch sowohl extrazellulär als auch intrazellulär.

Der extrazellulären Bereich umfasst z. B. das Blut, die anderen Körperflüssigkeiten und alle extrazelluläre Räume in den Körperorganen, ebenso das Bindegewebe, in dem der übersäuerte Organismus Säuren und saure Schlacken deponiert. Dieser Bereich ist Gegenstand der herkömmlichen Entsäuerungstherapien.

Als intrazellulären Bereich sind die Räume im inneren unserer Körperzellen gemeint, wo der Stoffwechsel des Lebens stattfindet. Hier seien die herkömmlichen Entsäuerungsmethoden kaum erfolgreich.

Frau Fischer-Reska hat eine Methode mit einer Kombination aus Kaliumkarbonat und Ascorbinsäure entwickelt, um beide Bereiche und vor allen Dingen den sehr schwer zugänglichen intrazellulären Bereich zu entsäuern. Sie ist überzeugt, dass sich, wenn der Körper von seinen überschüssigen Säuren und somit von seinen belastenden Schlacken befreit wird, kaum Krebs bilden kann, denn dann könnten die 80% des Immunsystems, die sich auf der Darmschleimhaut befinden, Viren, Bakterien und alle krebserregenden Gifte wieder unschädlich machen. [133)]

Hoch basische Therapien gibt es auch in der alternativen Krebsbehandlung (hoch basisch bedeutet stark basisch). Am bekanntesten sind die Cäsiumchlorid- oder auch Natrontherapien, die gute Ergebnisse bei Tumoren und Krebs gezeigt haben. [134)]

Auch körperliche Bewegung ist gut für eine Entsäuerung, um das Ansammeln von Säureschlacken in den Muskeln, Gelenken etc. zu vermeiden, bzw. aufzulösen, was im nächsten Abschnitt besprochen wird.

3. 8 Bewegung

Es gibt keinen Autor, der über Langlebigkeit schreibt, der der Bewegung nicht eine überragende Bedeutung zuweist.

Der Körper ist ein Bewegungsapparat, und alle lebensnotwendigen Vorgänge im Körper sind nur möglich, wenn genügend Sauerstoff zur Verfügung steht, denn ohne Sauerstoff ist Leben nicht möglich und ein Sauerstoffmangel beschleunigt deutlich das Altern.

Durch eine richtige Bauchatmung und genügend Bewegung fördert man den Sauerstoffgehalt im Körper.

Sobald man sich nur einen Tag nicht bewegt, beginnt bereits der Abbauprozess. Jeder Muskel braucht am Tag mindestens 200 Bewegungsreize, um fit zu bleiben, und mindestens 300, um sich aufbauen zu können. Jüngste Forschungen zeigen auf, dass ein bewegter Muskel verschiedene Proteine erzeugt, die verschiedene Rollen im Körper spielen.

Der Durchschnittsmensch verliert zwischen dem 25. und 50. Lebensjahr 10% Muskelmasse. Ab dem 50. Lebensjahr geht es noch schneller bergab.

Viele Forschungsarbeiten beschäftigen sich mit dem Phänomen des Muskelabbaus im Alter und wie man diesen Abbau verhindern oder zumindest abbremsen kann. Eine wichtige Rolle spielt neben der Ernährung das Muskeltraining. Studien bestätigen, dass man mit Muskeltraining im Alter die Muskelzellen noch um ca. 60% vergrößern kann. Eine gute entwickelte

Muskulatur erhöht die Lebenserwartung laut einer aktuellen Studie, die im British Medical Journal veröffentlicht wurde.

Genügend Bewegung erhält dem Körper die normale Glucosetoleranz und schützt vor degenerativen Veränderungen des Insulin-Stoffwechsels. Ausreichend Bewegung stärkt das Immunsystem, so dass Krankheitserreger besser bekämpft werden können und es folglich zu weniger chronischen Entzündungen kommt. Außerdem kann Körperfett nur im bewegten Muskel verbrannt werden. Es wird auf natürliche Weise der Stoffwechsel beschleunigt, so dass mehr Kalorien verbrannt werden können, die Stoffwechselschlacken werden besser ausgeschieden, und der Körper schafft sich eine größere Energiereserve.

Jüngste Forschungen zeigen, dass Bewegung das Risiko für Herzerkrankungen minimiert und Spazierengehen das Risiko für Schlaganfälle. Ununterbrochenes Sitzen fördert das frühzeitige Altern. Es wird daher empfohlen mindestens alle 15 Minuten aufzustehen. Ebenso werden Glückshormone, Endorphine und der Neurotransmitter Serotonin bei regelmäßiger Ausdauerbelastung ausgeschüttet, die u. a. für ein emotionales Hochgefühl sorgen, so dass Depressionen und schlechte Laune verschwinden. Außerdem wird das Ausschütten des Wachstumshormons gefördert, Stresshormone werden dagegen abgebaut. Das Schwitzen hilft dabei, dass mehr Säure ausgeschieden wird. 135) 136) 137)

Die besten Bewegungsmethoden und Sportarten im Alter:

- Für Ausdauer, Herz- und Atmungsfunktion sind am besten: Strammer Spaziergang, Wandern, Joggen, Laufen Fahrradfahren, Aerobic, Schwimmen, Rudern und Trampolinspringen.

- Für Kraft- und Muskelbildung: Gewichtstraining, Schwimmen, Rudern, Tennis, Squash und Kampfkünste.

- Für Koordination und Gleichgewicht: Tanz, Golf, Squash, Tennis, Segeln, Trampolin, Bowling, Reiten, Tai-Chi, Basketball, Fußball, Billard, Skating, Kampfkünste, Hatha-Yoga und die zwei neueren Methoden, Qigong und Pilates.

- Für Geschwindigkeits- und Reaktionstraining: Sprint, Tennis, Tischtennis, Handball, Kampfkünste, Frisbee und Fußball.

- Für Gelenkigkeit und Beweglichkeit: Tanzen, Stretching, Tai-Chi und Hatha-Yoga.

- **Für neuromuskuläre Entspannung:** Gartenarbeit, Golf, Drachenfliegen Tai-Chi und Kampfkünste. [138) 139)]

4. Zukünftige Perspekitven für das Anti-Aging

4.1 Verschiedene Ansätze

Wissenschaftler auf der ganzen Welt suchen nach Heilung für das Altern. Ein theoretischer Ansatz zur Heilung des Alterns, der wissenschaftlich fundiert erscheint, aber wofür, bis jetzt die technologischen Grundlagen noch nicht vorhanden sind, kommt von der Nanomedizin, ein Zweig der Nanotechnologie. Die Idee ist, dass Methoden zur Reparatur von Zellschäden gefunden werden, bei denen kleine Roboter programmiert werden, die im Körper durch Reparatur und Wiederherstellung von Zellen einen optimalen Zustand der Gesundheit erhalten sollen. [140)]

Ein weiteres interessantes Konzept ist die „Mind Uploading“ Technologie, bei der das Gehirn regelmäßig in einen Computer gescannt wird, um es vor Schäden am Körper zu schützen.

Es gibt zwei Ansätze mit viel Aufmerksamkeit, die Stammzellentheorie, auf die ich gleich eingehen werde und die Theorie von dem bekannten Biogerontologen (Biogerontologie ist das Studium der biologischen Alterung) Aubrey de Grey aus England, der oftmals als der Führer der Anti-Aging Bewegung gilt. Er vergleicht die Alterung des Körpers mit einem Auto, das altert.

Seine Lösungsvorschläge sind ein ganzheitliches Konzept von Reparatur und Instandhaltung von Köpersystemen. Gemäß de Grey ist der Grund, warum die medizinische Behandlung gegen das Altern so schwer ist, dass der Stoffwechselprozess so komplex ist und nach seiner Meinung das derzeitige Wissen noch nicht ausreicht. Deswegen beschränkt er sich ausschließlich auf den Reparaturprozess von Schäden, die hauptsächlich durch chemische Reaktionen des Stoffwechselprozesses entstehen. Durch eine ständige Reparatur soll der Alterungsprozess aufgehalten werden.

Dazu gehören Therapien gegen krebserregende Mutationen, gegen atomare und mitochondriale Mutationen (Mitochondrien sind die Energiezentren in der Zelle, die hauptsächlich durch Freie Radikale mutiert werden, wie in diesem Kapitel aufgezeigt wurde), zudem Therapien gegen intrazelluläre und extrazelluläre Brüche, Ablagerungen und Abfallprodukte; Therapien gegen seneszenter (tote) Zellen, die sich nicht mehr teilen können, da diese auf verschiedene Weise für den Körper schädlich sind.

Ebenso das Beseitigen von extrazellulären Vernetzungen (wie z. B. den AGEs und ALEs, siehe Erläuterungen in diesem Teil des Buches).

Als Lösung wird auf bereits vorhandene und zukünftige Therapien mit konventionellen Medikamenten hingewiesen, wie z. B. Enzympräparate die Ablagerungen, Abfallprodukte abbauen sollen oder Impfstoffe, die das Immunsystem anfeuern sollen, um Ablagerungen etc. zu beseitigen. Ebenso Gentherapie und Stammzellentherapie, um alte Zellen, Gewebe zu ersetzen. [141)]

4.2 Stammzellentherapie

Menschliche Stammzellen wurden das erste Mal 1998 von Embryos isoliert, kultiviert und differenziert.

Stammzellen sind hauptsächlich beim Erwachsenen als adulte Stammzellen in vielen Geweben im Körper als Reservezellen vorhanden, die bei Bedarf eingesetzt werden können. Ihre Funktion besteht darin, in Gewebe zu wandern, um beim Aufbau und Erhalt der gesunden Struktur und Funktion jedes Organs und Systems im Körper zu helfen.

Die Idee der Stammzellentherapie im Anti-Aging-Bereich besteht darin, altes Gewebe oder tote, seneszente Zellen im Körper durch junge Zellen zu ersetzen, da, wenn Stammzellen altern, sie die Fähigkeit der Selbstreparatur verlieren.

Es gibt verschiedene Stammzellen, die sich je nachdem, woher sie stammen, unterscheiden. Embryonale Stammzellen in Embryos, die noch völlig undifferenziert sind. Diese können alle Zellen bilden, die der Körper benötigt, um zu wachsen und sich instand zu halten.

Im erwachsenen Alter hat man neuerdings ganz kleine embryoähnliche Stammzellen gefunden (VSELs genannt: Very small embryonic-like stem cells).

Neueste Forschungen haben Techniken entwickelt und sind dabei diese zu verbessern, um eigene VSELs oder adulte Stammzellen, die differenzierter sind und beim Erwachsenden u. a. im Knochenmark vorhanden sind (man hat erst kürzlich viele andere Bereiche im Körper gefunden, wo diese vorhanden sind), zu entfernen. Diese anschließend durch einen Prozess in eine pluripotente Stammzelle umzuwandeln und diese Zellen in den Körper des Spenders wieder einzuführen.

Pluripotente Stammzellen, die erst 2008 entdeckt wurden, sind wesentlich differenzierter als die omnipotenten embryonalen Stammzellen und können sich nur auf ein Gebiet spezialisieren, d. h. nur eine bestimmte Zellart/Gewebe erneuern. Gemäß jüngster Forschungen wurden und werden diese Verfahren in verschiedenen Bereichen der Gewebeerneuerung erfolgreich eingesetzt. Da diese Zellen nicht von fremden Spendern sind, sondern in umgewandelter Form von einem selbst kommen, ist das Problem der Immunabwehr bei fremden Organen dadurch gelöst.

Eine weitere neue Technologie, die sich der Stammzellen bedient, ist die 3D-Drucker Technologie. Induzierte pluripotente Stammzellen (iPS), oder embryonale Stammzellen (keine adulten Stammzellen) sollen benutzt werden, um ein Organ zu erzeugen, durch einen 3D- Drucker. Das klingt nach Science Fiction, funktioniert aber anscheinend und ist legal. Es soll bereits ein menschliches Ohr erfolgreich produziert worden sein. [142)]

Es gibt ein sehr interessantes aktuelles Buch, das die neuesten Forschungen der Stammzellentherapie erläutert und die Behandlungen von Krankheiten, wo sie bereits angewandt wird: „The Healing Cell" von Robin L. Smith.

Im Anti-Aging gibt es einen neuen Ansatz, auf natürliche Weise die adulten Stammzellen im eigenen Körper zu aktivieren, effektiver und langlebiger zu machen und freizusetzen durch

Nährstoffe, wie z B. Vitamin B, C und D oder pflanzliche Extrakte, wie z. B. Extrakte aus bestimmten Algen.

4.3 Telomere-Theorie

Nach dem ausführlichen Studium all der Alterstheorien, insbesondere auch der sehr komplexen und fachlichen biomolekularen Literatur des Anti-Aging Experten Aubrey de Grey: „Niemals Alt", komme ich persönlich zu dem Schluss, dass die Wissenschaft der Telomere, den ganzen Alterstheorien zu Grunde liegt.

Die Telomere-Theorie, auf die ich ausführlich im nächsten Kapitel eingehe, gewinnt immer mehr Aufsehen und Aufmerksamkeit, insbesondere durch neuartige Forschungen in den letzten Jahren. Ende des letzten Jahrhunderts war sie noch völlig unbekannt. Im Jahre 2015 ist sie gemäß Dr. Michael Fossel, Arzt aus den USA, der sich u. a. der Telomere-Forschung gewidmet hat und bestrebt ist, Lösungen für Alzheimer Erkrankungen durch Telomere-Support zu finden, die vorherrschende Theorie des Alterns, obwohl noch nicht von allen Wissenschaftlern anerkannt.

Dr. Fossel äußert Folgendes: „Die Telomere-Theorie des Alterns kann man in einem Satz ausdrücken: Zellen teilen sich, Telomere werden kürzer, der Genausdruck verändert sich, der zellulare Reparatur- und Recyclingprozess wird langsamer, Fehler sammeln sich langsam an und Zellen versagen."

Er vertritt folgende Meinung:

Wenn Immunzellen und Zellen allgemein nicht sterben oder alt werden würden, durch das Verhindern einer Telomerverkürzung, könnten Freie Radikale, AGEs und andere Ablagerungen, die von jungen Zellen normalerweise abgebaut würden, durch den natürlichen Reparaturprozess beseitigt werden. Zellschäden, Mutationen und Entzündungen könnten verhindert werden. Es sei auch nicht das Problem, dass im Alter zu wenig Hormone im Blut zirkulieren würden, sondern dass die Hormone aufgrund der geschwächten Zellen wegen der Telomerverkürzung nicht mehr so schnell und angemessen agieren und funktionieren können. [143)]

In dem Buch, „The Immortality Edge" äußert Dr. Fossel, dass die Idee, seine eigenen Stammzellen herumzutragen und für die Gewebeerneuerung zu benutzen, ein wissenschaftlicher Durchbruch sei, aber es ein wesentlich größeres Ziel gäbe, und zwar die Möglichkeit für immer jung zu bleiben, so dass der Körper erst gar nicht krank oder abgenutzt wird. Wenn die Telomere lang genug blieben oder es sogar schaffen würden, dass diese länger werden, müsste man niemals die Verschlechterung erfahren, älter zu werden und könnte für immer jung bleiben. [144)]

Was uns zu Teil 2 führt: „Die Wissenschaft der Telomere"

Teil 2:

Die Wissenschaft der Telomere

1. Die Biologie der Telomere

1.1 Telomere und Zellteilung

Für diejenigen, die es seit ihren Schultagen vergessen haben sollten.

Jeder Kern in jeder Körperzelle enthält 46 Stränge, die Chromosomen (unser Erbgut) genannt werden, die in Paaren organisiert sind. Ein Chromosom in einem Paar kommt von unserer Mutter das andere von unserem Vater. Unter einem Mikroskop sehen diese Chromosomen wie ganz kleine doppelte Würstchen aus. Die DNS mit der Form einer Doppelhelix ist in den Chromosomen enthalten und bestimmt alles über uns, Haarfarbe, Geschlecht etc. die typischen DNS Moleküle bestehen aus ca. 100. Millionen Basen. [145)]

Die Biologie der Telomere ist eine relativ neue Wissenschaft. Die Telomere wurden als Erstes 1938 von dem amerikanischen Genetiker Hermann Müller als „Struktur“ an den Enden der Chromosomen entdeckt. Zwei Jahre später beschrieb die Genetikerin Barbara McClontock die Telomere-Funktion als Schutzmechanismus am Ende der Chromosomen. Für diese Arbeit erhielt sie später den Nobelpreis. [146)]

Es brauchte Jahrzehnte, bis jemand die Verbindung zum Altern geschafft hat und weitere Jahrzehnte bis dies bewiesen werden konnte.

Im Jahr 1961 entdeckte Leonard Hayflick, ein Forscher aus Philadelphia, USA, dass sich Zellen nur in einer begrenzten Anzahl teilen können, bis es dann zur zellulären Seneszenz, Zellalterung und Zelltod kommt.

Die meisten Zellen in unserem Körper sind im ständigen Zustand der Teilung. Jedes System in unserem Körper erleidet Schaden und bedarf Pflege und Instandhaltung. Zellteilung im Körper ist die primäre Methode, um diese Instandhaltung aufrechtzuerhalten. Manche Zellen teilen sich jährlich, damit unsere Organe funktionieren. Die Rippenmuskulatur bringt es auf ein maximales Alter von 15 Jahren, knapp geschlagen vom Dünndarm, der sich alle 16 Jahre erneuert. Die Leber braucht sogar schon alle zwei Jahre eine Verjüngungskur. Und die Haut wird nicht einmal zwei Wochen alt. [147)]

Bei der Zellteilung kopieren Enzyme einen Strang der DNS in den Chromosomen, jedoch ist es nicht möglich das ganz bis zum

Ende zu bewerkstelligen, was die Folge hat, dass ein Stück der DNS nicht kopiert wird und Informationen verloren gehen. Wenn wir Teile der Information unserer DNS während der Zellteilung verlieren, ist das menschliche Leben unmöglich. Das heißt, dass der Kopiervorgang einwandfrei ablaufen muss, so dass die gesamten Informationen bei der Zellteilung übertragen werden können. Die Voraussetzung dafür ist, dass die Enden der Chromosomen, auf denen die DNS liegt, nicht „ausgefranst" sein dürfen. Die Chromosomen sind deshalb jeweils an den Enden mit „Schutzkappen" ausgestattet, den Telomeren (das Wort kommt vom Griechischen telos = Ende und meros = Teil, es bezieht sich auf das Endstück unserer Chromosomen).

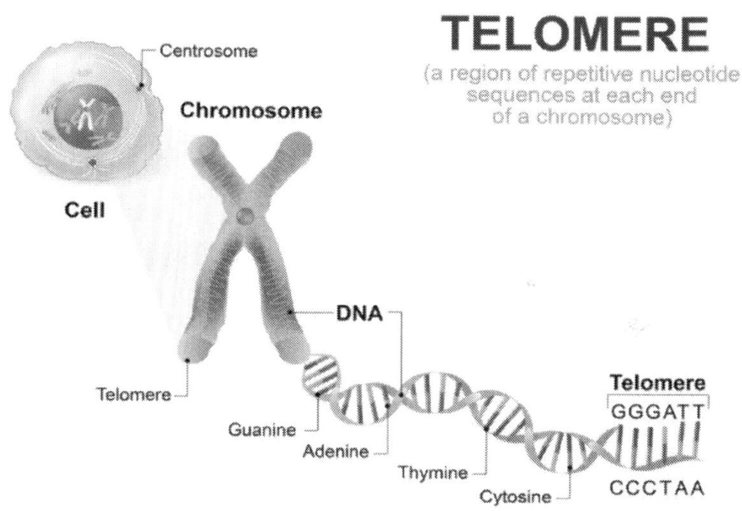

Telomere werden oft mit den Kunststoffenden von Schnürsenkeln verglichen. Wenn diese brechen oder abfallen, beginnt der Schnürsenkel auszufransen. Übertragen auf die Zellteilung kann keine genaue Kopie entstehen, d. h. es entsteht eine defekte Kopie und der Alterungsprozess wird vorangetrieben.

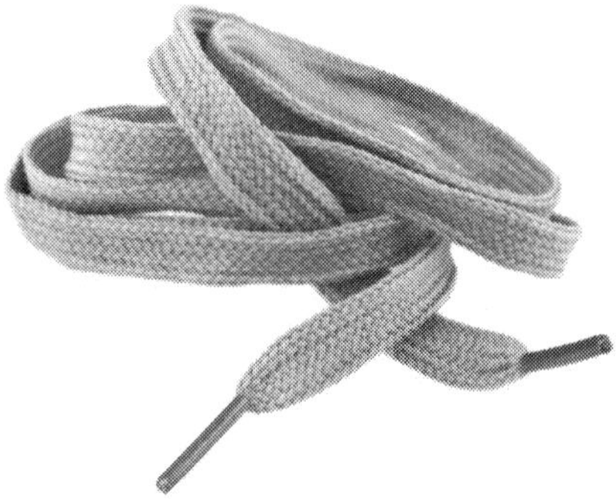

Telomere bestehen, wie die gesamte DNS, aus Einheiten, den Nukleotiden (Basenpaare), angeordnet wie Perlen auf einer Schnur. Diese DNS der Telomere enthält jedoch keine genetische Information, so wie die restliche DNS auf den Chromosomen.

Telomere DNS in ihrer charakteristischen Sequenz ist in den meisten Pflanzen und Tieren vorhanden.

Telomere werden mit jeder Zellteilung kürzer, wenn eine kritische Kürze erreicht wird, stirbt die Zelle oder es kommt zu Mutationen, die zu Krankheiten führen.

In der ersten Konzeption als Embryo sind unsere Telomere ca. 15.000 Nukleotide lang. Die Zellen teilen sich rasch im Mutterleib, und wenn wir geboren werden haben sie sich auf eine

Länge von 10.000 Nukleotiden verringert. Sie verkürzen sich weiterhin während unserer Lebenszeit. Beim Erreichen eines Durchschnittes von 5.000 Nukleotiden, können sich unsere Zellen nicht mehr teilen und wir sterben an Altersschwäche. [148)]

Eine weitere Analogie, um ein besseres Verständnis der Telomere zu bekommen:

Unsere Chromosomen enthalten jeweils am Ende einen Abschnitt von 4 Basenpaaren, Nukleotiden, den Telomeren, die für unsere Gene dasjenige sind, was das kurze stumme Stückchen „Vorlaufstreifen“ am Anfang einer Musikkassette für die Lieder auf dieser ist. Sie geben dem Kassettenabspielgerät (= der DNS-Kopiermaschine) etwas, woran es sich festhalten kann, so dass die wichtigen Informationen am Anfang jedes ersten Liedes (Gens) auf der Kassette nicht verloren gehen. Ein entscheidender Unterschied zwischen Telomeren und Kassettenvorlaufstreifen besteht darin, dass die Vorlaufstreifen so lange intakt bleiben wie die Kassette, wohingegen sich die Telomere jedes Mal ein klein wenig verkürzen, wenn die Zelle eine Kopie ihrer selbst erstellt oder von schädlichen Stoffen, wie Freien Radikalen und anderen Ursachen, die wir in diesem Buch noch besprechen werden, getroffen wird. [149)]

1.2 Telomerase

Es musste eine Möglichkeit für unseren Körper geben, Telomere neu zu verlängern, sonst wären die Telomere unserer Spermien und Eizellen gleich lang wie der Rest unserer Zellen. Weil so viel Zellteilung in der Gebärmutter stattfindet, würden unsere gerade geborenen Kinder viel älter sein als wir. Unsere Keimzellen (Geschlechtszellen) zeigen keine Telomerverkürzung und auch kein Anzeichen von Alterung. Sie sind unsterblich.

Der Grund für diese Unsterblichkeit ist, dass sie das Enzym Telomerase produzieren.

Telomerase wirkt wie ein Fließband in unseren Zellen, fügt die Basenpaare, Nukleotide an den Enden der Chromosomen hinzu, wodurch sich unsere Telomere verlängern, sobald sie sich verkürzen. Wenn unsere „Telomere-Uhr" in unseren Zellen einmal vorwärts tickt, setzt Telomerase den Zeiger der Uhr wieder zurück.

Alexander Olovnikov, ein sowjetischer Wissenschaftler, hat 1971 über seine Entdeckungen, ein neues Verständnis wie der Alterungsprozess funktioniert, das erste Mal berichtet. Er schlug als Erstes vor, dass etwas existieren müsse, um Telomere zu verlängern, er wusste, dass sich Telomere an den Chromosomenenden befanden und durch Zellteilungen verkürzen würden. Es hat aber noch ein Jahrzehnt gebraucht, bis diese Forschung weiterverfolgt wurde.

1984 haben Elizabeth Blackburn, eine Molekularbiologin von der Universität Berkeley in Kalifornien, und ihre Schülerin Carol

Greider eine Komponente eines unbekannten Enzyms entdeckt und isoliert, das sie „telomere terminal transferase“ nannten. Schließlich wurde dieses Enzym Telomerase genannt, das aus RNA und Proteinen besteht.

Für diese Entdeckung, wie Chromosomen durch die Telomere geschützt werden und das Enzym Telomerase haben Blackburn, Greider und Jack Szustak, ein Genetiker aus Harvard, den Nobelpreis für Medizin mehr als zwei Jahrzehnte später im Jahre 2009 erhalten.

Ein Bericht der New York Times über den Nobelpreis beinhaltet, dass die Existenz der Telomerase eine „tiefe Bedeutung“ für beides, Krebs und das Altern hat.

Obwohl es noch Jahre dauerte, bis die volle Bedeutung der Telomerase geschätzt wurde, wissen wir heute, dass Telomerase in den Keimzellen und Krebszellen aktiv ist, was der Grund ist, dass diese Zellen niemals sterben.

Die Rolle von Telomerase beginnt am Anfang der embryonalen Entwicklung. Dann, wenn die Zellteilung in diesem Stadium am höchsten ist, ist das Enzym am aktivsten. Es repariert andauernd die Telomere in der Entwicklung des Fötus, um die Unversehrtheit der Telomere zu bewahren. Ab der Geburt fällt das Niveau der Telomerase bis zum Erwachsenenalter.

Ab diesem Zeitpunkt wird in den Keimzellen und Stammzellen (neueste Forschungen zeigen auch in adulten Stammzellen) mehr Telomerase verfügbar, aber sie ist in den normalen, somatischen Zellen fast ganz verschwunden, was eine Telomerverkürzung zur Folge hat, worüber es viele Studien gibt, die auch zeigen, dass diese Verkürzung eine drastische Verkürzung der Lebensspanne der Zellen bewirkt. Somit besteht eine direkte Verbindung zwischen einer niedrigen Menge an Telomerase, dem Verlust von Telomeren und Zelltod und schließlich dem Altern von Geweben und als Folge körperliche Dysfunktionen

Das Telomerase-Gen existiert auch in allen anderen Genen, da jede DNS in jeder Zelle identisch ist. Eine Stammzelle, Muskelzelle und Leberzelle enthält exakt die gleichen genetischen Informationen. Der wichtige Unterschied ist, dass normale Zellen, somatische Zellen genannt, außer den Keimzellen, Stammzellen und Krebszellen, keine Telomerase produzieren und das Gen in ihnen unterdrückt ist.

Das Enzym Telomerase wirkt gemäß den Aussagen einiger Wissenschaftler wie ein „Langlebigkeits-Gen." Man kann sich Telomerase auch als eine Art Nahrung vorstellen. Wenn sie vermehrt auftritt, hält sie die Telomere aller Zellen lang, bzw. gesund.

Der Schlüssel zur Unsterblichkeit ist es, nun Möglichkeiten zu finden, die Telomere wieder länger zu bekommen und das Telomerase-Gen zu aktivieren, das in jeder Zelle bereits vorhanden sei, so die Telomere-Forscher, und sie kommen zu dem Schluss, dass „Telomerase Therapien" die Zukunft seien. [150) 151) 152) 153) 154)]

Dr. Fossel veröffentlichte Artikel in dem „Journal of American Medical Association (JAMA)", wie Telomerase unsere Fähigkeit transformieren könnte, altersbedingte Erkrankungen zu behandeln. Nach ihm gibt es keinen Schutz vor dem Altern, wenn die Telomere nicht auf eine wirkungsvolle Weise verlängert werden können.

Derzeit gibt es vier verschiedene Methoden, die versuchen, die Telomere zu verlängern:

- Das Benutzen von Telomerase-Proteinen. Dabei wird versucht, auf wirkungsvolle Art das Protein in die Zellen zu bekommen.
- Das Verwenden von „messenger RNA“, um Telomerase zu aktivieren.
- Lösungen, um das Telomerase-Gen direkt in die Körperzellen zu liefern.
- Telomerase Aktivatoren. Die Telomere-Forschung versucht Substanzen zu finden, um Telomerase zu aktivieren. Meistens besteht die Absicht, pharmazeutische, künstliche Produkte herzustellen. [155)]

In Teil 4 dieses Buches wird auf bereits erforschte Möglichkeiten von Telomerase Aktivatoren eingegangen. Allerdings nur auf die natürlichen Präparate.

Die anderen Methoden stecken noch mitten in den Forschungen und bieten bis jetzt keine natürlichen konkreten kostengünstigen Anwendungen für den Einzelnen an.

2. Das Messen der Telomere

Unsere „Telomere-Uhr", d. h. inwieweit sich die Telomere gemäß unserem biologischen Alter verkürzt haben, kann anhand von Blutzellen gemessen werden. Alle unsere Zellen haben Telomere, aber Blutzellen sind ein idealer Messkandidat, da das Blut den größten Anteil unseres Immunsystems enthält. Viele Gerontologen betrachten das Alter unseres Immunsystems als den bestmöglichen Indikator, was die Anfälligkeit altersbedingter Krankheiten darstellt.

Es gibt heutzutage mehrere Labors, die die Telomerlänge messen, dadurch ist es möglich, das biologische Alter einer Person mit dem chronologischen Alter einer Person zu vergleichen.

Das exakte Messen der Telomerlänge ist technisch herausfordernd und immer noch in seinen Anfängen. Aber es schreitet von Jahr zu Jahr voran. Es wird erwartet, dass die Messung der Telomerlänge irgendeinmal ein Standardtest und zukünftig ein Teil des Bluttests sein wird, da er über den Lebensstil eines Menschen Aufschluss gibt, ob er den Altersprozess verlangsamt oder beschleunigt.

In den letzten Jahren gab es eine neue Entwicklung in der Messung der Telomere. Statt die durchschnittliche Länge der Telomere im Blut zu messen, haben einige Labors angefangen, den Prozentsatz der Telomere zu messen, der unter eine „kritische Verkürzungsschwelle" gefallen ist.

Einige Telomere-Forscher äußern Folgendes: „Unsere durchschnittliche Telomerlänge in Erfahrung zu bringen, gibt uns einen vagen Eindruck unseres biologischen Alters. Den Prozentsatz von kurzen Telomeren zu kennen, die unter eine kritische Schwelle gefallen ist, kann uns ein präziseres Bild geben, wie lange es noch dauern könnte, bis es anfängt, dass wir an altersbedingten Erkrankungen leiden werden.“ [156)]

2.1 Beispiele von Tests und Labors

Der Standardtest nennt sich „Polymerase Kettenreaktionstest“ (PCR). Er beinhaltet einen einfachen Bluttest. Mit 2 Teelöffeln Blut. (Preise sind ca. 300 – 500 US$).

Es gibt neben mehreren Labors in den USA z. B. das Labor Specta Cell in Houston (USA). Der Spectra Cell PCR Test kann die durchschnittliche Telomerlänge in Beziehung zum Alter bestimmen, indem Telomere der weißen Blutkörperchen (Lymphozyten) entnommen werden. Dann wird dieses Ergebnis mit der durchschnittlichen Telomerlänge von Personen aus den USA verglichen, die gleichaltrig sind. Je höher die Telomerlänge ist, die über dem Durchschnitt liegt, desto jünger sind die Zellen. [157)]

Dieses Verfahren, das auch LTL-Messung genannt wird (Leukozyten Telomere Länge), wird oft kritisiert, nicht präzise zu sein.

Dr. Ed Park, der sich ausführlich mit der Wissenschaft der Telomere auseinandergesetzt hat, kommentiert, dass es nicht möglich sei, anhand der durchschnittlichen Telomerlänge der

Leukozyten, das Alter einer Person präzise zu bestimmen. Außerdem würde das Messen von LTL nicht unbedingt aufzeigen, was im gesamten Körper geschieht. Es würde nur auf einen ungefähren Zustand hinweisen. Dr. Parker führt noch viele andere Gründe auf, die die Ungenauigkeit dieser Messtechnik verdeutlichen. [158)]

Wie bereits erwähnt, gibt es Tests, die genauer sind und den Prozentsatz der kritischen kurzen Telomere beim Messen mit integrieren können.

Die Firma Life Length in Madrid, Spanien, gegründet im Jahr 2010, ist die bekannteste Firma, die auch in Europa diese Bluttests anbietet (Kosten ca. 500 EUR). Dahinter steht Maria Blasco, die bei der Nobelpreisträgerin Greider ausgebildet wurde. Sie bietet die aktuell am besten etablierte zur Verfügung stehende Methode zur Telomerlängenbestimmung an, der sogenannten flow-Fish Methode. Die Kombination aus der molekulargenetischen Methode sogenannten flow -FISH (Fluoreszenz in Situ Hybridisation) und lasergestützten Messmethode namens Durchflusszytometrie erlaubt eine genaue Bestimmung der Telomerlänge der weißen Blutkörperchen. Es ist ein komplizierter Prozess des Klonens des Telomere Gens, wobei die Telomere mit telomerspezifischen Sonden fluoreszierend markiert werden und dann einem Chromosom zugeordnet werden. Diese Messmethode ermöglicht es, die gesamte Zellpopulation zu messen und das Histogramm der vollständigen Telomerlängenverteilung, welche den Prozentsatz der kritisch kurzen Telomere enthält.

Ebenso gibt es die Firma Telome Health in Kalifornien, USA, gegründet von Elisabeth Blackburn, der Nobelpreisträgerin selbst, die diesen Tests anbietet. Die Firma hat das Ziel, Diagnosetechniken zu entwickeln, um Telomere und Telomerase zu messen.

Außerdem wird von der Onkologie und Stammzellentransplantation der Uniklinik der RWTH in Aachen diese Messmethode angeboten, um nur einige zu nennen. [159] [160] [161] [162] [163]

Es stellt sich nun bei vielen Lesern sicherlich die Frage, ob es notwendig ist, einen Test der Telomerlängenmessung durchführen zu lassen.

Es hat sich bei manchen genetischen Erkrankungen, den Telomeropathien, wie z. B. der Aplastischen Anämie, auf die ich in diesem Teil noch hinweisen werde, als für sehr hilfreich erwiesen, diese Tests durchzuführen, da diese Erkrankungen sehr selten sind und es von großer Bedeutung ist, eine richtige Diagnose zu stellen. (Eine klassische Aplastische Anämie ist eine Autoimmunkrankheit, bei der man anders behandeln muss als bei einer Telomeropathie). [164]

Es ist sicherlich etwas anderes, einen Telomere-Test zu machen, um präventiv Anti-Aging Maßnahmen zu ergreifen. In manchen Fällen kann ein Telomere-Test sicherlich hilfreich sein, diese Entscheidung liegt bei jedem Einzelnen. Für den einen ist es eine Motivation, wenn festgestellt wird, dass seine Telomere kürzer als beim Durchschnitt sind, für den anderen bedeutet es Stress.

Wenn wir uns im Kapitel 4 weitere Ursachen für eine Telomerverkürzung, die neben der natürlichen Ursache der Zellteilung eine Rolle spielen, ansehen, kann sich jeder selbst ein ungefähres Bild machen, inwieweit sein Lebensstil etc. eine Telomerverkürzung zur Folge haben und er dann mehr oder weniger entsprechende holistische Maßnahmen ergreifen könnte, die wir im Kapitel 4 besprechen werden.

Als Hilfestellung habe ich am Ende des Buches eine Liste mit Fragestellungen zusammengefasst, die der Selbsteinschätzung der persönlichen Telomere Gesundheit dienen soll.

3. Experimente, die beweisen, dass es funktioniert

Ein Mangel an Telomerase verursacht Symptome des Alterns:

- Eine Studie in der Harvard Medical School, USA, unter dem Genetiker Ronald Dephino und seinen Kollegen zeigte an genetisch veränderten Mäusen, die keine Telomerase hatten, dass diese sehr schnell alterten, unfruchtbar wurden und Diabetes, Osteoporose und neurodegenerative Erkrankungen bildeten und deshalb sehr jung starben. Das Reaktivieren der Telomerase in einer anderen Gruppe von der gleichen Art von Mäusen hatte erstaunliche Ergebnisse. Das Wiedererlangen von Fruchtbarkeit, Gesundung der Milz, Leber und Nieren. In diesen Mäusen wuchs das Gehirn und die Neuronen wurden wieder aktiv.

Telomerase kann normale Zellen unsterblich und jung machen:

- 1998 implantierten Wissenschaftler der Firma Geron das Telomerase-Gen (in einer Petrischale kultiviert) in normale menschliche Hautzellen. Sie beobachteten, dass das Enzym Telomerase in den Zellen produziert wurde und beobachteten, dass die Hautzellen unsterblich wurden. Als die Länge der Telomere in diesen „telomerisierten" Zellen untersucht wurde, waren die Wissenschaftler überrascht zu sehen, dass die Telomere nicht nur mit der Verkürzung stoppten, sondern länger wurden. Diese Zellen zeigten auch keine Anzeichen, die Wachstumskontrolle zu verlieren und zu Krebszellen zu werden.

- Im Jahr 2000 fügten Wissenschaftler der Firma Geron das Telomerase-Gen in menschliche Hautzellen mit bereits verkürzten Telomeren ein. Diese Zellen wurden dann in der Haut auf dem Rücken von Mäusen gezüchtet. Wie erwartet, sah die Haut aus den Zellen, die nicht das Telomerase-Gen enthielten, wie eine alte Haut aus. Sie hatte Falten, kleine Blasen und eine Genexpression, die typisch für eine alte Haut ist. Die Haut aus Zellen mit dem Telomerase-Gen sah aus wie junge Haut und wirkte auch so.

Telomerase kann die Lebensspanne eines Organismus verlängern:

- Experimente wurden auch auf lebende Organismen angewandt. 2008 veröffentlichten Wissenschaftler aus Spanien einen Artikel, in dem erwähnt wurde, dass Zellen von Mäusen dazu gebracht wurden, zehnmal mehr Telomerase zu produzieren als in wilden Mäusen. Diese Telomerase „Überproduktion" erlaubte es den Mäusen durchschnittlich 38% länger zu leben als normal. Außerdem blieben diese Mäuse gesünder. Dies zeigte zum ersten Mal, dass die Lebensspanne eines lebenden vielzelligen Organismus durch die Telomere-Therapie verlängert wurde.

Kurze Telomere verursachen, dass wir durch das Altern sterben:

- 2003 studierte ein Team aus Utah (USA) 143 Personen, die über 60 Jahre waren, die zwischen 1982 – 1986 Blut gespendet haben. Sie maßen die Länge der Telomere in dem gespendeten Blut und dann untersuchten sie die Beziehung zu dieser Telomerlänge und die Sterblichkeit dieser Personen während der vergangenen zwei Jahrzehnte. Sie fanden heraus, dass die Sterblichkeitsrate der Personen mit kürzeren Telomeren fast doppelt so hoch war wie die der Personen mit längeren Telomeren. Und dass der Tod durch Herzerkrankungen mehr als dreimal höher war als bei Personen mit kürzeren Telomeren. Dies erbrachte deutliche Beweise der Verbindung zwischen Telomerverkürzung und Tod durch das Altern oder durch altersbedingte Krankheiten im Menschen.

Fünf Jahre älter dank längerer Telomere:

- Der Genetiker Richard Cawthon von der Universität Utah hat den Zusammenhang von Telomerlänge und 2003 untersucht. In einer Langzeitstudie verfolgte er die Lebensdauer von zwei Gruppen von älteren Probanden, einer mit kürzeren, einer mit längeren Telomeren. Es zeigte sich, dass die Endkappen zwar bei allen Personen mit der Zeit schrumpften, die Gruppe mit den längeren Endkappen lebte im Durchschnitt fünf Jahre länger.

Stammzellenalterung hängt mit Verkürzung der Telomere zusammen:

- Im letzten Kapitel habe ich in der kurzen Zusammenfassung über Stammzellen erläutert, dass Stammzellen Ihren Reparaturmechanismus mit dem Alter verlieren.

Der Stammzellenforscher Prof. Dr. Leonhard Rudolph aus Ulm untersuchte Zusammenhänge zwischen Telomere, Stammzellenalterung und Krankheit. Er berichtete im Magazin „Biologie und Life Science Portal Baden-Württemberg“, dass man herausgefunden hat, dass sich auch in Stammzellen Telomere verkürzen würden und dass die Telomerase abnimmt und nicht ausreichen würde, die Telomere in den Stammzellen stabil zu halten. Er erläutert, dass ihre Studien im Mausmodell gezeigt haben, dass die Verkürzung der Telomere tatsächlich die Stammzellenfunktion einschränkt.

- Eine Studie von Blut- und Gewebeproben von Hendrikje van Andel Schipper, geboren 1890, verstorben 2005 und einst die älteste Frau der Welt, offenbarte, dass der Tod durch Alter speziell durch Verlust von Stammzellen verursacht wird. Andel Schipper war bekannt für ihre gute Gesundheit. Es wurden nur noch ganz wenige Stammzellen im Blut gefunden und auch die Telomere in den weißen Blutkörperchen waren drastisch verkürzt.

Die Kontrolle von Telomerlänge, kann das Alter in einem lebenden Organismus umkehren:

- 2010 demonstrierte das erste Mal ein Team in der Harvard Medizinschule (USA), dass das Aktivieren der Telomerase und die Verlängerung der Telomere in einem lebenden Tier Alterungssymptome in Mäusen rückgängig machten.

Diese und noch weitere Experimente führten dazu, dass viele Wissenschaftler empfehlen, dass, wenn es irgendwelche Mechanismen und/oder Substanzen geben würde, die die Fähigkeit hätten, das Enzym Telomerase zu aktivieren, dies dazu führen könnte, altersbedingte Erkrankungen zu behandeln, ja sogar Zellen zu verjüngen. [165) 166) 167) 168) 169) 170)]

4. Folgen der Telomerverkürzung

Wilhelm Andrews, der bekannte Anti-Aging und Telomere Forscher und einer der weltweiten Top-Führungskräfte in der Telomerase Aktivatoren Forschung äußert Folgendes: „Schlimme Dinge passieren, wenn sich die Telomere verkürzen."

In diesem Abschnitt zeige ich die häufigsten Erkrankungen und Symptome auf, bei denen es bereits Forschungen gibt, die aufgrund von kurzen Telomeren auftreten.

Im letzten Abschnitt: „Experimente, die beweisen, dass es funktioniert"wurde bereits auf ein paar Studien hingewiesen. In diesem Abschnitt wird noch spezifischer auf einzelne Krankheiten und Symptome eingegangen. [171)]

(Anmerkung: Auf der Webseite von National Institut of Health, auf „PubMed"; http://www.ncbi.nlm.nih.gov/pubmed/ können Sie die jeweilige Krankheit eingeben und das Wort „Telomere." Es erscheinen dann Infos zu den einzelnen Erkrankungen und der aktuellen Telomere-Forschung)

4.1 Genetisch bedingte Krankheiten

Eine sehr seltene Krankheit, die Progerie oder auch Werners Syndrom genannt, ist eine genetische Erkrankung. Diese Menschen sind mit kurzen Telomeren geboren worden. Sie altern frühzeitig und leben durchschnittlich 20 Jahre. Diese Kinder sehen nicht nur alt aus, sondern ihre Zellen sind alt. Sie sterben an altersbedingten Krankheiten, wie Schlaganfall und Herzinfarkt.

Die sogenannte Dykeratosis congenita (DKC) ist eine seltene Erkrankung, die dadurch gekennzeichnet ist, dass Telomere zu schnell verbraucht werden (man spricht in Expertenkreisen von einer sogenannten Telomeropathie). Die komplexe Eiweißmaschinerie der Zellen, die die Telomere immer wieder verlängern, funktioniert nicht richtig. Dabei gibt es ganz unterschiedliche Störungen, die vererbt werden können, z. B. kann das Enzym Telomerase nicht richtig funktionieren oder Eiweißstoffe, die an Telomerase binden und sie bei ihrer Arbeit unterstützen, funktionieren nicht. Dadurch kommt es zu einer beschleunigten Telomerverkürzung. Als Folge kommt es zu einer vorzeitigen Alterung, insbesondere des blutbildenden Systems, aber auch anderer Organe, wie der Haut, den Schleimhäuten, der Nägel, die normalerweise ständig auf nachwachsende und erneuernde Zellen angewiesen sind, weisen Störungen und vorzeitige Alterserscheinungen auf.

Ein Beispiel ist die Aplastische Anämie im Erwachsenenalter, die in diese Kategorie fällt. Im Knochenmark führt ein Mangel an Stammzellenteilungen zu sehr akuter Anämie (Blutarmut). Dem Blut fehlt es dadurch an roten sowie weißen Blutkörperchen und den für die Blutstillung wichtigen Blutplättchen, den Thrombozyten. Die Telomeraseaktivität ist in den Stammzellen im Knochenmark deutlich vermindert. Die Folge sind extrem verkürzte Telomere und dadurch bedingt, eine erheblich eingeschränkte Teilungsfähigkeit der blutbildenden Stammzellen. [172) 173) 174) 175)]

4.2 Physische und psychische Krankheiten

Krebs:

Man dachte lange, dass, wenn Telomerase in den Zellen produziert wird, Krebs erzeugt würde. Aber seit kurzem ist es durch Forschungen bekannt, dass es genau das Gegenteil bewirkt. Es gibt hunderte wissenschaftlicher Publikationen, die die Beziehung zwischen Telomerase und Krebs aufzeigen.

Was diese Forschungen zeigen, ist, dass wenn unsere Telomere wegen Mangel an Telomerase kürzer werden, es zu Chromosomen „Neuanordnungen und Instabilitäten" und zu Mutationen an den Chromosomen kommt, was Krebs erzeugen kann. Mutationen an den Chromosomen verursachen einen Mangel an Wachstumskontrolle und tumorunterdrückenden Genen. Die Arbeit unseres Immunsystems ist auch, Mutationen, Krebszellen ausfindig zu machen und diese zu zerstören. Und bei den meisten Menschen funktioniert dies gut, bis es auch dem Telomerverkürzungsprozeß im Alter unterliegt.

Deshalb haben ältere Leute häufiger Krebs. Es ist eher ungewöhnlich, dass junge Leute Krebs haben, da ihr Immunsystem Anomalien unterdrücken und beseitigen kann. Gemäß dem National Cancer Institut, USA, werden nur ca. 36 von 100.000 Menschen, die Anfang 20 sind, mit Krebs diagnostiziert.

2010 wurde eine wichtige Studie im „Journal of the Medical Association" veröffentlicht. 787 Patienten wurden in einem Zeitraum von 10 Jahren ständig beobachtet und untersucht. 12% der Patienten entwickelten Krebs. Unabhängig vom Geschlecht und der Krebsart stand die Rate und Aggressivität des Krebses direkt im Verhältnis zum Grad der Telomerverkürzung, denen die den Zellen unterlagen. [176)] [177)]

Eine kürzlich durchgeführte Studie wurde in dem Journal: „Human Molecular Genetics“ veröffentlicht. Sie zeigte auf, dass insbesondere Lungenkrebs mit der Telomerlänge in Verbindung steht. Bei dieser Forschung analysierten die Wissenschaftler von mehr als 50 Tausend Krebspatienten genetische Informationen und von 60 Tausend Menschen, die keinen Krebs hatten. Sie wollten mehr über die Verbindung zwischen der Telomerlänge und dem Risiko von 5 verschiedenen Krebsarten erfahren: Brust-, Lungen-, Darm-, Eierstock- und Prostatakrebs. Die größte Verbindung gab es bei Lungenkrebs.

Weitere Forschungen in diesem Bereich seien notwendig, um die komplexen Verbindungen von Telomeren und Krebs zu verstehen, so die Forscher. [178)]

Herzerkrankungen:

Die Beziehung zwischen Herzerkrankungen und Telomerlänge wurde intensiv erforscht, da Herzerkrankungen die Nummer eins der Todesursache im Westen sind. Deshalb hat die Wissenschaft ein großes Interesse, die Verbindung mit der Telomerlänge zu erforschen.

Eine Pilot-Studie von 2003 hat bewiesen, dass Patienten mit schlimmen chronischen Arterienerkrankungen Telomere in ihren Blutzellen hatten, die 300 Basenpaare kürzer waren als bei Patienten ohne diese Erkrankung. Diese Telomere entsprachen von der Größe her denjenigen Personen, die 8,6 Jahre älter waren.

2011 veröffentlichte das „Journal of Health and Nutrition & Aging“, dass anhand von Forschungen herausgefunden wurde, dass erkrankte Gefäße wie Arterien und Venen kürzere Telomere hatten als gesunde Gefäße.

In einer größeren Studie von 2003 wurden die Telomere von Patienten gemessen, die einen Herzinfarkt hatten. Im Durchschnitt waren die Telomere so kurz wie die derjenigen Personen, die 11,3 Jahre älter waren. Außerdem zeigt diese Studie, dass Menschen mit kürzeren Telomeren als der Durchschnitt, dreimal mehr Herzinfarktrisiko hatten als Menschen mit den längsten Telomeren in ihrem Alter.

Forscher an der Universität in Kopenhagen, Dänemark, haben 2012 die Ergebnisse einer Langzeitstudie veröffentlicht. In ihrer 19-jährigen Studie wurden die DNS und die Telomerlänge von ca. 20 Tausend Dänen analysiert. Die Forscher schauten nach einer Verbindung zwischen kurzen Telomeren und einem größeren Herzinfarktrisiko oder frühzeitigem Tod. Sie berichteten, dass Personen mit der kürzesten Telomerlänge, ein 50% größeres Risiko für Herzinfarkt und ein 25% größeres Risiko für frühzeitigen Tod hatten. Die Resultate zeigten auch, dass einer von vier Dänen kurze Telomere hatte.

Eine weitere Studie von 2012 kam vom Brigham and Womans Hospital in Boston, USA, die belegt, dass kürzere Telomere mit Herzproblemen zusammenhängen.

Über 18 Monate wurden 5000 Personen mit einer schlechten Herzgesundheit beobachtet und ihre Telomere gemessen. Die Forscher fanden eine starke Verbindung zwischen kurzen Telomeren und Tod durch Herzerkrankungen. Je kürzer die Telomere, desto größer das Risiko. [179)] [180)] [181)] [182)]

Wissenschaftler aus Spanien haben in einer kürzlichen Studie von 2016, die sie in dem Magazin: „The Journal of Cell Biology" veröffentlichten, herausgefunden, dass die Enden der Chromosomen der Herzmuskelzellen sehr schnell nach der Geburt „ausfransen", was die Fähigkeit der Zellen beschränkt, sich zu vermehren um beschädigtes Gewebe zu ersetzen.

Die Ursache dafür sei eine starke Reduzierung des Enzyms Telomerase, was die Verkürzung der Telomere an den Chromosomenenden zur Folge hätte. Die Forscher versuchen nun Möglichkeiten zu finden, um die Telomerlänge an den Herzmuskelzellen aufrechtzuerhalten, damit Herzgewebe schneller wiederhergestellt werden kann, welches z. B. durch einen Herzinfarkt beschädigt wurde.

Dr. Fossel empfiehlt als Prävention und Heilung von altersbedingten Krankheiten der Arterien, die Telomere der Aterienendothezellen zu verlängern, so dass durch die Verjüngung der interne Reparaturmechanismus etc. wieder stattfinden könne. [183)] [184)]

Diabetes:

Gemäß einigen Forschern sei Diabetes eine Folge des Alterns der Betazellen der Bauchspeicheldrüse. Maria Blasco, die Direktorin des spanischen nationalen Krebszentrums, die sich intensiv mit Telomeren und dem Enzym Telomerase beschäftigt, hat herausgefunden, dass die Glucosetoleranz nach Einnahme von Telomerase Aktivatoren sich verbessert hat. [185)]

Depressionen:

Wissenschaftler der Universität von Kalifornien, San Franciso (UCSF), untersuchten die Telomerlänge depressiver Personen und Personen mit anderen biologischen Faktoren, die Telomerverkürzung zur Folge haben. Diese Studie wurde von Elisabeth Blackburn, der Nobelpreisgewinnerin und Elissa Epel angeführt und ihre Ergebnisse in dem Magazin „PLos One“ veröffentlicht. Ihre Ergebnisse zeigten, dass nicht alle depressiven Personen in ihrer Studie kürzere Telomere hatten, sondern nur diejenigen, die chronisch depressiv waren und länger an Depressionen litten. Die kürzeren Telomere seien Folgen von vermehrtem oxidativem Stress und Entzündungen, denen diese Personen durch den chronischen psychischen Stress ausgesetzt waren. Diese chronisch depressiven Personen in ihrer Studie hatten bedeutsam kürzere Telomere als diejenigen der Vergleichsgruppe. [186)]

In Teil 4 wird darüber noch detaillierter und ausführlicher berichtet sowie auf weitere diverse emotionale und psychische Aspekte eingegangen bei denen es Telomere-Forschungen gibt.

4.3 Degenerative Erkrankungen

Alzheimer:

Die Alzheimer Erkrankung ist eine der am meisten assoziierten Krankheiten, die mit physischer und mentaler Degeneration einhergehen, was während des Älterwerdens geschieht. Deswegen interessieren sich die Wissenschaftler sehr, inwieweit die Telomerverkürzung eine Rolle spielt.

Es wurde gezeigt, dass Alzheimer Patienten kürzere Telomere in ihren Immunzellen und bestimmten Gehirnzellen haben.

Dr. Fossel, der sich, wie bereits erwähnt, auf die Forschung von Alzheimer Erkrankungen spezialisiert hat, bekräftigte die Hypothese, dass die Verkürzung der Telomere der Mikrogliazellen (sie sind Teil des Gehirn-Immunsystems) des Gehirns ausschlaggebend dafür seien, dass sich Alzheimer bilden könne. Beta-Amyloide, Tau-Proteine und andere Abfallprodukte, die bei Alzheimer Patienten gefunden wurden, würden durch die Mikrogliazellen nicht mehr genügend abgebaut und Neuronen nicht genügend repariert werden, so dass Gehirnzellen dadurch absterben würden.

Gemäß Dr. Fossel wäre das Ziel, um Alzheimer vorzubeugen oder zu heilen, die Telomere der Mikrogliazellen zu verlängern, um die zerstörenden Folgeerscheinungen zu verhindern. [187)]

Anbei ein paar konkrete Forschungen:

2007 haben Wissenschaftler an der Universität von Adelaide bei Alzheimer Patienten eine wesentlich niedrigere Telomerlänge in bestimmten Zelltypen beobachtet inklusive weißer Blutzellen. 2009 zeigte eine ähnliche Forschung eine Verbindung zwischen Alzheimer Erkrankung und kürzeren Telomeren bei Leukozyten (weißen Blutkörperchen).

Diese Verknüpfungen von kurzen Telomeren und dem Risiko der Alzheimer Erkrankung wurden von einem Forscherteam aus Schweden 2015 bestätigt, dessen Resultate in dem Magazin: „JAMA Neurologie" veröffentlicht wurden.

Ein vielversprechender Vorschlag, dass das Verlängern von Telomeren, Gehirnerkrankungen behandeln könnte, kommt in Form von Dr. DePinhos Studie im Jahr 2010 von der Harvard Medical School, USA. In dieser Studie wurde aufgezeigt, dass wenn Mäuse aufgrund von Telomerverkürzung starben, ihr Gehirn geschrumpft war und sich alzheimerähnliche Symptome zeigten, die mit dem Verlust von Gehirnmasse einhergingen. Als die Telomerverkürzung durch das Aktivieren von Telomerase rückgängig gemacht wurde, vergrößerte sich ihr Gehirn zu einer normalen Größe und die Symptome gingen zurück. [188) 189)]

Osteoporose oder Arthritis:

Kürzere Telomere wurden bei degenerativen Erkrankungen gefunden und als Risikofaktor angesehen, wie z. B. bei Osteoporose oder Arthritis.

Der dänische Wissenschaftler Kveiborg und seine Kollegen haben eine Studie unternommen, welche die Telomerlänge und die Knochenzellen, d. h. die Osteoblasten, untersuchte. Jüngere

Frauen hatten längere Telomerlänge der Osteoblasten als ältere Frauen (9320 im Gegensatz zu 7800 Basenpaaren).

Das Magazin „Arthritis Research and Therapy" veröffentlichte 2012 eine Studie von Harbor und seinen Kollegen, die Arthritis untersuchten. Sie untersuchten Knorpelgewebe in menschlichen Knien und kennzeichneten die Schäden. Sie kamen zu dem Schluss, dass je näher die Knorpelschäden an den schmerzenden Körperstellen waren, desto schlimmer war die Arthritis, desto kürzer waren die Telomere und desto höher war der Prozentsatz der kritischen kurzen Telomere. Kritische kurze Telomere werden diejenigen bezeichnet, die weniger als 1500 Basenpaare haben, was gemäß einiger Forscher die mögliche Schwelle dafür ist, dass die Chromosomen keine Kappe mehr an ihren Enden haben und deshalb disfunktional werden. [190)]

4.4 Weitere Symptome und Folgen von Alterserscheinungen

Entzündungen, Immunschwäche und Aids:

Neuere Studien zeigen, dass chronische Entzündungen die Telomerlänge beeinflussen und verursachen, dass diese schneller kürzer werden als normal. Chronische Entzündungen haben sich in den letzten Jahren sehr verbreitet und sollen bei vielen Erkrankungen eine Rolle spielen. Sie können stillschweigend im Körper für 20 - 30 Jahre oder länger wirken, ohne große Probleme zu erzeugen.

Die Gefahr eines älter werdenden Immunsystems betrifft jede entzündliche Erkrankung. Je jünger und intakter das Immunsystem ist, desto schneller und effektiver können Entzündungen bekämpft werden. Je älter man wird, desto kürzere Telomere haben die Immunzellen, was zur Folge hat, dass die Zellen nicht mehr so schnell und effektiv reagieren können auf die Beseitigung von Entzündungen, Toxinen, Bakterien, Viren, Krebszellen etc. und dem Produzieren von Antigenen.

Als Telomerlänge in HIV-positiven Patienten gemessen wurde, zeigten bestimmte Immunzellen wesentlich kürzere Telomere als bei gesunden Menschen. Forschungen bei eineiigen Zwillingen, einem HIV-positiv und einem negativ, zeigten ebenfalls, dass derjenige mit HIV-positiv kürzere Telomere bei bestimmten Immunsystemzellen aufwies.

HIV verkürzt die Telomere des Immunsystems. HIV, das ein Virus ist, führt nur zu AIDS, wenn das Immunsystem die Fähigkeit verliert, die HIV Infektion zu bekämpfen.

Es gibt viele Studien, die belegen, dass Telomerase Aktivierungsmedizin Telomere von bestimmten Immunzellen verlängert und als Folge das Immunsystem wieder besser funktioniert. [191] [192] [193] [194]

Alterung von Hormonen - Lunge - Darm - Niere - Blase und Sinnesorganen:

Dr. Fossel sieht eine Verbindung von kurzen Telomeren und Alterung von bestimmten Organsystemen.

Ihm zufolge sei der Schlüssel zur Dysfunktion des Hormonsystems im Alter nicht, dass zu wenig Hormone im Blut zirkulieren würden, sondern dass diese Hormone nicht mehr so schnell, effektiv und angemessen reagieren und wirken, wie sie eigentlich sollten.

Die Telomerverkürzung der kleinen Lungengefäße der Alveolen, aber auch anderen Zellen der Lunge, würde Probleme wie z. B. Kurzatmigkeit oder auch Erstickungsgefühle und auch bestimmte altersbedingte Lungenerkrankungen, die bekannteste ist COPD (chronic obstructive pulmonary desease) zur Folge haben.

Därme von älteren Menschen zeigen weniger Absorptionsfähigkeit von Nährstoffen, ein schwächeres Immunsystem und die Fähigkeit verschiedene Verdauungsenzyme zu produzieren. Die Darmwände verlieren auch an Elastizität, was diverse Folgen haben kann. All diese Darmzellen weisen Telomerverkürzungen auf. Dr. Fossel empfiehlt als Lösung eine Verlängerung der Telomere.

Zellen der Niere und Blase würden kürzere Telomere aufweisen. Bei der Niere ist eine Abnahme der Effektivität der Filterung die Folge. Die Blase wird schwächer und weniger elastisch, was z. B. zur Inkontinenz und/oder häufigeren Blasenentzündungen führen kann.

Bei der Alterung der Sinnesorgane werden die Telomere der Sinnesrezeptoren kürzer sowie diverser Nervenzellen, die mit den Sinnesorganen verbunden sind, was eine Reduzierung der Sinneswahrnehmungen zur Folge haben kann. (Verminderung des Schmeckens, Riechens, Tastens, Hörens und Sehens). Dr. Fossel vermutet, dass eine Telomerverkürzung auch die Ursache von Augenerkrankungen wie z. B. Grüner Star sein könnte etc. Die Lösung gemäß Dr. Fossel wäre wieder die Telomerverlängerung der Sinneszellrezeptoren als effektivste Intervention. [195)]

Ablagerungen wie z. B. Homocystein:

Wissenschaftler von der Kings College Schule für Medizin aus London bewiesen, dass zu viel Homocystein (siehe Erläuterungen dazu in Teil 1) ein Risikofaktor für Herzerkrankungen sei und mit Telomerverkürzung verbunden ist. 2008 veröffentlichten sie ihre Ergebnisse in dem Magazin „Artheriosclerosis." Sie maßen bei ihren Probanden, 1319 Personen aus England, neben einem hohen Homocysteingehalt einen erhöhten oxidativen Stress und Entzündungsmarker und jeweils verkürzte Telomere.

Eine Erklärung ist auch, dass, wenn die Zellen, die die Arterienwände auskleiden, von hohen Homocysteinmengen überflutet werden, diese schneller altern und schneller ersetzt werden müssen und durch eine raschere Zellteilung die Telomere am Ende der Chromosomen immer kürzer werden. [196)]

Verkürzte Wundheilung:

Die Fähigkeit der Wundheilung wird mit dem Alter geringer. Ein Schnitt, der bei einem jungen Menschen innerhalb von Tagen geheilt wäre, braucht viel länger bei einer älteren Person. Wundheilung benötigt Zellteilung und je länger die Telomere sind, desto effektiver kann der Körper diesen Prozess durchführen. Experimente an Mäusen mit weniger Telomerase bestätigen, dass kürzere Telomere die Fähigkeit von Wundheilung reduziert. [197)]

Muskelalterung:

So wie bei anderen Körpersystemen, z. B. Gelenken, Knochen und Haut etc., werden Muskelfasern in jungen Menschen durch den eigenen internen Mechanismus schnell ersetzt.

Alterung der Muskeln geht einher mit Verlust von Muskelmasse, einem unangemessenen Ersatz von verletzten und kaputten Muskelfasern wegen der Verkürzung der Telomere. [198)]

Hautalterung, Falten und graue Haare:

Eine fortgeschrittene Telomerverkürzung soll der primäre Grund für Hautalterung sein.

Kreatin ist eine aus drei Aminosäuren gebildete körpereigene Substanz (Glycin, Arginin und Methionin), die zu 90% - 95% in der Muskulatur gespeichert wird und wichtige Funktionen bei bestimmten physiologischen Körperprozessen ausübt. Wenn die Kreatin produzierenden Zellen sich sehr oft geteilt haben und die Telomere kürzer werden, soll das, gemäß Forschungen, Alterserscheinungen, wie Haarverlust oder graue Haare, langsamer Nagelwuchs und Falten auf der Haut zur Folge haben.

2007 wurde im „Journal of Cell Biology“ von der wissenschaftlichen Forschergruppe Siegel-Cachedenier veröffentlicht, dass, wenn die Telomerase in älteren Mäusen verstärkt aktiviert wurde, ihre haarbildenden Zellen fähiger waren, sich besser zu vermehren und es weniger kritische kurze Telomere gab, die mit ihnen zusammenhingen. Die Haare wuchsen besser, die Mäuse lebten länger und es gab keine vermehrten Krebsfälle.

Weitere Forschungen bezüglich der Alterung der Haut siehe in diesem Teil: „Experimente, die beweisen, dass es funktioniert“ 199) 200)

Teil 3:

Beziehung von Geist – Emotionen und Körper

Um holistische Ansätze für eine Telomerverlängerung zu verstehen, die im Teil 4 besprochen werden, ist es sinnvoll, hilfreich und bewusstseinserweiternd, sich den neuesten Forschungen der Geist-Emotionen- und Körperbeziehung vorher zu widmen.

Die bekannte Ärztin Lissa Rankin aus den USA hat dieses Forschungsfeld, wie nur sehr wenige fachliche Ärzte, wissenschaftlich sehr intensiv durchforscht, was sie in ihrem Buch „Mind over Medicine“ beschreibt. Sie bezeichnet sich als Ärztin für Körper-Geist Medizin, ist Gründerin des „Whole Health-Medicine Institutes“ in New York und Bestsellerautorin etc.

Aufgrund ihrer Forschungen im Geist-Körperbereich, vieler wissenschaftlicher Daten und eigenen langjährigen Erfahrungen definiert sie Gesundheit anhand von vielen Faktoren.

Eine bloße Fokussierung auf den Körper würde nicht ausreichen. Die Gesundheit nur auf der rein körperlichen Ebene stärken zu wollen, ohne die geistige mit einzubeziehen, wäre gemäß Lissa Rankin ein sinnloses Unterfangen.

Folgende Faktoren gehören dazu:
Gesunde Beziehungen, ein starkes soziales Netzwerk, eine sinnvolle Art unseren Tag zu verbringen, ein umfassender kreativer Ausdruck, der unserer Seele die Chance gibt, ihr „Lied" zu singen. Eine gesunde, gelebte Spiritualität, Sexualleben, Finanzlage, so dass keine übermäßigen Geldsorgen auftreten und sichergestellt ist, dass für die Grundbedürfnisse des Körpers gesorgt ist. Eine Umwelt frei von Toxinen, Strahlenbelastungen etc. Eine gesunde und mentale Einstellung, die von Optimismus und Zufriedenheit geprägt ist, frei von Ängsten, Depressionen und anderen mentalen Belastungen. Eine gesunde, dem körperlichen Wohlbefinden unterstützende Lebensweise, wie sie durch eine gute Ernährung, genügend sportliche Aktivitäten, ausreichend Schlaf und den Verzicht auf gesundheitsschädliches Suchtverhalten gekennzeichnet ist. [201)]

Im Folgenden gehe ich auf die Forschungsbereiche kurz ein, die Lissa Rankin ihr holistisches Gesundheitsmodell, das sie auch „Steinmännchen der ganzheitlichen Gesundheit" nennt.

- Psychosomatik, Mind-Body Medizin und Psychoneuroimmunologie
- Stressforschung

- Gehirn-Emotionen-Körperbeziehung
- Epigenetik
- Neurogenese und Neuroplastizität
- Placebo und Noncebo
- Selbstheilung und Spontanremission

1. Psychosomatik, Mind-Body Medizin und Psychoneuroimmunologie

Dass es eine Verbindung zwischen Körper und Geist gibt, wird von den Pionieren der Medizin seit Jahrzehnten behauptet. Es begann in den 1930er Jahren, als sich die Psychosomatik entwickelte. Der neue medizinische Zweig sollte erforschen, wie sich die Lebensumstände, Gefühle und Gedanken eines Menschen auf seinen Gesundheitszustand auswirken. Die Bezeichnung „Psychosomatik" kommt aus dem Altgriechischen und setzt sich zusammen aus psyche für Atem, Hauch, Seele und soma für Körper.

Die ursprüngliche Psychosomatik hat in den USA einen weiteren Zweig hervorgebracht: Die Mind-Body-Medizin (MBM), die inzwischen auch in Europa einen Siegeszug antritt. In der Mind-Body-Medizin werden Körper, Geist und Seele als untrennbar gesehen und zusammen behandelt. Sie untersucht die komplexen Wechselwirkungen zwischen Körper, Gedanken, Gefühlen und der Umgebung eines Menschen, die sowohl den kranken wie auch den gesunden Menschen ausmachen.

Ein Zweig der Mind-Body-Medizin ist die Psychoneuroimmunologie (PNI). Sie untersucht die Verbindung von Seele (Psycho), Nervensystem (Neuro) und den körperlichen Abwehrkräften (Immunologie). Die PNI hat beeindruckende Nachweise für Auswirkungen seelischer Vorgänge auf die Immunabwehr und das Hormonsystem erbracht.

Studien, die in den 1980er und 1990er Jahren durchgeführt wurden, zeigten, dass das Immunsystem und das Gehirn miteinander verbunden sind.

Bei Dauerstress (wird noch ausführlicher diskutiert) und starken seelischen Belastungen sinkt z. B. die Produktion des Immunglobulin A, das für die Abwehrkräfte wichtig ist sowie andere Komponenten der Immunabwehr.

Umgekehrt konnten Wissenschaftler auch einen Zusammenhang von positiven Emotionen feststellen; z. B. aktiviert eine innere Zufriedenheit/Glücklichsein durch Erfolg im Leben oder Bestehen eines Lebenssinnes oder auch Neugierde, T-Helferzellen im Körper, die an den beiden Funktionen der zellulären und humoralen Immunabwehr beteiligt sind.

2012 haben Forscher von der Universität Harvard, USA, 200 Forschungen über Optimismus und Gesundheit am Herzen untersucht und kamen zu dem Schluss, dass Menschen, die optimistischer und zufriedener im Leben sind, ein geringeres Risiko an Herzerkrankungen und Schlaganfällen haben.

Diese und weitere Messwerte bestätigen die Erkenntnisse der Hirnforscher, denen zufolge Freude, Begeisterung, Offenheit, Wissensdrang, die mit der Neugierde auf Neues in Verbindung stehen, gesundheitsfördernd sind.

Die Gehirntätigkeit, die Nebennieren und alle Zellen der Immunabwehr reagieren besonders stark auf psychische Zustände. Symptome und Erkrankungen wirken wiederum auf die Psyche zurück und rufen seelische Zustände hervor, die sich auf die Heilungsaussichten auswirken. Um die Selbstheilungskräfte des Menschen zu aktivieren, nutzt die Psychoimmunologie unter anderem Entspannungs- und Visualisierungstechniken, die Stress abbauen und auch vorbeugend dafür sorgen, dass keine Krankheiten entstehen. [202) 203) 204)]

2. Stressforschung

Dauerstress macht krank, das weiß inzwischen jeder. Er bringt den Körper aus dem Gleichgewicht. Eine US-amerikanische Untersuchung ergab, dass etwa 90% aller gesundheitlichen Probleme im direkten Zusammenhang mit Stress stehen. Der Zellbiologe Bruce Lipton, der durch das Buch „Intelligente Zellen - Wie Erfahrungen unsere Gene steuern“ bekannt wurde und zu den bekanntesten Forschern auf dem Gebiet „Epigenetik“ gehört, worauf noch näher eingegangen wird, ist sogar der Ansicht, dass mehr als 95% aller Leiden stressbedingt sind. [205)]

Jede Art Stress kann über 1400 chemische Reaktionen in Gang setzen und über 30 Hormone und Neurotransmitter produzieren. Wird dieser chemische Sturzbach an Stresshormonen ausgelöst, nimmt der Geist über das autonome Nervensystem Einfluss auf den Körper, und wir erleben eine bezwingende Geist-Körper-Verbindung.

Wie viele andere Systeme im Körper, die aus dem Gleichgewicht geraten können, hat Stress eigentlich eine sinnvolle Funktion. Wir sind darauf programmiert mit kurzzeitigem Stress angemessen umzugehen, um in Gefahrensituationen und Notfällen die entsprechenden Ressourcen bereit zu haben. Sobald wir in der Außenwelt eine Bedrohung spüren, wird die Kampf- oder Flucht-Reaktion des sympathischen Nervensystems (ein Untersystem des autonomen Nervensystems) aktiviert; unser Körper verzichtet auf Schlaf, Verdauung und Fortpflanzung, um sich auf das Weglaufen, Atmen, Denken und Aufrechterhalten der Sauerstoff- und Energieversorgung zu konzentrieren und uns so in Sicherheit zu bringen. Die Herzfrequenz steigt, der Bluthochdruck geht hoch, die Muskeln spannen sich an und Hormone, wie z. B. Adrenalin und Cortisol, schießen durch den Körper, um uns entweder auf Flucht oder Kampf gegen den Gegner vorzubereiten. [206) 207)]

Dank Cortisol kann sich unser Körper an Belastungen anpassen. Das Hormon ist an vielfältigen Aufgaben im Körper beteiligt. Es aktiviert den Stoffwechsel, sorgt mit für die Glucosebereitstellung (Blutzucker), hemmt Entzündungen und verändert die physischen Reaktionen. Es unterdrückt die Immunabwehr und schwächt dadurch das Immunsystem. Umgekehrt kann nach zu langer Stressbelastung auch ein Cortisolmangel entstehen.

Wenn man in früheren Zeiten einem Rudel wilder Wölfe oder gewaltigen Kriegerhorden erfolgreich entkommen ist, kehrte der Körper nach einer Weile in die Homöostase (seinen normalen Gleichgewichtszustand) zurück. Das ist die natürliche Funktion des Körpers im Überlebensmodus. Der Körper gerät aus dem Gleichgewicht, aber nur für kurze Zeit, bis die Gefahr vorüber ist.

Das Problem heutzutage ist, dass die meisten von uns sich in einem Dauerstress befinden, da dieser Überlebensmechanismus nicht nur in Gefahrensituationen aktiviert wird, sondern auch in jeder anderen Lage, in der man sich bedroht oder gehetzt fühlt. Die ganz alltäglichen Dinge wie Termine, Geldnot, Zeitdruck, Karriereziele, finanzielle Pläne, Verantwortung in der Familie, Beziehungsprobleme, Krankheiten etc., all das macht aus den Jägern von einst die Gejagten von Heute.

Außerdem unterscheidet unser Überlebens- und Stresssystem nicht zwischen realen Gefahren – den wilden Tieren und dem Mobbing – und solchen, dir nur in unserer Vorstellung existieren, als eine Möglichkeit, die eintreten kann, aber nicht muss. Forschungen aus den neuen Gehirnwissenschaften belegen diese These.

Nach dem aktuellen Stand der Forschung gibt es eine Reihe von Auslösern für Stress. Man kann ihn grob in 3 Formen aufteilen. Physischer Stress (körperliche Traumen, dazu gehören z. B. virale, bakterielle und parasitäre Infektionen), chemischer Stress (toxische Belastungen mit Umweltgiften und Chemikalien wie Insektizide, Pestizide und Lösungsmitteln) und emotionaler Stress (seelische Traumen, Angst, Sorge, Überlastungen, Leistungsdruck, Hass, Wut, starke Frustration, Depression oder Ohnmachtsgefühle etc.)

Die Auslöser können wie gesagt konkrete äußere Situationen sein, oder nur durch Emotionen und Vorstellungen. [208)]

Wie schon erwähnt, wird u. a. bei Stress das Stresshormon Cortisol produziert, was wie gesagt die Immunabwehr unterdrückt und schwächt. Wer gestresst ist, bekommt schneller einen Schnupfen, Husten oder Grippe. Ein dauerhafter Cortisolüberschuss kann Komplikationen wie Übergewicht, Diabetes, Osteoporose, Hautveränderungen, Immundefekte, Depressionen und mehr nach sich ziehen.

Forschungen aus den USA zeigen, dass Stresshormone, wie ein erhöhtes Cortisol das Gedächtnis beeinträchtigt, indem es verursacht, dass ein allmählicher Verlust der synaptischen Nervenverbindungen stattfindet und die Neurogenese (das Wachstum von neuen Nervenzellen) aufhört. Stress würde Demenz und Alzheimer fördern und ein Stress, der durch Angst hervorgerufen wird, kann das Gehirn so anders verschalten, dass der Geruchssinn sich verändert.

Umgekehrt kann nach langer Stressbelastung auch ein Cortisolmangel entstehen. Überschuss und Mangel werden durch Fehlsteuerung des Hypothalamus, der Hirnanhangsdrüse, oder der Nebenniere ausgelöst. Die Folge eines Cortisolmangels sind Mattigkeit, Antriebsschwäche, Entzündungen und Störungen der Immunabwehr. Bei Menschen, die unter einem Burnout leiden, wird meistens ein Cortisolmangel beobachtet.

Bei Stress werden bis in die Ebene der Zellen hinein alle Vorgänge im Körper heruntergefahren, die kurzfristig nicht unbedingt zum Überleben gebraucht werden. Im Stresszustand können Zellen Nährstoffe, Sauerstoff, Mineralstoffe, essentielle Fettsäuren und andere wichtige Stoffe nicht aufnehmen, denn sie machen dicht. Die Energiekraftwerke im Inneren der Zelle, die Mitochondrien, die wir in Teil 1 besprochen hatten, werden nicht mehr versorgt. Da sie für die Zellatmung zuständig sind, lassen sich die Auswirkungen leicht erahnen. Je nach Länge der Zeit können die Folgen katastrophal sein, denn die Mitochondrien machen die gesunde Zellfunktion und damit das Leben erst möglich. Wenn Zellen nicht mehr funktionstüchtig sind, können sie so lebenswichtige Arbeiten wie Reparieren, Regenerieren und Bildung neuer Zellen nicht mehr ausreichend durchführen. [209) 210) 211)]

Kein Organismus in der Natur ist darauf ausgelegt, den Auswirkungen von Dauerstress standhalten zu können.

Weitere Erkrankungen können Folgen von Dauerstress sein: Angst, Verdauungsprobleme, Gedächtnisverlust, Schlaflosigkeit, Krebs, Geschwüre, Gelenkrheumatismus, Erkältungen, Grippe, Allergien, chronische Müdigkeit, Unfruchtbarkeit, Impotenz, Asthma, hormonelle Störungen, Hautausschläge, Haarausfall, Muskelkrämpfe und schnelleres Altern, um nur einige zu nennen. [212)]

Dr. med Lissa Rankin in ihrer „Mind over Medicine" Studie zeigt auf, dass eine holistische Stressreduzierung notwendig sei, um Vitalität und einen optimalen Schutz vor Krankheit zu gewährleisten. Viele Symptome und Erkrankungen können durch Stressreduzierung gelindert oder geheilt werden.

Viele Aspekte der verschiedensten Lebensbereiche, die in der Einführung dieses Kapitels aufgelistet sind, gehören demnach dazu.

Lissa Rankin: „Wenn wir zufrieden und glücklich, entspannt und stressfrei sind, ist der Körper zu einem erstaunlich, ja wundersamen Akt der Selbstreparatur fähig. In diesem entspannten Zustand können DNS-Fehler behoben werden, Enzyme setzen Reparaturprozesse in Gang, Immunzellen vertilgen Entzündungserreger, Freie Radikale werden unschädlich gemacht und Reparaturzellen können ihre lebensrettende Wirkung entfalten. Der Körper ist bereit für ein Wunder. Wir müssen nur die optimale Voraussetzung dafür schaffen, damit er seine natürlichen Fähigkeiten auch zur Entfaltung bringen kann.“ [213)]

Hierzu gibt es viele Methoden und Heilwege, die Stress reduzieren und Sympathikus und Parasympathikus wieder ins Gleichgewicht bringen.

3. Gehirn-Emotionen-Körper Beziehung

Die Beziehung von Gehirn, Emotion und Körper integriert einerseits die Psychoimmunologie (PNI) und die Stressforschung und geht zudem noch weiter, da sie die relativ neu entdeckten „Moleküle der Gefühle“ und die Zellebene integriert. Ebenso sind die Forschungen der Epigenetik, die wir im nächsten Abschnitt besprechen, teilweise eng miteinander verbunden.

Die Entdeckung der „Moleküle der Gefühle” begann mit den Forschungsarbeiten von Dr. Candace Pert, der Entdeckerin der Opiatrezeptoren und als ein schottisches Forscherteam herausfand, dass das Gehirn Neuropeptide herstellt, die sogenannten Endorphine, die wie Opium wirken. Diese Ereignisse veränderten das Bild vom Gehirn entscheidend. Es stellte sich heraus, dass es noch andere Peptide gab, die nicht nur schmerzlindernd, sondern emotional stimulierend wirkten.

Die Wissenschaftler erkannten, dass jede Emotion, jedes Gefühl einen bestimmten chemischen Stoff oder eine Mischung chemischer Stoffe erzeugt und diese wiederum Emotionen.

Der Hypothalamus, gemäß Dr. Joe Dispenza, ist eine Art Minifabrik. Dort werden bestimmte chemische Stoffe hergestellt, die wiederum bestimmten Emotionen entsprechen, die wir erleben. Einige dieser Stoffe rufen Wohlbefinden und Glücksgefühle hervor. Sie werden auch ausgeschüttet, wenn das Gehirn Anlass zu einer Belohnung sieht. [214)]

Wie genau funktioniert dieser Prozess der Übertragung, so dass Emotionen an den verschiedenen Stellen des Körpers ihre Wirkung entfalten können?

Jedes Mal, wenn ein Gedanke auftaucht, erzeugt das Gehirn nicht nur Neurotransmitter, sondern produziert noch eine weitere Substanz, ein kleines Protein, ein Neuropeptid, welches als Botenstoff fungiert und eine Botschaft an den Körper schickt. Der Körper reagiert daraufhin mit einem Gefühl. Das Gehirn bemerkt dieses Gefühl des Körpers und erzeugt daraufhin einen weiteren Gedanken, der genau zu diesem Gefühl passt und noch mehr von denselben chemischen Botschaften erzeugt, die uns das denken lassen, was wir gerade fühlen. Denken erzeugt also Gefühle, und Gefühle erzeugen daraufhin wiederum Gedanken, die diesen Gefühlen entsprechen – wie in einer Schleife.

Die Zellen und Gewebe empfangen diese spezifischen chemischen Signale an bestimmten Rezeptorstellen, das sind die Stationen, an denen die chemischen Botenstoffe andocken. Diese Botenstoffe passen ganz genau zur jeweiligen Rezeptorstelle, so wie bei einem Puzzle bestimmte Formen in die jeweiligen Lücken passen. Man kann sich diese chemischen Botenstoffe, die eigentlich Emotionsmoleküle sind, als Träger von Strichcodes vorstellen, durch welche die Zellrezeptoren die elektromagnetische Energie der Botenstoffe lesen können. Wenn der Botenstoff andockt, empfängt die Zelle die chemische Botschaft und erzeugt oder ändert daraufhin ein Protein. Das neue Protein aktiviert die Zell-DNS im Zellkern. Die DNS wickelt sich auf, das

Gen für das entsprechende Signal von außerhalb der Zelle wird eingelesen, und die Zelle stellt aus ihrer DNS ein neues Protein her (z. B. ein bestimmtes Hormon) und gibt es dem neuen Körper ab. So wird der Körper vom Geist trainiert.

Und weil das Gehirn aufgrund der Gefühle des Körpers immer wieder die gleichen Gedanken erzeugt, welche Signale zur Produktion der gleichen Emotionen schicken, führen wiederkehrende Gedanken zu einem fest vernetzten neuronalen Schaltmuster.

Wenn die Denk- und Gefühlsschleife lange genug läuft, verinnerlicht der Körper die vom Gehirn signalisierten Emotionen. Dann werden folglich auch immer wieder die gleichen Gene auf dieselbe Weise aktiviert, denn der Körper empfängt die gleichen Daten aus der Umwelt. Der Körper produziert dann Proteine mit schwächeren Strukturen und weniger Funktionen. Wir werden krank und alt.

Dr. Joe Dispenza formuliert das folgendermaßen: „Wenn wir ständig nur die gleichen Emotionen erleben und niemals auf ihnen aufbauen, dann sind wir auch in den immer gleichen Mustern aus Reiz und Reaktion gefangen."

Der Abkürzungsmechanismus zum Überleben wird zu einer Falle und Suchtverhalten, bei dem wir immer wieder das Gleiche tun. Mittlerweile belegen genügend Daten, dass der Körper süchtig nach den Peptiden werden kann (Moleküle der Emotionen), da viele Neuropeptide wie Drogen, Alkohol etc. ein Hochgefühl vermitteln können und eine Abhängigkeit zur Folge haben. Ebenso haben sich die Körperzellen mit all den Jahren an die Emotionsmoleküle gewöhnt zur Erfüllung ihrer chemischen Bedürfnisse an den Rezeptorstellen. Die Zellen brauchen immer mehr davon, um dasselbe Gefühl wieder zu erleben.

Dr. Joe Dispenza drückt das sehr elegant aus: „Meine Definition von Sucht ist einfach: Wenn Sie Ihren emotionalen Zustand nicht kontrollieren können, müssen Sie süchtig sein." Demnach gehören Kontrolle, Opfersein, Frust, Groll, Verbitterung, chronische Ängste etc. alles zu Süchten, wenn wir von diesen Verhalten kontrolliert werden. [215)] [216)] [217)]

Die Gefahr des Suchverhaltens besteht auch darin, dass diese negativen Emotionen eine Stressreaktion auslösen, was alleine schon süchtig machen kann, u. a. wegen der vermehrten Ausschüttung des Stresshormons Cortisol und dessen Folgen, die im letzten Abschnitt ausführlich besprochen wurden.

Um die emotionalen und stressbedingten Suchtmechanismen gut und auf eine humorvolle Weise zu verstehen, empfehle ich den Film „What The Bleep Do We Know" anzusehen.

(Anmerkung: Dieser Film wurde von 3 Filmemachern produziert, die lange die Ramtha Schule der Weisheit besucht haben. Dort wird/wurde u. a. das Thema emotionale Süchte auf wissenschaftliche Weise gelehrt. Der Film enthält u. a. Interviews mit renommierten Wissenschaftlern wie der erwähnten Forscherin Dr. Candace Pert und dem oftmals zitierten Dr. Joe Dispenza, der ebenfalls in der Ramtha Schule der Weisheit lange studiert hat. [218)])

Die Lösung, um das Suchtverhalten zu durchbrechen, was auch positive Folgen für die Gesundheit hat, ist neue Gedanken,

Emotionen etc., gekoppelt mit Freude und Optimismus zu erzeugen und somit auch neue Peptide und neue Genabschnitte. Hier gibt es viele Techniken, Trainings etc., die das bewirken sollen.

Um nur ein paar „Perlen“ zu nennen, möchte ich auf die Workshops von Dr. Joe Dispenza hinweisen. Für den, der offen ist für „Spirituelles“ in Verbindung mit wissenschaftlichen Erläuterungen, empfiehlt es sich die Ramtha Schulungen, die es neuerdings auch online gibt, zu absolvieren. Bei diesen Trainings werden auch die neuesten neurowissenschaftlichen Erkenntnisse, wie z. B. die Förderung von Neurogenese und Neuroplastizität integriert, die in diesem Kapitel noch besprochen werden. [219)]

Sie können sich nun sicherlich vorstellen, dass dieser Gehirn-Emotion-Körper Mechanismus mit all seinen Aspekten sich auf die Telomere auswirken.

4. Epigenetik

Ein kollektiver Glaubenssatz, der die Sichtweise von Wissenschaftlern wie Laien lange Zeit prägte, ist der von den Genen, die ein für alle Mal festlegen, wer wir sind und jemals sein können. Unsere Identität, unser Aussehen, unsere Persönlichkeit und unsere Krankheitsrisiken seien genetisch festgelegt. Das menschliche Erbgut besteht aus drei Milliarden Bausteinen, rund 25,000 Genen und der DNS, die als Trägerin des Erbgutes und Bauplan für den menschlichen Körper gilt. Tatsache ist, dass wir alle über weitaus mehr genetische Anlagen verfügen als schließlich genutzt werden. Es sollen lediglich 1,5 Prozent unserer DNS exprimiert werden, die restlichen 98,5% würden im Körper im „Tiefschlaf liegen." Manche Wissenschaftler bezeichnen die 98,5% als DNS-Müll, die jedoch keinesfalls Müll bzw. funktionslos sind. Die Wissenschaft weiß einfach noch nicht wie dieses Material genutzt wird.

Während in den 90er Jahren das Human-Genom Projekt (die Kartierung des menschlichen Genoms) die Schlagzeilen füllte, hob eine Gruppe von Wissenschaftlern eine neue, revolutionäre Forschung im Bereich der Biologie aus der Taufe, die Epigenetik.

Die Wissenschaft der Epigenetik (das bedeutet jenseits der Genetik) verändert von Grund auf unser Verständnis davon, wie das Leben gesteuert wird. In den letzten 10 Jahren hat die Epigenetik festgestellt, dass die DNS in unseren Genen zum Zeitpunkt der Geburt, noch nicht vollständig festgelegt ist. Gene bestimmen also nicht unser Schicksal. Die Wissenschaftler haben herausgefunden, dass nur wenige Gene statisch sind, die Genexpression würde von einem Moment zum anderen fluktuieren. Die meisten Gene (ca. 75% - 90%) würden durch Signale aus unserer Umwelt ein- und ausgeschaltet.

Signale können von der inneren Körperumgebung kommen (emotionale, biologische, neurologische, mentale, energetische und sogar spirituelle Seinszustände), oder auch der Umgebung außerhalb des Körpers (Trauma, Temperatur, Höhe, Giftstoffe, Bakterien, Viren, Lebensmittel, Alkohol etc.)

Diese Anpassung an die Umstände kann sowohl positiv als auch negativ ausfallen, sie kann zur Entstehung von Krebs führen wie zu einer Heilung. Zudem haben die Epigenetiker festgestellt, dass diese Modifizierungen ebenso an die Nachkommen weitergegeben werden können.

Jens Reich, Molekularbiologe und Genforscher, verglich die Gene mit einem Konzertflügel, der ohne einen Pianisten stumm bliebe. Der Pianist, im übertragenen Sinne, entspricht den diversen Signalmöglichkeiten, die oben besprochen wurden.

Die Epigenetik untersucht, wie Schaltermoleküle, Eiweiße und andere Signalstoffe in der Zelle darüber bestimmen, ob ein Gen ein- oder ausgeschaltet wird und wann das geschieht. [220) 221) 222)]

Wie dieser Mechanismus konkret abläuft, wird am besten und einfachsten, ohne in die Details zu gehen, von Bruce Lipton, dem bekannten Epigenetiker selbst erläutert. In einem Chromosomenstrang bildet die DNS das Kernstück und sie wird von Proteinen umhüllt wie von einem Ärmel. Sind die Gene bedeckt, ist ihre Information nicht lesbar. Stellen Sie sich Ihren Arm als ein

Stück DNS vor, in dem das Gen für blaue Augen steckt. Im Zellkern wird dieses Stück DNS von gebundenen Regulationsproteinen bedeckt, die das Blaue-Augen-Gen wie ein schützender Ärmel verdecken, so dass es nicht gelesen werden kann. Wie aber bekommt man diesen Ärmel weg? Man braucht ein Signal, das den Protein-Ärmel dazu bringt, seine Form zu verändern, sich zum Beispiel von der Doppelhelix der DNS zu lösen. Dann kann das Gen gelesen werden. Wenn die DNS enthüllt ist, kann die Zelle davon eine Kopie machen.

Die Aktivität der Gene wird also durch die An-Abwesenheit des schützenden Proteins gesteuert, das wiederum unter dem Einfluss von diversen Signalen steht. Bei diesem ganzen Prozess ist gemäß Bruce Lipton die Zellmembrane der ausschlaggebende Teil, der die Signale weiterleitet. Er bezeichnet die Zellmembrane als Gehirn der Zelle. [223)]

Im Folgenden zeige ich kurz auf, was die Forschung auf diesem Gebiet herausgefunden hat.

4.1 Ernährung und Lebensstil

Mit Hilfe epigenetischer Biosensoren können Wissenschaftler inzwischen untersuchen, inwieweit Diäten oder Nahrungsbestandteile Einfluss auf die Genskripte nehmen, die für unseren Stoffwechsel verantwortlich sind. Dasselbe gilt auch für Medikamente und chemische Fremdsubstanzen.

Eine spanische Studie veranschaulicht die Epigenetik anhand von Untersuchungen unseren Lebensstil betreffend auf perfekte Weise. Forscher des epigenetischen Krebslabors am spanischen nationalen Krebszentrum in Madrid studierten 40 eineiige Zwillingspaare im Alter von 3 bis 74 Jahren. Wie sie herausfanden, wiesen jüngere Zwillingspaare mit ähnlichem Lebensstil, die mehr Jahre zusammen verbracht haben, ähnliche epigenetische Muster auf. Ältere Zwillingspaare dagegen, insbesondere wenn sie eher unterschiedliche Lebensweisen und nicht so viele Jahre gemeinsam zusammengelebt hatten, verfügten über sehr unterschiedliche epigenetische Muster. Bei einem 50 Jahre alten Zwillingspaar fanden die Wissenschaftler beispielsweise viermal so viele unterschiedliche exprimierte Gene wie bei einem dreijährigen Zwillingspaar.

Ein weiteres Experiment zeigte, dass in nur drei Monaten es einer Gruppe aus 31 Männern mit Prostatakrebs mit einem geringen Risikofaktor gelang, 48 Gene (die zum großen Teil mit Tumorsuppression zu tun haben) hochzuregulieren und 453 Gene (die hauptsächlich mit Tumorpromotion zu tun haben) durch Befolgung einer strengen Diät und eines gesunden Lebensstils herunterzuregulieren. Die Männer nahmen an einer Studie von Dean Ornish, MD an der Universität von Kalifornien in San Francisco teil. Im Laufe der Studie nahmen sie ab und reduzierten das Bauchfett und konnten ihren Blutdruck sowie ihr Lipidprofil senken.

Noch beeindruckender ist die Anzahl an epigenetischen Veränderungen, die sich im Rahmen einer schwedischen Studie zeigten. Im Laufe von 6 Monaten nahmen 23 leicht übergewichtige gesunde Männer mit einem relativ bewegungsarmen Lebensstil durchschnittlich knapp zweimal wöchentlich an Spinning- und Aerobic-Kursen teil. Wie die Forscher an der Universität von Lud herausfanden, hatten die Männer 7000 Gene verändert, fast 30% aller Gene im gesamten menschlichen Genom. [224)]

Bestimmte natürliche Wirkstoffe würden gemäß epigenetischen Forschungen ein ganz spezielles epigenetisches Potenzial haben. Dazu gehören die Polyphenole im grünen Tee. Epigenetiker wissen inzwischen, dass die Wirkstoffe im grünen Tee Tumorgene auf den Chromosomen und gleichzeitig krebserzeugende Gene unterdrücken, demnach auf zweierlei Weisen gegen die Krankheit helfen. Catechine im grünen Tee können auch die Entwicklung von Bluthochdruck und Arteriosklerose unterbinden.

Wissenschaftler schätzen, dass seit 2008 etwa 800 epigenetische Studien mit Kurkuma realisiert wurden. Die meisten von ihnen an Universitäten oder Forschungseinrichtungen in Indien, Südkorea, Japan, ebenso in Europa und in den USA. Sie fanden heraus, dass Ingwerwirkstoffe (die auch in Kurkuma enthalten sind) die Funktion von tumorunterdrückenden Genen regulierten und gleichzeitig Gene hemmen, die für die Entstehung von Krebszellen zuständig sind. Die enthaltenen Kräutersubstanzen Gingerol und Cineol wirken auch im mentalen Bereich, sie können Stimmungsschwankungen vorbeugen, indem sie an bestimmten Rezeptoren für Neurotransmitter Serotonin aktivieren. Die Kurkuminsubstanzen gelten auch als neue Hoffnungsformeln für Behandlungen bei Rheumaerkrankungen, Bluthochdruck und Allergien.

Weiterhin gibt es Forschungen, insbesondere bei Resveratrol, das in Traubenschalen oder Rotwein vorhanden ist, und bei den B-Vitaminen. Gemäß den Forschungen können diese Substanzen deaktivierte, stillgelegte Gene erneut zum Leben erwecken und auf diese Weise für körperliche und mentale Fitness sorgen.

Auf diese und andere natürlichen Substanzen wird noch einmal im letzten Kapitel eingegangen, da es hierfür auch ein paar Forschungen im Bereich der Telomere gibt. [225) 226)]

4.2 Umwelteinflüsse und Toxine

Die menschlichen Gene sind evolutionsbedingt auf gesunde Lebensumstände programmiert, jegliche Abweichung führt zu Signalreizen, auf die Gene sensitiv reagieren. Das Genverhalten ändert sich, Krankheiten können entstehen.

Leider produziert unsere industrialisierte Welt ein unablässiges Bombardement von Störfaktoren, Dauerangriffe auf unsere Gesundheit. Auf Faktoren, die aus der Umwelt in uns eindringen, reagieren die Gene mit Veränderungen.

Dazu gehören:

- Schad- und Giftstoffe
- schädliche Genussmittel wie Kaffee, Nikotin oder Alkohol
- Medikamente

- synthetische künstlich hergestellte Nanopartikel
- Allergene
- Bakterien und Viren
- Sauerstoffmangel
- Kälte oder extreme Hitze
- elektromagnetische Störfelder

Mit den Toxinen, die es auf der Erde schon immer gab, haben sich unsere Gene schon längst arrangiert. Zu ihnen gehören natürliche Gift- und Abwehrstoffe in Pflanzen und Tieren. Anders verhält es sich mit den Toxinen, die Chemiker in ihren Labors entwickeln.

Es gibt momentan ca. 170,000 Umweltgifte und deren Derivate, die den Genen als kommandierenden Auftraggebern unserem Immunsystem schwer zu schaffen machen.

An dieser Stelle könnte sehr viel und detailliert über die einzelnen Schadstoffarten, die oben aufgelistet sind, berichtet werden, was den Rahmen des Buches sprengen würde.

Ein „moderner Schadstoff" sei hier jedoch erwähnt, da er der Allgemeinheit noch eher unbekannt ist. Zu den neuesten schädlichen Substanzen gehören synthetische Nanopartikel, die es in der Natur nicht gibt. Sie stecken in Lebensmitteln, Verpackungen, Plastikprodukten, Lacken, Oberflächenbeschichtungen und vielen anderen Chemieprodukten. Gegen ihre Attacken sind Gene hilflos, was zur Folge hat, dass der Stoffwechsel schwächer wird und weniger dynamische Antriebskraft schenkt. [227)]

4.3 Einfluss von Gedanken und Emotionen

Ernest Rossi schreibt in seinem Buch „The Psychobiology of Gene Expression“ folgendes: „Unsere subjektiven mentalen bzw. psychischen Zustände, unsere bewusst motivierten Verhaltensweisen und unsere Wahrnehmung des freien Willens können die Genexpression so anpassen, dass dadurch die Gesundheit optimiert wird.“

Bruce Lipton drückt es so aus, dass bei einer Veränderung der Wahrnehmung und unserer Einstellungen wir die Aktivitäten der Gene verändern und über 30 tausend Variationen jedes Gens erzeugen können.

Für diejenigen, die sich für dieses Thema interessieren, ist neben den Veröffentlichungen von Bruce Lipton auf diesem Gebiet das Buch: „Die neue Medizin des Bewusstseins – Wie Sie mit Gedanken und Gefühlen Ihre Gene positiv beeinflussen können“ von Dawson Church zu empfehlen. [228)] [229)]

Welche konkreten Forschungen gibt es derzeit auf diesem Gebiet?

Im Bereich „Positive Emotionen“ wie Liebe, Freude, Lachen, Fürsorge etc. und negative wie Stressbelastung und Traumen etc.

Auf dem Gebiet von Entspannungsübungen und diverse Geist-Körper Praktiken. Ganz neue Forschungen zeigen auf, wie Gedanken und das „gesprochene Wort“ unsere Gene kontrollieren. Wir schauen uns die einzelnen Sparten kurz an.

Positive Emotionen:

Nach Aussagen des HearthMath Institutes in Boulder Creek, Kalifornien, entdeckten Forscher, dass Faktoren wie Liebe und Wertschätzung oder Angst und Wut die Blaupause eines Menschen beeinflussen. In einem Experiment waren ausgewählte Teilnehmer in der Lage, ihre DNS mit positiven Geisteszuständen zu verändern.

Eine Person, die drei DNS-Proben hielt, wurde angewiesen mit Hilfe einer HearthMath-Technik Herzkohärenz zu generieren, ein wohltuender Zustand mentaler, emotionaler und physischer Balance und Harmonie. Diese Technik verwendet Herzatmung und absichtlich erzeugte positive Emotionen. Der Person gelang es, wie angewiesen, zwei der DNS-Proben absichtlich und simultan in unterschiedlichen Ausmaßen zu verändern und die dritte unverändert zu lassen.

Es gibt viele Forschungen, die belegen, dass Freude und Lachen „heilsam“ sind. Ein Beispiel ist eine Forschung aus Japan. Diabetes Patienten sahen eine Stunde eine Komödie an. Dabei wurden insgesamt 39 Gene hochreguliert, 14 davon hatten mit der Aktivität der natürlichen Killerzellen zu tun. Keines dieser Gene hatte direkt etwas mit dem Blutzuckerstoffwechsel zu tun, dennoch war der Blutzuckerspielgel der Patienten besser eingestellt als nach dem Anhören eines Vortrages über Diabetes an einem Tag. Die Forscher nehmen an, dass Lachen viele Gene beeinflusst, die mit der Immunreaktion zu tun haben, was wiederum bei diesen Diabetikern zu einer besseren Blutzuckerkontrolle beigetragen hatte. [230)]

Bruce Lipton geht in seinem Buch: „Intelligente Zellen“ auch ausführlich darauf ein, dass Forschungen belegen, dass die Zeit im Mutterleib genauso wichtig sei, wenn nicht wichtiger für die Programmierung der Gesundheit der Gene des Kindes wie nach der Geburt.

Eine faszinierende neue Studie beschreibt die Bedeutung der elterlichen Fürsorge für die Gehirnentwicklung. Dr. Daniel Siegel schreibt in seinem Buch: „The Developing Mind“, dass das wachsende Gehirn eines Kindes aus seiner Umwelt die wichtigsten Erfahrungen erfährt, die den Ausdruck seiner Gene bestimmen, was wiederum die Verbindung der Neuronen definiert, die die Grundlage mentaler Aktivität sind.

An dieser Stelle sei erwähnt, dass gemäß epigenetischen Studien die verschiedensten Emotionen der Eltern, die ja die Gene epigenetisch prägen, an die Kinder weitervererbt werden. [231)] [232)]

Emotionale Traumen und Stress:

Traumatische Erfahrungen hinterlassen lebenslange Narben, die nicht nur in der Seele sondern auch im Körper, im Genom eingebrannt sind, wo sie eine epigenetische Wirkung entfalten, d. h. bestimmte Gene verändern, so z. B. auch Kindesmissbrauch. Man hat herausgefunden, dass dies dramatische epigenetische Spuren im Gehirn des Opfers, ähnlich den einprogrammierten Merkmalen im Gehirn von Kindern, die lieblos aufwachen, hinterlassen.

Eine Studie, die die Gene von 100 Bürgern der Stadt Detroit in den USA untersuchte, konzentrierte sich dabei auf 23 Probanden, die unter einer posttraumatischen Belastungsstörung litten. Diese Menschen wiesen eine sechs- bis siebenfache erhöhte epigenetische Variationsrate auf. Die meisten dieser Veränderungen beeinträchtigten unter anderem das Immunsystem.

Mehrere Studien belegen, dass Heilsignale, die auf unsere Gene wirken, in Gefahrensituationen abgeschaltet werden.

Forscher des Ohio State University Medical Center fanden beispielsweise heraus, dass über 170 Gene durch Stress (darunter können die unterschiedlichsten Stressbedingungen fallen; Details siehe oben unter Stressforschung) beeinträchtigt werden. 100 davon werden komplett abgeschaltet (darunter viele, die für die Erzeugung von Proteinen für eine bessere Wundheilung zuständig sind).

Laut ihren Berichten dauert die Heilung von Verletzungen bei gestressten Patienten nicht nur 40% länger, sondern Stress verlagert die genomische Balance in Richtung Gene, welche die Bauanweisungen für Proteine liefern, die Funktionsunfähigkeit, Tod und Entzündungen der Zellen bewirken. [233) 234) 235)]

4.4 Neue Forschungen im Bereich Epigenetik

Entspannungs-Praktiken:

In einer Studie des Jahres 2008 ließen sich 20 Freiwillige acht Wochen lang in unterschiedlichen Geist-Körper Praktiken unterrichten (u. a. verschiedene Arten von Meditationen, Yoga und wiederholtes Beten), die eine Entspannungsreaktion, einen physiologischen Zustand tiefer Ruhe auslösen. Außerdem begleiteten sie 19 Probanden, die dieselben Techniken schon seit Langem täglich praktizierten. Nach Abschluss der Studie konnten bei den „Neulingen" Veränderungen an 1561 Genen nachgewiesen werden (874 Gene, die mit Gesundheit zu tun haben, waren hochreguliert worden, 687, die mit Stress zu tun haben, waren herunterreguliert worden). Des Weiteren war eine Senkung des Blutdrucks, der Herz- und der Atmungsfrequenz festzustellen. Die erfahrenen Praktizierenden exprimierten 2209 neue Gene. Die meisten dieser genetischen Veränderungen verbesserten u. a. die Reaktion des Körpers und auch chronischen psychologischen Stress.

Wie eine weitere Studie 2013 herausfand, produziert die Entspannungsreaktion nach lediglich einer einzigen Meditationssitzung eine veränderte Genexpression, und zwar sowohl bei Anfängern als auch bei erfahrenen Meditierenden (wobei diejenigen, die seit Langem praktizierten mehr davon profitierten). Unter anderem wurden Gene hochreguliert, die an der Immunfunktion, dem Energiemetabolismus und der Insulinausschüttung beteiligt sind. Herunterreguliert wurden Gene, die mit

Entzündungen und Stress in Verbindung gebracht werden. Solche Studien zeigen deutlich, wie schnell wir unsere eigenen Gene verändern können. [236)]

Kontrolle der Gene durch Gedanken und das gesprochene Wort:

Forscher im Bereich Biotechnologie und Bioingenieurswesen haben in Basel (der Schweiz), eine neue genregulative Methode entwickelt, anhand eines EEG Kopfhörers, die veranlasst, dass gedankenspezifische Gehirnwellen, die Umwandlung der Gene zu Proteinen (Genexpression) kontrollieren. Dies wurde in dem Journal: „Nature Communications" veröffentlicht.

Fussenegger, einer der Forscher, sagt Folgendes: „Das erste Mal haben wir erreicht, menschliche Gehirnwellen zu nutzen, diese in ein Gennetzwerk drahtlos zu übertragen und die Genexpression gemäß der Art des Gedankens zu regulieren. Die Fähigkeit zu haben, durch die Macht des Gedankens, Genexpression zu kontrollieren, war ein Traum, den wir jahrzehntelang verfolgten." [237)]

In den letzten Jahren haben russische Wissenschaftler bahnbrechende DNS Forschungen betrieben, die die Welt bezüglich unserer Gesundheit für immer verändern wird. In einem erstaunlichen Experiment bewiesen diese Wissenschaftler, dass die menschliche DNS sehr leicht durch Sprache umprogrammiert werden kann, d. h. dass alleine Wörter die Genexpression der DNS verändern können.

In diesem Experiment wurden Wörter und Sätze gesprochen und auf bestimmte Frequenzen moduliert. Und die Wirkung der Umprogrammierung auf der DNS war buchstäblich schockierend. Es war so, als ob diese Wissenschaftler einfach das erwünschte Programm durch „Ausschneiden und Einfügen“ auf ein menschliches DNS Molekül installiert haben und auf diese Weise erfolgreich beschädigte DNS reparierten oder das menschliche Genom insgesamt umprogrammierten. [238)]

Diese neuesten Forschungen, aber auch all die anderen beweisen eindeutig, dass das genetische Schicksal nicht fixiert und vorbestimmt ist. Die Gene der Familie müssen einen nicht lebenslang an Krankheit binden. Es gibt Wege, um die „schlechten geerbten Gene“ auszuschalten und Gene anzuschalten, die zu einem gesunden Leben führen.

5. Neurogenese und Neuroplastizität

Unser Gehirn besitzt die bemerkenswerte Fähigkeit, neue Neuronen während des ganzen Lebens zu erschaffen und Neuronenpfade neu zu reorganisieren und neue neuronale Verbindungen zu schaffen.

Diese zwei Forschungsbereiche werden in den Neurowissenschaften Neurogenese und Neuroplastizität genannt, die im Folgenden näher erläutert werden.

Auf einen sehr interessanten neuen Zweig der Neurowissenschaft der „Meyelinforschung“ wird nicht näher eingegangen. Kurz zusammengefasst: Die Meyelinforschung untersucht u. a. wie durch Training, Wiederholungen von Fähigkeiten die Meyelinschicht (die Isolierungsschicht um die Neuronen) im Gehirn wächst, was zur Folge hat, dass die Signale sich schneller und besser in den Nervenbahnen verbreiten und somit Talente und Fähigkeiten erlernt und erweitert werden können. Es gibt zu dieser Forschung ein sehr interessantes Buch: Daniel Coyle: „Die Talentlüge: Warum wir fast alles erreichen können.“ [239)]

Neurogenese:

Lange bestand die Ansicht, dass die Gehirnzellen, die Neuronen, im Gegensatz zu anderen Körperzellen ohne Neubildung absterben würden. 1913 schrieb Ramon y Cayal, der führende Neuroanatom der Welt und Nobelpreisträger, Folgendes in seinem Hauptwerk: „Im erwachsenen Gehirn sind die Nervenbahnen fest und unveränderbar. Alles kann absterben, nichts kann nachwachsen. Die Aufgabe einer zukünftigen Wissenschaft wird darin bestehen, dieses harsche Urteil zu revidieren, so dies möglich ist.“

Neuronale Stammzellen (auch als ewig junge Babyzellen des Gehirns bezeichnet) wurden lange übersehen, da sie der gängigen Theorie widersprachen, die das Gehirn mit einer Maschine oder einem Computer verglichen.

Neuronale Stammzellen heißen sie deshalb, weil sie sich nach der Teilung entweder zu Nerven- oder Gliazellen im Gehirn weiterentwickeln können. Sie wurden auch schon früher von diversen Forschern erkannt, aber ihnen wurde kein Glauben geschenkt, wie z. B. Joseph Altman, ein Wissenschaftler vom MIT (Massachussetts Institute of Technology), der 1965 neuronale Stammzellen bei Ratten entdeckte.

Erwähnt sei auch Elizabeth Gould von der Princeton Universität (USA), die als Erste die Existenz von neuronalen Stammzellen bei Primaten nachweisen konnte.

Ende der 90er Jahre entdeckten Frederick Gage aus Kalifornien und der schwedische Neurowissenschaftler Peter Erisson neuronale Stammzellen im menschlichen Hippocampus im Gehirn durch neu entwickelte Mikroskope. Der Hippocampus ist Teil des limbischen Systems und spielt eine Schlüsselrolle beim Transfer von Informationen vom Kurz- ins Langzeitgedächtnis. Dieser Mechanismus, d. h. die Produktion von neuronalen Stammzellen heißt Neurogenese und endet erst mit dem Tod.

Momentan geht die Suche nach neuronalen Stammzellen in anderen Teilen des Gehirns weiter. Bislang wurden sie noch im

Riechkolben (dem Gehirnareal zur Verarbeitung des Geruchssinns) entdeckt. Ebenso wird daran geforscht, wie sich die Produktion der neuronalen Stammzellen intensivieren lässt. [240) 241)]

Aktuelle Wissenschaftler aus Stockholm (Schweden) berichten, dass ihrem Modell zufolge, rund 700 Neuronen pro Gehirnseite des Hippocampus, also insgesamt 1400 pro Tag gebildet werden. Rund ein Drittel der Nervenzellen im menschlichen Hippocampus gehört laut einer Studie zu der Gruppe, die regelmäßig erneuert werden, ca. 3,5% davon würden pro Jahr ausgetauscht. [242)]

Was fördert die Neurogenese?

- *Diverse körperliche Betätigungen, insbesondre„Hochintensives Intervalltraining"(HIIT):* [243)]

Neue Forschungen zeigen, dass *Walking* (schnelles Gehen) eines der wirkungsvollsten neuroplastischen Eingriffe ist. Beim Walking soll der Hippocampus im Gehirn neue Zellen produzieren. Ebenso wird vermehrt ein wichtiger von den Gliazellen produzierter Wachstumsfaktor GDNF ausgeschüttet, der die Entwicklung und das Überleben der Neuronen unterstützt. [244)]

Das Erlernen und Training von Talenten und Fähigkeiten, wie z. B. von Jonglieren. Die Forscher der Universität Regensburg hatten 24 Freiwillige, die noch nie jongliert hatten, in zwei gleich große Gruppen aufgeteilt: Die eine Gruppe sollte 3 Monate lang jeden Tag Jonglieren üben, die andere diente nur als Kontrollgruppe ohne entsprechende Aufgabe. Am Anfang und Ende der Studie wurden bei allen Teilnehmenden Gehirnscans mithilfe der

Magnetresonanztomografie (MRT) durchgeführt. Es hatte sich ein nachweisbarer Zuwachs der Grauen Gehirnsubstanz sowohl im Volumen und Dichte gezeigt, ein Hinweis, dass bei Erwachsenen neue Nervenzellen wachsen können.

- *Meditation* hat vielversprechende Ergebnisse gezeigt, nicht nur auf die Gehirnwellenmuster, sondern auch bezüglich der Erzeugung neuer Hirnzellen durch achtsam nach innen gerichtete Aufmerksamkeit. Das Journal „Neuroreport" veröffentlichte im November 2005 eine Studie, die bei 20 Teilnehmern mit umfassenden Erfahrungen in buddhistischer Meditationspraxis vermehrte Gehirnzellen aufwiesen. Ebenso zeigen Studien, dass Kontemplation und einfaches Reflektieren, und das Lösen von Problemen, die Neurogenese fördert.
Ganz neue Ergebnisse zeigen, dass insbesondere beim Gehen in Kombination mit einem konzentrierten Gedanken/Fokus oder dem lauten Äußern von Worten, die Neurogenese besonders aktiviert würde.

- *Ausreichend Schlaf* zeigt positive Auswirkungen auf die Neurogenese.

- *Gesellschaftliche Interaktionen* sind für das Neuronenwachstum förderlich.

- *Kalorienreduzierung* generell und eine Reduzierung von Kohlenhydraten, insbesondere Zucker und weißem Mehl haben eine Neurogenese gefördert.

- *Konsumieren von gesunden Fetten*, wie Omega 3-Fetten, ebenso Vitamin D, um nur einige zu nennen, zeigten positive Wirkungen auf das Wachstum von Gehirnzellen.

- *Stressreduzierung:* Wie bereits in diesem Teil besprochen, schädigt Stress den Hyppocampus und das Wachstum neuronaler Stammzellen. Neuere Studien belegen auch, dass Depressionen dazu führen. Studien zeigen, dass Antidepressiva die Neurogenese fördern. Momentan wird noch nach deren Gründen geforscht. Eine direkte oder indirekte Folge durch die Aktivierung des Serotonins und/oder Dopamins? [245)] [246)] [247)]

Neuroplastizität:

Neuroplastizität ist einfach ausgedrückt die Fähigkeit des Gehirns sich zu verändern, sich zu formen, zu wandeln und sich anzupassen gemäß diversen Erfahrungen. Auch das Gehirn eines Erwachsenen ist tatsächlich lebenslang veränderbar. Nicht nur Synapsen und Nervenzellen, sondern auch ganze Hirnareale können sich verändern, je nachdem, wie sie verwendet werden. Das geschieht immer dann, wenn wir das Gehirn auf andere Weise als bisher nutzen. Zahlreiche Studien zur Plastizität des Gehirns, die auch in der bekannten Zeitschrift „Scientific American“ besprochen wurden, zeigen, wie groß das Neuvernetzungspotential des Gehirns ist.

Wissenschaftlich ausgedrückt funktioniert Neuroplastizität durch „Pruning“ (Ausdünnung) und „Spouting“ (Aussprossung). Diese Begriffe bedeuten genau das, wonach sie klingen: Es geht darum neuronale Verbindungen, Muster und Schaltkreise zu eliminieren und neu aufzubauen. In einem gut funktionierenden Gehirn läuft dieser Prozess in Sekundenschnelle ab. [248) 249) 250)]

Die neuroplastische Forschung hat ergeben, dass jede dauerhafte Tätigkeit – sei es Sport, Wahrnehmung, Lernen, Denken oder Vorstellung – nicht nur den Geist verändert, sondern auch das Gehirn. Kulturelle Überzeugungen und Praktiken sind da keine Ausnahme.

Unsere Gehirne werden durch kulturelle Praktiken wie Lesen, Musikunterricht oder das Erlernen einer Fremdsprache verändert. Das Gehirn jedes einzelnen Menschen wurde durch die Kultur verändert, und die Weiterentwicklung der Kultur führt zu immer neuen Veränderungen des menschlichen Gehirns.

Der bekannte Neurowissenschaftler und Experte für Neuroplastizität Michael Merzenich erklärt: „Unsere Gehirne unterscheiden sich bis ins Detail hinein erheblich von denen unserer Vorfahren. In jedem Stadium der kulturellen Entwicklung muss sich der Mensch komplexe neue Fertigkeiten und Kompetenzen aneignen, die mit massiven Veränderungen des Gehirns einhergehen. Jeder von uns erlernt eine Vielzahl aufwändiger, von unseren Vorfahren entwickelten Fertigkeiten und Kompetenzen und vollzieht dank der Plastizität unseres Gehirns gewissermaßen die gesamte menschliche Kulturgeschichte nach." [251)]

Gemäß Merzernich wird die Neuroplastizität durch das Partizipieren an neuen herausfordernden Aktivitäten während des ganzen Lebens durch soziales Aktivsein, und das Praktizieren von Meditationstechniken besonders gefördert. Er betont auch die

Wichtigkeit, ein wahres Interesse an den gewählten Aktivitäten zu haben, damit sich neue neuronale Schaltkreise bilden können. 252)

Der renommierte Gehirnforscher und Professor für Neurobiologie an der Universität Göttingen, Prof. Gerald Hüther aus Deutschland, bestätigt diese Voraussetzung und geht in seinen Vorträgen und für den Laien gut zugänglichen Sachbüchern noch weiter. Er sagt, dass der Schlüssel zu einer positiven Veränderung im Gehirn nicht nur das Neue ist, sondern vor allem die Freude und Begeisterung, mit der wir bei der Sache sind. Zitat von Hüther: „Das Gehirn wird nicht so wie man es benutzt, sondern das Gehirn wird so wie und wofür man es mit Begeisterung benutzt. Im Gehirn wächst nicht alles, sondern im Gehirn wächst das, wofür man sich begeistert." Solange sich Menschen noch für etwas Neues begeistern können, würde sich ihr Gehirn auch dann noch verändern, wenn sie steinalt geworden sind.

Wissenschaftlich formuliert werden neue Erfahrungen im Gehirn nur verankert, wenn sie mit der Aktivierung der emotionalen Zentren im Mittelgehirn verbunden sind. Denn nur dann werden vermehrt neuroplastische Botenstoffe wie Dopamin und Endorphine ausgeschüttet, die als Glückshormone bezeichnet werden. Sie tragen dazu bei, dass die neuen Erfahrungen und die dabei aktivierten Verschaltungen gebahnt und gefestigt werden und die Neurogenese aktiviert wird.

Gerald Hüther verwendet ein eingängiges Bild, damit wir uns diesen Vorgang plastisch vorstellen können: „Jedes Mal, wenn wir uns für etwas begeistern, geht im Gehirn eine emotionale

Gießkanne voller Dünger an, die unser Gehirn gießt und düngt, hier zeigt sich, dass Lernen nicht gleich Lernen ist."

Seine neurologischen Studien, Erkenntnisse zur Potentialentfaltung, sind Anregungen für alternative Schulen und werden bereits integriert. Ein konkretes Projekt wurde auf dem Entrepreneurship Sumit im Oktober 2012 in Berlin, vorgestellt. [253) 254)]

Die beiden Bücher von Norman Doidge sind sehr zu empfehlen: „Neustart im Kopf" und sein aktuelles Buch: „Wie das Gehirn heilt." Dort werden anhand von konkreten Beispielen und Fällen die verschiedenen Bereiche erläutert, in denen die Erkenntnisse der Neuroplastizität angewandt werden:

- *Auf dem medizinischen Gebiet:*
Es werden Apparate entwickelt, die die Sinnesorgane ersetzen.

- *Nicht-invasive physiologische Therapieformen:*
Neurostimulierdende Methoden werden zur Erholung bei Schlaganfall, Gehirnverletzungen, degenerativen Gehirnerkrankungen und neuronale Entwicklungsstörungen bei Kindern verwendet, um neue Gehirnkarten zu entwickeln. Programme zur Verbesserung der Gehirn- und Gedächtnisleistung, Methoden zur Schmerzlinderung und Wahrnehmungsbildung.
Um die Selbstheilungskräfte des Gehirns zu aktivieren, werden Energieformen benutzt, wie Licht, Schall, Musik, Elektrizität, Vibrationen, Bewegungen und das Denken.
Es handelt sich um neuartige Laserlichttherapien, Klangtherapien, Visualisierungstechniken, Bewegungs- und physio-

therapeutische Methoden wie Walking oder auch die Feldenkreistherapie.

- *In der Psychotherapie:*

Es gibt bereits gute Erfahrungen bei der Gesprächstherapie und Psychoanalyse bei Ängsten, Phobien, Zwängen und Süchten. Dabei sollten die alten Neuropfade der Traumen und psychischen Probleme und deren Ursachen gelöscht und mit neuen Schaltkreisen ersetzt werden.

- *Bei diverse Lernprogrammen:*

z. B. Bei Lern- und Sprachbehinderungen oder auch um eine Musikbegabung und andere Talente zu fördern, zur Leistungssteigerung. Dabei werden oft Visualisierungs- und mentale Übungen verwendet. [255] [256]

6. Placebo – Noncebo

Placebo:

Glaube kann heilen, das zeigt auch die Wirkung von Placebos. Medikamente, die keinen Wirkstoff enthalten. Dazu gehören auch Scheinakupunktur, Scheinoperationen etc.

Rund 30% aller körperlichen und emotionalen Erkrankungen werden durch Placebos geheilt, vorausgesetzt die Person glaubt ein wirksames Mittel oder Behandlung erhalten zu haben. [257)]

Es gibt zahlreiche Beispiele, die die Macht von Placebos zeigen, die aufgrund von Glauben, Überzeugtsein, Akzeptanz, positiven Erwartungshaltungen und einem starken Optimismus wirken, wie man im Laufe der Zeit durch die verschiedensten Experimente herausfand.

Zudem spielt das Unterbewusstsein eine Rolle. Ein Fachartikel, der im Magazin „Scientific American" veröffentlicht wurde, merkt Folgendes an: „Die Wirkungen von Placebos können nicht nur von einem bewussten Glauben an ein Medikament herrühren, sondern auch von unterbewussten Assoziierungen zwischen Genesung und den Erfahrungen behandelt zu werden, durch einen Nadelstich bis hin zu einem weißen Arztkittel. Solche unterschwelligen Konditionierungen können körperliche Prozesse kontrollieren, deren wir uns nicht bewusst sind, wie z. B. Reaktionen des Immunsystems und die Ausschüttung von Hormonen."

Der Harvard Professor Ted Kaptuch, der den Placebo-Effekt sehr gründlich erforscht hat, vertritt in seinen Fachartikeln und

Interviews oft die These, dass die fürsorgliche Zuwendung durch eine anerkannte Autoritätsfigur gleich stark, wenn nicht noch stärker am Placebo-Effekt beteiligt ist als die positive Erwartungshaltung.

Eine an der Harvard Medical School durchgeführte und im „British Medical Journal" publizierte Studie ergab, dass sich die Wirkung eines Placebos von 44% auf 62% steigern ließ, wenn der Arzt dem Patienten mit Wärme, Aufmerksamkeit und Zuversicht begegnete. [258)] [259)]

Die diversen, in diesem Kapitel besprochenen physiologischen Mechanismen bezüglich der Beziehung von Geist und Körper und die Erläuterungen der Stressforschung veranschaulichen uns sehr gut, wie Placebos wirken können.

Es gibt eine gut detaillierte Beschreibung über den physiologischen Prozess von Geist und Körper, wie exakt ein Placebo abläuft, in dem Buch von Dr. Joe Dispenza: „Du bist das Placebo."

Ein paar konkrete, wichtige und interessante Studien aus den verschiedenen Kategorien möchte ich hier kurz aufzeigen:

- In einer bahnbrechenden Studie wurde Ende der 1970er Jahre zum ersten Mal nachgewiesen, dass ein Placebo genauso die Ausschüttung von Endorphinen (den natürlichen körpereigenen Schmerzmitteln) auslösen kann wie bestimmte wirksame Medikamente. Das war ein Meilenstein in der Geschichte der Placebo-Forschung, denn das bedeutete, dass Schmerzlinderungen, nicht nur mental im Kopf stattfanden, sondern im Geist und

Körper, d. h. der physiologischen Biochemie. So gibt es Experimente und gute Ergebnisse bei Kopfschmerzen, bei schmerzhaften Magengeschwüren etc.

- In den 1980er und in den 90er Jahren kamen jede Menge neue Antidepressiva auf den Markt. Es wurden mehrere Experimente gemacht und es stellte sich heraus, dass Placebos genauso oder wirkungsvoller waren als die Medikamente.

Die Studien erbrachten den überwältigenden Beweis, dass die Überzeugungen, dass z. B. Depressionen gelindert werden können, genauso heilend wirken wie die tatsächliche Einnahme von Medikamenten. Die Probanden, die Placebos erhielten, und damit eine Besserung erreichten, stellten ihre eigenen, natürlichen Antidepressiva her.

- Placebos gegen Parkinson.

Es ist bekannt, dass diese Patienten, die unter dieser furchtbaren Krankheit leiden, nicht genug Dopamin (ein wichtiger Neurotransmitter für die optimale Funktion des Gehirns etc.) produzieren. In klinischen Studien wurden den Parkinson-Patienten statt Medikamenten Placebos verabreicht mit der Mitteilung, dass diese ihre Symptome beträchtlich lindern würden. Die Untersuchung der Gehirne der Patienten ergab, dass diejenigen Probanden, die positiv auf Placebos ansprachen, tatsächlich mehr Dopamin im Gehirn produzierten, teilweise bis zu 200% mehr als vorher. [260] [261]

- Ein aufsehenserregendes medizinisches Experiment zum Placeboeffekt führte der Orthopäde Dr. James Bruce Moselex in Houston, Texas, USA durch. Von 180 Patienten mit einer Kniegelenkarthrose operierte der Arzt zwei Drittel mit der entsprechenden Operationstechnik. Die anderen erlebten dieselben Vorbereitungen wie die Patienten, die real operiert wurden, und bekamen auch eine Narkose, wurden aber nicht operiert. Leichte Schnitte sollten suggerieren, dass die Operation stattgefunden hat. Keiner der Patienten wusste, ob er operiert worden war oder nicht.

Nach 2 Jahren waren 90% der Patienten in beiden Gruppen mit dem Ergebnis zufrieden und, noch erstaunlicher, bei den Personen, die nur zum Schein operiert worden waren, war sogar die Mehrzahl schmerzfrei.

- Des Weiteren gibt es Berichte, dass nach der Eingabe von Placebos kahlköpfigen Männern die Haare wieder wachsen, der Blutdruck oder Cholesterinwert sinkt, Warzen verschwinden, Geschwüre ausheilen, diverse Entzündungen gelindert werden etc. [262) 263)]

Nocebo:

In den 1960er Jahren wurde von den Wissenschaftlern der Begriff Nocebo geprägt (lateinisch für: „ich werde schaden", im Gegensatz zum lateinischen Placebo, „ich werde gefallen").

Glaube kann gesund und krank machen. Die negative Seite zeigt der Nocebo. Der Nocebo-Effekt kann als eine sich selbst erfüllende negative Prophezeiung verstanden werden, der entsteht, wenn ein Mensch glaubt oder erwartet, dass ein Medikament oder eine Behandlung sich schädlich auf ihn auswirken würde.

Manche vertreten auch die Theorie, dass Menschen, die man für krank erklärt, dies als einen solchen psychologischen Tiefschlag erleben könnten, dass sie nicht mehr für sich sorgen und sich ihr Zustand darum verschlechterte.

Wissenschaftler sind davon überzeugt, dass der Nocebo-Effekt im Wesentlichen auf die Aktivierung jener Stressreaktionen zurückzuführen ist, die der Placebo-Effekt dämpft.

Aus naheliegenden ethischen Gründen gibt es nur wenige Studien, die sich auf das Phänomen Nocebo konzentrieren.

Ein paar konkrete Studien folgen:

- In den 1940er-Jahren untersuchte der Harvard-Physiologe Walter Bradford Cannon die extreme Nocebo-Reaktion, die er als „Voodoo-Tod“ bezeichnete. Cannon analysierte eine Reihe von Einzelberichten über Menschen mit einem starken kulturellen Glauben an die Macht von Medizinmännern bzw. Voodoo-Priestern, die nach einem Fluch oder Schadzauber aus heiterem Himmel krank wurden und starben, obwohl weder eine Verletzung noch eine Vergiftung oder Infektion vorlagen. Die Negativbotschaften lösten im Körper Stressalarm aus.

Seine Forschungsarbeit legte das Fundament für den Großteil unserer Kenntnisse darüber, wie Krankheiten durch physiologische Reaktionen des Körpers auf Emotionen (insbesondere Angst) entstehen können.

- Der Nocebo-Effekt zeigt sich auch zum Beispiel in Arzneimitteltests, wenn Probanden zwar ein Placebo zu sich genommen haben, doch bestimmte Nebenwirkungen entwickeln, weil sie bei dem Gedanken an das Medikament auch an die ganzen potenziellen Nebenwirkungen denken.

- Patienten wurde in einer Studie mitgeteilt, dass sie Schmerzen bekommen würden, obwohl man sie nur mit einer wirkstofffreien Substanz behandelte, woraufhin es tatsächlich zu den biochemischen Vorgängen kam, die durch Stress verursacht wurden.

Im „Pavlovian Journal of Biological Science“ wurde eine Studie veröffentlicht, bei der man 34 Studenten vor einen Monitor setzte und ihnen sagte, dass ein elektrischer Strom durch ihr Gehirn geleitet würde und dies womöglich Kopfschmerzen auslösen könne. Obwohl kein einziges Volt durch die Leitung ging, tat über zwei Drittel der Studenten nachher der Kopf weh.

- In San Diego (USA) wertete ein Forscherteam die Totenscheine von fast 30.000 chinesisch-stämmigen und über 400.000 zufällig gewählten US-Bürgern aus. Dabei stellten sie fest, dass Menschen mit chinesischer Abstammung im Vergleich zur weißen Bevölkerung signifikant früher als normal starben (um bis zu fünf Jahren), wenn zwei Faktoren zusammentreffen: eine Krankheit und ein Geburtsjahr, das in der chinesischen Astrologie und chinesischen Medizin als ungünstig gilt. Je stärker die betreffenden Personen in der chinesischen Tradition verankert waren, desto früher starben sie. Anhand der Datenlage konnten die Wissenschaftler ausschließen, dass genetische Faktoren, Besonderheiten in der Lebensweise, spezielle Verhaltensmuster, die Fähigkeit des behandelten Arztes oder irgendwelche anderen Variablen bei der Verkürzung der Lebenserwartung eine Rolle spielten. Warum starben die chinesisch-stämmigen Amerikaner früher? Nicht ihre chinesischen Gene, so das Fazit der Forscher, sondern ihre chinesischen Überzeugungen waren der Grund für ihr vorzeitiges Ableben. Diese Leute glaubten, früher sterben zu müssen, weil ihnen die Sterne nicht wohlgesonnen waren. Und ihre negative Erwartungshaltung ließ sie tatsächlich früher aus dem Leben scheiden. [264) 265) 266)]

7. Spontanheilung – Spontanremission

Gemäß Wikipedia ist „Spontanheilung" das Ausheilen einer Krankheit ohne therapeutische Maßnahmen, konventionelle Medikamente oder Behandlungen.

Der relativ neue medizinische Begriff „Spontanheilung" geht davon aus, dass die Selbstheilungskräfte eines Menschen aktiviert werden, durch körpereigene Reparaturmechanismen und das Immunsystem, was sich dem wissenschaftlichen Verständnis entzieht.

Hier sei erwähnt, dass gerade erst ein neuartiges Protein mit dem Namen LEM (lymphocyte expansion molecule) entdeckt wurde, das das Immunsystem „turboauflädt", so dass dieses jeglichen Krebs oder Viren bekämpfen kann, die von der Wissenschaft bis jetzt entdeckt wurden. Diese revolutionäre Entdeckung wurde in dem bekannten Magazin „Science" veröffentlicht. Somit lässt sich neuerdings Spontanheilung konkret auch auf medizinischer Ebene erklären. [267) 268)]

Die wohl größte Datenbank ist die sogenannte Datenbank von Carlyle Hirshberg und Brendan O` Regan, die sich im Rahmen des „Spontaneous Remission Project" (Spontanheilungsprojekt) dem Phänomen der Spontanheilungen widmete. Die Sammlung umfasst 3500 kommentierte Quellen aus über 800 Zeitschriften in 20 verschiedenen Sprachen, in denen über solche unerklärlichen Fälle berichtet wird. Hier gibt es zahlreiche Berichte über HIV-positiv Patienten, die HIV-negativ wurden, das Verschwinden von Brustkrebs, Tumoren in der Lunge etc. Plaques in den

Herzkranzgefäßen lösten sich auf sowie Aneurysmen (Gerinnsel). Eine Verbesserung von Herzinsuffizienz und Schilddrüsenerkrankungen, um nur einige zu nennen, wurden registriert.

Diese Unmengen an Daten beweisen letztendlich, dass es so gut wie keine Krankheit gibt, die man als „unheilbar" bezeichnen kann. [269)]

Hier seien auch die Forschungen von dem Nürnberger Krebsspezialisten Dr. Herbert Kappauf erwähnt. Er erläutert auch den Unterschied zwischen Spontanheilung und Spontanremission. Ihm zufolge ist eine Spontanheilung eine anhaltende Spontanremission. Etwa 80% von Spontanremissionen sind aber nicht vollständig und nur vorübergehend. Der Tumor beginnt also irgendwann wieder zu wachsen. Spontanheilung ist somit eine komplette Heilung, bei der Rückbildungen nicht mehr vorkommen.

In der Onkologie geht man von einer Spontanheilung erst aus, wenn der Betroffene fünf Jahre nach der Diagnosestellung keine Krankheitszeichen mehr aufweist.

Dr. Kappauf hat in seiner Klinik einen ungewöhnlichen Heilungsfall erlebt. Bei einem Patienten mit Nierenkrebs waren die vorher sichtbaren Lungenmetastasen auf einem späteren Röntgenbild nicht mehr zu sehen. Er fand weit über 1000 Fälle von Spontanremissionen bei Krebserkrankungen, die in der medizinischen Literatur gut dokumentiert sind. Selbst bei Krebs im Endstadium hatten sich bösartige Tumore zurückgebildet oder waren völlig verschwunden, ohne dass sich eine medizinische Erklärung dafür finden ließ.

Er verfasste das Buch: „Wunder sind möglich. Spontanheilung bei Krebs“, in dem er die Ergebnisse des von der Deutschen Krebshilfe geförderten Projekts und einen Überblick über die in der medizinischen Literatur dokumentierten Spontanremissionen veröffentlichte. In seinem Buch hat er zusammengestellt, was ihm auf der Basis verschiedener Forschungsergebnisse und bei Gesprächen mit Menschen, bei denen eine Spontanheilung stattgefunden hat, an Gemeinsamkeiten aufgefallen ist. Im Wesentlichen geht es dabei um die Lebensführung und den Umgang mit sich selbst.

In Fachkreisen wird diskutiert, welche Rolle die Psyche bei Spontanheilungen und Spontanremissionen spielt. Die Wissenschaftler gehen dabei vor allem von psychoneuroimmunologischen Zusammenhängen aus, also von der Wechselwirkung zwischen psychologischen Faktoren und Veränderungen bei der Immunabwehr. So hat man herausgefunden, dass bestimmte Faktoren den Heilungsprozess beeinflussen. Neben sozialer Unterstützung spielt es auch eine Rolle, wie ein Mensch mit seiner Krankheit umgeht und sie seelisch verarbeitet. [270)]

Wodurch aktivieren sich die Selbstheilungskräfte, um Spontanremissionen und Spontanheilungen hervorzurufen?

Wir haben bereits unter dem Punkt Stressforschung aufgezeigt, dass Untersuchungen belegen, dass 90% oder mehr von Erkrankungen mit Stressreaktionen zu tun haben. Optimal die Selbstheilungskräfte zu aktivieren, so dass es zu Spontanheilungen kommen kann, würde bedeuten soviel Stressfaktoren zu eliminieren, wie nur möglich, so dass der Körper seine innere Homöostase (Gleichgewicht) wieder findet und sich selbst regulieren kann. Hier sei noch einmal erwähnt, dass es sehr viele verschiedene Stressfaktoren gibt, die in 3 Kategorien eingeteilt sind, wie unter dem Abschnitt Stressforschung aufgeführt.

Die positive Erwartungshaltung und der Glaube an die eigene Heilung sowie alle Aspekte, die unter dem Abschnitt Placebo erwähnt wurden, die einen Erfolg durch einen Placebo erbracht haben, sind ebenfalls Bedingungen, um optimal die Selbstheilungskräfte zu aktivieren, und Spontanheilungen und Spontanremissionen hervorzurufen.

Es gibt Fälle, bei denen Spontanheilungen durch Stressreduzierung und durch die Aktivierung der Selbstheilungskräfte schon mit geringem Aufwand und wenig Maßnahmen vonstattengehen, z. B. durch eine bloße Umstellung der Ernährung, des Lebensstils und/oder geistige Einstellung.

Es gibt heutzutage sehr viele Methoden, die in Büchern, Kursen und Trainings angeboten werden, die die Absicht haben, dass jeder lernt, seine eigenen Selbstheilungskräfte zu aktivieren.
Ein paar empfehlenswerte Schulungen, die u. a. auch Techniken zur Aktivierung der Selbstheilungskräfte integrieren, wurden bereits in diesem Teil unter „Gehirn-Emotionen-Körper Beziehung“ erwähnt.

Viele Erfolge scheint Alex Loyd mit seiner Methode „Der Healing Code" zu haben, dessen Erläuterungen und Vorgehensweisen wissenschaftlich fundiert sind. Die Methode ist einfach und von jedem durchführbar.

Zu erwähnen ist auch die neuartige Methode COBIMAX (Communikations-Biologische Matrix). Bei vollem Wachbewusstsein wird eine Kommunikation mit dem eigenen Unterbewusstsein aufgenommen mit dem Ziel, bestimmte unmittelbare Aktionen, durchzuführen. [271)]

Daneben gibt es die Möglichkeit durch Hilfe von „außen", durch Technologien oder andere Menschen, die Aktivierung der Selbstheilungskräfte und Spontanheilungen zu initialisieren.

Neuartige Technologien zur Stressreduzierung und Aktivierung der Selbstheilungskräfte gibt es im Bereich Frequenztherapien und UV-Lichttherapien, wie z. B. Blu Room® - Technologie, um nur eine zu nennen. Diese integriert zudem das Wissen von geometrischen Gesetzmäßigkeiten im Gegensatz zu anderen normalen UV- Lichttherapien. [272)]
Diese Art von Technologien und ihre Forschungen stecken noch in den Kinderschuhen und es ist spannend, zu beobachten, was die Zukunft noch Neues bringen wird.

Geistheilung wäre z. B. die Unterstützung der Aktivierung der Selbstheilungskräfte durch einen anderen Menschen, den Geistheiler. Hierzu auch ein konkretes Beispiel.

Die Geistheilerin und Gründerin von San Esprit, (erste stationäre Fachklinik für Geistiges Heilen in Deutschland) Annette Müller, die Geistheiler auch ausbildet, formuliert in ihrem Buch „Ich geh den Weg der Wunder“ Folgendes: „Was das Geistige Heilen betrifft, so geht diese Heilweise über das hinaus, was die Vernunft begreift, und knüpft so an die Fähigkeit des noch so vernünftigen Menschen an, Erfahrungen zu machen, die nicht auf die Vernunft beschränkt sind. Der Geistige Heiler kann – und möchte – einen geistigen Raum jenseits der alltäglichen An- und Überforderungen schaffen. In diesem Raum hilft er dem Kranken, seine eigenen, ihm innewohnenden Heilkräfte zu aktivieren. Es geht beim Geistheilen keineswegs um Esoterik oder Mystizismus, sondern vielmehr um einen Bereich, der die Erfolge der Naturwissenschaften sieht und anerkennt, zugleich aber auf andere Kräfte setzt. Es ist also keine Anwendung im ärztlichen oder physiotherapeutischen Sinne, sondern ein rein spiritueller Vorgang.“ [273)]

Teil 4:

Telomere-Support: Ganzheitliche, holistische Lösungen im Anti-Aging

1. Holistischer, ganzheitlicher Telomere-Support

Als Einführung in dieses Kapitel möchte ich noch einmal zur Vertiefung zwei bereits in diesem Buch aufgeführte Zitate von Telomere-Forschern wiederholen.

Arzt und Telomere-Forscher Dr. Fossel: „Die Telomere-Theorie des Alterns kann man in einem Satz ausdrücken: Zellen teilen sich, Telomere werden kürzer, der Genausdruck verändert sich, der zellulare Reparatur- und Recyclingprozess wird langsamer, Fehler sammeln sich langsam an und Zellen versagen.“ [274)]

Wilhelm Andrews, der bekannte Anti-Aging und Telomere-Forscher und einer der weltweiten Top-Führungskräfte in der Telomerase Aktivatoren Forschung äußert Folgendes: „Schlimme Dinge passieren, wenn sich die Telomere verkürzen.“ [275]

Um alle Alterungsfaktoren zu minimieren, braucht es eine ganzheitliche holistische Prävention, die alles beinhaltet. Wie zuvor schon erwähnt, bin ich persönlich, neben vielen Anti-Aging Experten, die in diesem Buch vorgestellt wurden, der Meinung, dass Telomere-Support (das Unterstützen der Telomere, dass sich die Telomere nicht weiter verkürzen, sondern wieder wachsen) die Grundlage dafür ist. Ein ganzheitlicher, holistischer Telomere-Support schließt Geist - Emotionen und Körperbeziehung mit ein.

Am Anfang des letzten Kapitels wurde zusammengefasst, welche Faktoren die Ärztin und Gründerin des „Whole Health-Medicine Institute“, Dr. Lissa Ranking aus den USA, nennt, um holistisch, d. h. ganzheitlich auf die Gesundheit einzuwirken.

Wir können bereits ahnen, welche Faktoren auf die Telomerlänge schädliche Auswirkungen haben, d. h. auf deren Verkürzung hinwirken und welche Maßnahmen die Telomere fördern zu wachsen.

Da dies ein wissenschaftliches Buch ist, werde ich im Folgenden fast nur wissenschaftliche Forschungen aufzeigen, die bereits gemacht wurden, ohne Spekulationen oder Vermutungen.

Der Bereich der Telomere-Forschung befindet sich noch in den Anfängen, so dass es in den kommenden Jahren sicherlich auf diesem Gebiet viele neue Forschungen geben wird.

Ich bin der Auffassung, dass sich jeder selbst einen Plan machen kann, um auf den verschiedenen Gebieten seinen Lebensstil und Gewohnheiten etc. zu verändern, d. h. ganzheitlichen Telomere-Support zu betreiben mit dem Wissen, das in diesem Buch aufgezeigt wurde. Das ist das Ziel dieses Buches.

Wir haben wirklich Kontrolle darüber, unsere Telomere positiv durch Lebensstiländerungen zu beeinflussen!

Studien zeigten, dass die Telomere, die ja aus den gleichen Bausteinen wie die DNS bestehen, nur ohne genetische Information, auch eine Art „Epigenetik“ und „Plastizität“ aufweisen, also veränderbar sind (siehe Ausführungen in Teil 3). Es wurde z. B. beobachtet, dass die Telomere bei stressvollen Ereignissen bei Menschen und Ratten sich für eine kurze Zeit verkürzten, dann aber wieder durch „Zellreparaturen“ erholten. [276)]

Es ist nicht notwendig, sich von „selbst ernannten“ Telomere-Beratern oder sogar Telomere-Psychologen etc., die in diesem neuen Forschungssegment eine Marktlücke finden, für teures Geld beraten zu lassen, da diese nicht mehr wissen als Sie, nachdem Sie dieses Buch studiert haben.

Wenn Sie Geld in Telomere-Support investieren möchten, würde es meiner Meinung nach nur sinnvoll sein, in bestimmte Nahrung und Nahrungsergänzung zu investieren, die diejenigen Nährstoffe beinhalten, bei denen wissenschaftlich bewiesen ist, dass sie Telomere verlängern, sowie in die besten und natürlichsten Telomerase Aktivatoren.

Eine Investition und ein Geschenk an Sie, als präventive Maßnahme für Ihr „Gesundes Altern“!

Das wäre die einzige sinnvolle Beratung von: Anti-Aging-, Präventions-, Gesundheits- und Ernährungsberatern, und/oder auch Heilpraktikern, die Sie kostenlos erhalten sollten. Diese sollten sich spezialisiert haben auf Telomere-Support Nahrungsergänzungsmittel und natürliche Telomerase Aktivatoren und die Fähigkeit haben, nur wissenschaftlich hochqualitative Produkte, auf Sie zugeschnitten, zu empfehlen.

In Europa sind bis jetzt nur ein paar hochwertige Produkte zugelassen. Bis jetzt gibt es zwei Firmen in Form von Netzwerken von Mensch zu Mensch (keine Ärzte- und Pharmanetzwerke!). Diese sind dabei, in Europa bekannt, bzw. eingeführt zu werden. Sie sind auf Telomere-Support und „Gesundes Altern“ spezialisiert und meiner Meinung nach sind die wissenschaftlichen und qualitativen Voraussetzungen bezüglich Hochwertigkeit und Wirksamkeit erfüllt.

Sollten Sie Interesse an einer Unterstützung der Telomere im Bereich Nahrungsergänzung oder Nährstoffe haben, die teilweise in diesem Kapitel aufgeführt werden, dann kontaktieren Sie bitte zunächst die Person, die Ihnen dieses Buch empfohlen hat. Sei es eine direkte Empfehlung oder indirekte, z. B. über deren Internetportal: Diese Person ist Ihr Ansprechpartner!

Sollten Sie auf das Buch als Kunde von mir oder durch von mir getätigte Werbemaßnahmen gestoßen sein, dann kontaktieren Sie mich bitte direkt. Ebenso, wenn Ihr Empfehlungsgeber keine Beratungen zu Telomere-Support im Bereich Nahrungsergänzung oder Nährstoffe geben möchte/kann.

Etliche andere Maßnahmen, die in diesem Kapitel besprochen werden, können ohne Kosten durchgeführt werden.

(Anmerkung: Sollten Sie unter Erkrankungen leiden und schulmedizinische Betreuung erhalten und Medikamente einnehmen, weise ich darauf hin, dass Sie mit Ihrem Arzt/Heilpraktiker darüber sprechen sollten, wenn Sie die Absicht haben, Ihre Ernährung umzustellen und/oder Nahrungsergänzungsmittel oder Wellenessanwendungen in Anspruch nehmen möchten.)

Ich habe eine Facebookfanpage-Seite mit dem Titel „TelomereSupport“ eingerichtet, auf der ich in Deutsch und Englisch ab und zu Artikel von neuen Telomere-Forschungen veröffentlichen werde, damit Interessierte auf dem Laufenden gehalten werden können und ggf. die neuen Erkenntnisse in ihre ganzheitlichen Strategien der Lebensstilgestaltung mit integrieren können. Diese Seite ist sozusagen eine Art Fortführung des Buches. [277)]

Dr. Ed Parker, der Telomere Experte, den ich im Kapitel 2 bereits öfters zitiert habe, weist noch auf einen weiteren Aspekt hin, warum Telomere-Support so wichtig sei: „Meine Ärztekollegen und ich wurden als „technische Krankheitsverwalter“ ausgebildet, die neuere und weniger wirkungsvolle Medikamente fördern, die Jahr für Jahr neuere Komplikationen hervorrufen, bis alle natürlichen Systeme versagen oder die Krankenversicherungen kein Geld mehr haben. Würde es nicht kostengünstiger für die Gesellschaft sein, zu verhindern, dass alle Systeme versagen, indem die Telomerlänge lang gehalten wird?“ [278)]

Es wird im Folgenden auf verschiedene Bereiche eingegangen, die neben dem Körper auch den Geist und Emotionen integrieren sowie Ursachen, die die Telomere verkürzen und konkrete Ansätze für den jeweiligen Bereich, die die Telomere verlängern:

- Ernährung
- Nährstoffe – Nahrungsergänzung
- Natürliche Telomerase Aktivatoren
- Schlaf
- Bewegung - Sport
- Kalorienrestriktion - Abnehmen
- Umweltgifte - schädliche Substanzen
- Emotionale Stressfaktoren - Stressreduzierung

Viele Gebiete wurden bereits in diesem Buch in Bezug auf Anti-Aging Maßnahmen und aktuelle Forschungen besprochen. Es wird auf diese Bereiche deshalb nicht mehr detailliert eingegangen, sondern nur ergänzend auf die Telomere-Forschung.

Was noch nicht aufgezeigt wurde, sondern nur in Teil 2 angedeutet, ist die neue Möglichkeit der Einnahme eines natürlichen Telomerase Aktivators zur Unterstützung der Telomerlänge.

2. Ernährung

Konkrete Forschungen zur Ernährung und Telomerlänge gibt es momentan nur wenige.

Dr. Dean Ornish von der Universität in Kalifornien, San Francisco, zusammen mit seinem Kollegen und einer Wissenschaftlerin, die den Nobelpreis für ihre Arbeit mit Telomeren gewonnen hat, untersuchten zwei Gruppen älterer Männer. Die eine Gruppe tat nichts Besonderes, die andere hat gesündere Ernährungsgewohnheiten angenommen. Die Ernährung war Vollwertkost, weniger ungesunde Fette, wenig raffinierter Zucker und eine reichhaltige Pflanzenstoffdiät. Diese Studie dauerte 5 Jahre. Diejenigen, die ihren Lebensstil geändert hatten, hatten längere Telomere.

Ebenso gibt es eine aktuelle Studie, die im Magazin „Metabolism" veröffentlicht wurde, die aufzeigt, welche Nährstoffe, Nahrungsmittel und Ernährungsgewohnheiten die Telomerlänge beeinflusst. Die Ergebnisse ergaben die gleichen Resultate, wie diejenigen aus der Studie von Dr. Ornish. [279)]

2.1 Mittelmeer-Diät

Es ist schon lange bekannt, dass eine Ernährung mit viel Gemüse und Früchten, hohen Blutdruck und den Blutzuckerspiegel senkt etc. Neu ist aber, dass eine solche Ernährung offensichtlich auch die Alterung durch Erhaltung der Telomerlänge verlangsamt.

Diäten mit vielen Pflanzenstoffen, die viele Antioxidantien beinhalten, reduzieren oxidativen Stress und sind entzündungshemmend, was wiederum den Schaden an den Zellen und Telomersegmenten vermindert, da Freie Radikale auch in die DNS Segmente der Telomere eindringen und diese beschädigen und die Menge der Telomerase reduziert, was eine schnellere Telomerverkürzung zur Folge hat. [280)] [281)] [282)]

In Kapitel 1 haben wir die Antioxidantien, die sehr wichtig für die Reduzierung der Freien Radikalen sind und eine große Rolle bei der Anti-Aging Prävention spielen, ausführlich besprochen. Ein paar sehr wichtige Antioxidantien für den Telomere-Support werden im nächsten Abschnitt besprochen

Die gleichen Ergebnisse zeigten zwei weitere Studien.

Eine Untersuchung zeigte, dass Mittelmeer-Diät das Ergebnis erbrachte, dass mediterrane Kost die Chromosomen schützt. Die Kost besteht aus viel Obst, Gemüse, Nüssen, Hülsenfrüchten und einem hohen Anteil an gesunden Fetten, wie Olivenöl und Omega-3 Fette aus Fisch. Meistens wird zu diesem Essen regelmäßig ein Glas Rotwein getrunken.

Ein Team aus Birmingham, England, konzentrierte sich auf die Untersuchungen der Telomere. Diejenigen Probanden, die sich mit Mittelmeerkost ernährten, wiesen längere und intaktere Telomere auf als die anderen. Dazu I. De Vivo, eine Forscherin des Teams: „Unsere Resultate zeigen zweifellos, dass Ernährung sowie Langlebigkeit in einer Wechselwirkung stehen.“

Eine weitere US-amerikanische Studie wurde 2015 im Magazin „British Medical Journal“ veröffentlicht. Anhand von Bluttests untersuchten Wissenschaftler die Telomere von 4700 Krankenschwestern im Alter von 42 – 70 Jahren, die in einem Zeitraum von einem Jahrzehnt beobachtet wurden. In Fragebögen machten die Frauen ausführliche Angaben zu ihren Lebens- und Ernährungsgewohnheiten. Wie sehr die Ernährung einer mediterranen Ernährung entsprach, wurde anhand von einer Skala von 0 bis 9 beurteilt. Das Resultat: Frauen, die sich überwiegend mediterran ernährten (Skala größer/gleich 6), hatten längere Telomere als solche mit einer anderen Ernährungsweise (Skala kleiner/gleich 2). Der positive Effekt war unabhängig von weiteren Faktoren wie Körpergewicht, Rauchen, körperliche Bewegung und tägliche Kalorienaufnahme. Das Ergebnis ist ein Indiz dafür, dass der genetische Alterungsprozess durch eine gesunde Mittelmeerkost verlangsamt werden kann. Jeder zusätzliche Punkt auf der Diätskala war mit einem Längenunterschied in den Telomeren verbunden, der etwa anderthalb Jahren des biologischen Alterns entsprach. [283)] [284)] [285)]

Es gibt auch eine Studie aus Korea, die zeigt, dass Koreaner mittleren und älteren Alters, die mehr Seetang, Gemüse und Fisch während der Jahre zu sich nahmen, längere Telomere hatten, als diejenigen, die verarbeitetes Fleisch und verarbeitete Nahrung verzehrten. [286)]

Noch kurz erwähnt sei die Einnahme von Balaststoffen, die im großen Maße in den Mittelmeer-Diäten vorhanden sind. Studien haben eine positive Auswirkung auf die Telomerlänge gezeigt. Balaststoffe versorgen den Körper nicht direkt mit Vitaminen, Mineralien oder Kalorien, aber wenn man sie isst, nimmt man ganze Körner, Gemüse, Früchte zu sich, die viele Antioxidantien haben.

Es ist bekannt, dass Balaststoffe wichtig für ein langes und gesundes Leben sind, insbesondere werden die Darmfunktionen verbessert und vor Krebs geschützt. Sie helfen bei Gewichtsreduzierung und sind bekannt dafür, sich positiv auf das Herz-Kreislaufsystem auszuwirken, ebenso um Cholesterol, Triglyceride und hohen Blutdruck zu reduzieren.

2.2 Zucker

Ein Forscherteam veröffentlichte im „American Journal of Public Health" ihre Ergebnisse über die Zusammenhänge zwischen gesüßten Getränken und vorzeitiger Zellalterung. Dabei hat sich herausgestellt, dass Softdrinks am schädlichsten wirken in Bezug auf Telomerverkürzung. Es ist bekannt, dass Einfachzucker den oxidativen Stress erhöht. Gemäß Statistiken würden derzeit 30 – 50% der Amerikaner pro Tag durchschnittlich 1 Softdrink zu sich nehmen. Hier sei noch erwähnt, dass in den sogenannten Softdrinks oft der sehr schädliche und künstliche Süßstoff Aspartam enthalten ist und/oder fruktosereicher Maissirup, der seit den 70er Jahren in fast allen Fertiggerichten und Getränken zu finden ist und von dem vermutet wird, dass dieser mit verantwortlich ist für die Erhöhung von Diabetes und Fettleibigkeit in den USA seit dieser Zeit. Gemäß den Forschern würde ein halber Liter süßer Limonade ausreichen, um die Zellen biologisch gesehen um viereinhalb Jahre altern zu lassen.

Wenn zuckerhaltige Erfrischungsgetränke schon bei Erwachsenen für biologisch gesehen ältere Zellen verantwortlich sind, wie wird sich dieser Zusammenhang auf die DNS der Kinder auswirken? Möglicherweise, so die Forscher, seien sie hier einer Ursache für den immer früheren Ausbruch von Krankheiten wie Fettsucht auf der Spur.

Janet Wojcicki fand heraus, dass bei dreijährigen Kindern, die 4mal wöchentlich oder mehr einen Softdrink zu sich nahmen, eine größere Anzahl an Telomerverkürzungen zu sehen war.

Hingegen haben Studien an Tieren gezeigt, dass eine verbesserte große Glucosemenge mit zunehmendem Alter den Gesundheitszustand verbesserte. Ein Glucosemangel führte zu schnelleren Telomerverkürzungen. Bei Glucosegabe verbesserte sich die Telomerlänge. Der Einfachzucker Glucose, der aus mehrkettigen Kohlenhydraten zu Einfachzucker abgebaut wird, wird benötigt, um Nährstoffe zu verbrennen, damit u. a. der Energieträger ATP produziert wird, der verantwortlich ist für eine gute Gehirnfunktion, wie bereits im 1. Kapitel erwähnt.

Deshalb die Empfehlung, raffinierten und künstlichen Einfachzucker zu meiden, jedoch viel Gemüse zu essen, denn dieses beinhaltet am meisten mehrkettige, d. h. komplexe Kohlenhydrate, die zu Glucose umgewandelt werden und gemäß den aufgezeigten Studien wirken Gemüse, Pflanzen auf die Telomerlänge positiv. [287) 288) 289) 290) 291) 292)]

2.3 Top Telomere freundliche Nahrungsmittel

In dem Buch über Telomere, „The Immortality Edge“, das schon öfters erwähnt wurde, haben die Autoren 20 Top Telomere freundliche Nahrungsmittel aufgezählt. Meistens enthalten diese besondere Arten und eine Menge von Antioxidantien (sekundäre Pflanzenstoffe), Balaststoffe, Mineralien, Vitamine, insbesondere B-Vitamine oder gesunde Omega-3 Fette, Öle und hochwertige Proteine, die gemäß den Autoren sehr wichtig für die Unterstützung der Telomere sind. Detaillierte Beschreibungen können Sie direkt dem Buch entnehmen, bestimmte Diätpläne sind dort auch enthalten.

Im nächsten Abschnitt unter Nährstoffe – Nahrungsergänzung gehe ich detaillierter auf einige Nährstoffe ein, die auch in der Top-20 Liste der Nahrungsmittel enthalten sind, bei denen es eine konkrete Forschung im Bereich der Telomere gibt.

Diejenigen, die sich mit dem Thema „Superfoods“, das im Kapitel 1 angesprochen wurde, beschäftigt haben, werden auf der unteren Liste, die bei der Veröffentlichung des Buches aktualisiert ist, einige Superfoods wiedererkennen.

Top Telomere freundliche Nahrungsmittel:

Äpfel
Avocado
Blaubeeren
Bohnen
Brokkoli
Eier
Fleisch (organisch und nicht industriell verarbeitet)
Grapefruit
Grünkohl
Karotten
Knoblauch
Kohl
Mandeln
Meeresalgen
Molke
Olivenöl
Orangen
Paprika
Rote Beete
Süße Kartoffeln
Seetang
Spinat
Tomaten
Tee (insbesondere grüner Tee)
Weizengras
Wildlachs [293) 294)]

2. 4 Paleo - Diät und Fleisch

Die Autoren des Buches: „The Immortality Edge“ glauben sehr stark, dass die Paleolytische (abgekürzt Paleo) Diät die wirkungsvollste Diät hinsichtlich einer Telomerverlängerung sei. Sie beziehen sich auf die Forschungen und Meinungen von David Kekich, dem Gründer von „Maximum Life Foundation“, der, wie viele andere Befürworter der Paleo Diät meint, dass wir alle uns genetisch an die ursprüngliche Zeit angepasst habe, in der die Menschheit Jäger und Sammler waren und eine Paleo Diät zu uns nahmen und diese deshalb die beste und effektivste sei.

Es gibt ein Buch von Dr. Loren Cordain: „Die Paleo Ernährung“, das auf die 7 wichtigsten Komponenten der Paleo Diät eingeht.

- Große Mengen an hoch qualitativen Tierproteinen.
- Weniger Kohlenhydrate als die meisten Diäten beinhalten, jedoch ein großer Anteil an komplexen Kohlenhydraten aus Gemüse und Früchten
- Große Mengen an Balaststoffen aus nicht stärkehaltigen Früchten und Gemüse
- Mehr gute Fette als schlechte und mehr Omega-3 Fette als Omega-6
- Nahrung mit viel Kalium und weniger Natrium und Salz
- Nahrung reich an Pflanzenstoffen, Vitaminen, Mineralien und Antioxidantien und weniger Getreide, Milchprodukte und Hülsenfrüchte.

Die Autoren von „Immortality Edge“ sind der Meinung, dass das Essen von Fleisch nicht gezeigt hat, dass es die Ursache von Krankheiten ist oder zu einer Verminderung der Langlebigkeit führt und befürworten, dass es ein Teil der Diät sein sollte, da es eine Quelle vollständiger Proteine ist, die die Bausteine des Lebens sind. In ihrem Werk zählen sie positive Folgen für die Gesundheit auf. Schädliche Auswirkungen hätten Milchprodukte (Laktoseintoleranz) und Getreideintoleranz, insbesondere die sehr anwachsende Glutenintoleranz.

Das hat natürlich auch etwas zu tun mit den Antibiotika, Hormonen und Toxinen in nicht-organischen Milchprodukten sowie Pestiziden, schädlichen Düngemitteln im Getreide, wie in Kapitel 1 erwähnt. Dort wurde auch aufgezeigt, dass die hochwertigen Proteine im Fleisch enthalten sind und wie wichtig es ist, dass Fleisch aus organischen Quellen stammt.

Jüngste Forschungen belegen diese Sichtweise. Die Studien von Dr. Amanda Fetts, Professorin an der Universität von Washington, zeigten auf, dass industriell verarbeitetes Fleisch, sich negativ auf die Telomerlänge auswirken würde, jedoch nicht auf organisch unverarbeitetem rotem Fleisch. Andere aktuelle wissenschaftliche Studien zeigten, dass sich die Telomerlänge bei Rotfleischessern sogar verlängert hätten.

Ebenso gibt es eine Analyse der Universität Oxford zu Lebenslänge und Fleischessern von 2016 mit dem Ergebnis: „Weder Vegetarier noch Veganer leben länger als Menschen, die auch Fisch und Fleisch essen.“

Im nächsten Abschnitt wird kurz auf einen weiteren guten Lieferanten von hochwertigen Proteinen eingegangen, der „Molke", was für Vegetarier oder diejenigen, die kein Fleisch zu sich nehmen als Alternative sehr interessant sein könnte. [295) 296) 297)]

2.5 Molekularer Wasserstoff (H2)

Dieses Molekül wird derzeit als das kleinste und als das stärkste, am besten bioverfügbare und nebenwirkungsfreie Antioxidans der Welt betrachtet. In einigen Kreisen wird es als das Anti-Aging Molekül bezeichnet. Mittlerweile gibt es über 500 veröffentlichte Studien mit dem Nachweis gesundheitlichen Nutzens bei über 130 Krankheiten.

Was ist molekularer Wasserstoff?
Wasserstoff ist ein wichtiger Bestand von Wasser und kommt in fast allen organischen Verbindungen und Organismen vor und ist das häufigste Element im Universum und der Sonne. Es ist die Energie der Sonne.

Es ist das kleinste und leichteste chemische Element und besteht aus einem Elektron und einem Neutron. Meistens kommt auf der Erde kein atomarer Wasserstoff vor, sondern nur in molekularer Form, der in seiner reinen Form geruchs- und farblos, ungefährlich, ungiftig und nicht explosiv ist. [298)]

Physiologische Funktionen von molekularem Wasserstoff:

Wasserstoff erfüllt eine Menge an physiologischen Funktionen und ist an vielen Stoffwechselvorgängen beteiligt:

- Dieses Molekül wird derzeit als das kleinste und stärkste, am besten bioverfügbare und nebenwirkungsfreie ***Antioxidans*** der Welt betrachtet. Es gibt einen Unterschied zu den anderen Antioxidantien, wie z. B. Vitamin C oder E in Obst und Gemüse bezüglich der chemischen Reaktion im Körper. Die antioxidativen Vitamine rufen im Körper eine Redox-Reaktion hervor (Reduktion und als Nachfolge eine Oxidation). Es heißt, dass ca. 25% der Freien Radikalen aufgrund der Redox-Reaktion nicht neutralisiert werden. Molekularer Wasserstoff fängt nur die Freien Radikalen ein, verwandelt diese zu Wasser und hinterlässt keine toxischen Abfallprodukte (wie z. B. erneute Freie Radikale). Es wirkt als Signalmolekül und dringt leicht in alle Zellen ein und hydriert diese. Auch die Gehirnzellen, da molekularer Wasserstoff fähig ist, die Blut-Gehirnschranke zu überqueren.

- Bei Anti-Aging Maßnahmen spielt molekularer Wasserstoff auch deswegen so eine große Rolle, da es die Fähigkeit hat, dass die Menge ***wichtiger körpereigener antioxidativer Enzyme*** beibehalten und erhöht werden, die normalerweise im Alter abnehmen. Drei davon möchte ich kurz erwähnen, da es bei diesen auch Telomere-Forschungen gibt, die beweisen, dass eine Erhöhung der Enzyme, sich positiv auf die Telomerlänge auswirkt. [299)]

Dazu gehört ***Glutathion***, die körpereigene Aminosäure, die im Körper durch die Aminosäuren Glutamat, Cystein und Glycin anhand einer Glutathionsynthese unter Verbrauch von ATP (Energieträger- und Lieferant der Zellen) entsteht. [300)]
Ebenso das körpereigene antioxidative Enzym ***Katalase***, das das giftige H2O2 (Wasserstoffperoxid), das DNS und Proteine schädigen kann, in den Zellen zu Wasser und Sauerstoff umwandelt. Es kommt in allen Geweben vor, vor allen Dingen in der Leber und Niere. Wissenschaftler bezeichnen Katalase neuerdings auch als „Langlebigkeitsenzym", da es in Verbindung gebracht wird mit einer vergrößerten Langlebigkeit und „gesunden Telomeren." [301)]

Mehrere Telomere-Forschungen gibt es bei dem dritten körpereigenen antioxidativen Enzym der ***Superoxiddismutase*** (SOD). Dieses kommt in den roten Blutkörperchen vor und enthält zusätzlich Zink und Mangan und dient speziell der Entfernung von Sauerstoffradikalen. Die Untersuchungen zeigen deutlich, dass ein erhöhter Spiegel von SOD der Telomerverkürzung entgegenwirkt. [302)] [303)]

- Molekularer Wasserstoff ***hydriert*** die Zellen optimal, was zu einer sehr wirkungsvollen Entgiftung und ***Zellmüllentsorgung*** führt. Als Folge können lebensnotwendige Nährstoffe besser in die Zelle gelangen.

- Molekularer Wasserstoff spielt eine wichtige Rolle bei der ***Reparatur und Regeneration*** von geschädigten DNS und Körperzellen.

- Molekularer Wasserstoff wird als das Geheimnis unserer Lebensenergie gesehen. Es erhöht die ***ATP-Produktion*** der Zellen, insbesondere in den Mitochondrien der Herzzellen. Gemäß Studien ist es wesentlich stärker in der Anregung des Energiestoffwechsels in den Zellen als Coenzym Q10, auf das noch näher eingegangen wird.

- Es stärkt das Immunsystem, senkt zu hohen Blutdruck und stabilisiert den Cholesterinspiegel, d. h. steigert HDL und senkt LDL. Hier sei erwähnt, dass neue Studien belegen, dass bei einer erhöht vorhandenen Menge an HDL, dem schützenden Teil von Cholesterol, die Telomere länger waren, als bei denjenigen, deren HDL-Spiegel geringer ausfiel.

- Molekularer Wasserstoff veranlasst eine Steigerung der Neurotransmitter Dopamin und Serotonin; ebenso eine Stimulation der Nitroxid (NO) Produktion, dadurch wird die Durchblutung aller Organe, insbesondere von Herz und Gehirn verbessert.

Positive Wirkungen von molekularem Wasserstoff bei Gesundheitsproblemen und präventiv für gesunde Menschen:

1) Bei gesundheitlichen Problemen zeigen Studien positive Wirkungen bei:

Chronischer Müdigkeit, Depressionen, Wechseljahren, Übergewicht, Diabetes, Krebs, Hirnleistungsstörungen, Schlaganfall, Gedächtnisproblemen, Demenz, Multipler Sklerose (MS), Parkinson, Arthritis, Augendegeneration und Schmerzen.

2) Als Prävention bei gesunden Menschen:

- Zur Steigerung bei Hirn- und körperlicher Leistung.
- Der Zellentgiftungsprozess wird verstärkt und Nährstoffe werden besser aufgenommen.
- Unterstützung bei Schlafdefizit, Jetlag.
- Hilfe bei Hautproblemen, d. h. weniger Falten und Hautschäden sind die Folgen.
- Unterstützung von Anti-Aging und Telomere-Support.

Viele Heilwässer dieser Erde weisen einen höheren Wasserstoffgehalt auf, wie z. B. Lourdes, Nordenau, Tlacote (Mexiko) und Hita Tenryiousi (Japan).

In Asien wird wasserstoffangereichertes Wasser in Trinkbeuteln zu sehr hohen Preisen verkauft. [304) 305)]

Die Produktion von diatomarem Wasserstoff wird oft für die Industrie anhand von bio- oder elektrochemischen Verfahren mit toxischen Nebenprodukten erzeugt. Bis jetzt gibt es wenige Möglichkeiten, dass diatomarer Wasserstoff so erzeugt wird, dass es sofort in die Körperzellen eindringt. Am effektivsten ist die Einnahme in flüssiger Form in gereinigtem Wasser. So gibt es z. B. ein bestimmtes patentiertes Wasserfiltersystem. Dieses besteht aus einem facettenreichen, zweistufigen Filtersystem, um Verunreinigungen und Chemikalien aus dem Wasser zu entfernen. Dieses gereinigte Wasser wird in einen Wasserstoffgenerator, der eine Protonenaustauschmembran verwendet, um den Wasserstoff zu trennen, gepumpt.

Das Ergebnis ist ein sauberes frisches Wasser, das mit all der Kraft des diatomaren Wasserstoffs gefüllt ist!

(Anmerkung: Wenn Sie mehr Informationen über dieses patentierte Wasserfiltersystem haben möchten, dann kontaktieren Sie bitte Ihren Ansprechpartner.)

3. Nährstoffe – Nahrungsergänzung

Die Bedeutung von genügend Nährstoffen und die Notwendigkeit einer Nahrungsergänzung wurde ausführlich in Kapitel 1 besprochen.

Im Folgenden wird auf die Telomere-Forschung einzelner Nährstoffe eingegangen, unabhängig, ob diese durch die Ernährung und/oder als Nahrungsergänzung eingenommen werden.

Gemäß einer neueren Studie und diversen Forschungen sollen gewisse Nährstoffe und biowirksame Stoffe helfen, dass die Telomerlänge geschützt wird z. B. durch das Reduzieren von Entzündungen, oxidativem Stress, DNS Integrität, DNS Methylation, Unterstützung der Mitochondrien und der Telomerase, des Enzyms, das hilft, dass die Telomere sich nicht verkürzen und lang bleiben. [306)]

3.1 Antioxidantien und Super-Antioxidantien

Noch einmal kurz zur Wiederholung. Antioxidantien, die einerseits im eigenen Körper vorkommen, besonders als Enzyme, andererseits viel in Gemüse und Früchten oder auch im Wasser als diatomarer Wasserstoff, sind ausschlaggebend dafür, dass die Freien Radikalen, die für das Altern, d. h. auch für das Verkürzen der Telomere verantwortlich sind, reduziert werden. Am schädlichsten für die Telomere ist die Oxidierung, auch als Körperverrostung bekannt. Dieser Prozess wird durch Freie

Radikale beschleunigt. Ebenso wirken die Antioxidantien chronischen Entzündungen entgegen und helfen, dass die Mitochondrien, die durch Freie Radikale und die Verkürzung der Telomere disfunktional werden, gesund erhalten bleiben.

Als Anti-Aging Maßnahme stehen sie deshalb an erster Stelle. Wie bereits im vorherigen Abschnitt erwähnt, haben Forschungen gezeigt, dass Diäten und eine Ernährung mit viel Gemüse und Obst der Telomerverkürzung entgegenwirkten. [307)]

Im Folgenden wird auf ein paar Antioxidantien und Super-Antioxidantien eingegangen, bei denen es eine Telomere-Forschung gibt.

Schwarzer Tee und insbesondere grüner Tee, wie schon öfters in diesem Buch erwähnt, sollen unsere Lebenserwartung steigern. Das zeigten neue Forschungen von Bremer Wissenschaftlern. Regelmäßige Teetrinker erkrankten seltener an Osteoporose, Krebs- und Herz-Kreislauf-Erkrankungen als Menschen, die seltener oder nie Tee tranken. Die Blätter des schwarzen und grünen Tees enthalten viele Polyphenole (aromatische Verbindungen, die zu den sekundären Pflanzenstoffen gehören und oft antioxidativ sind).

Grüner Tee enthält ein ganz bestimmtes einzigartiges Antioxidans **EGCG** genannt (Epigallocatechingallat), das ca. 1/3 der Trockenmasse des grünen Tees ausmacht. Forschungen belegen, dass EGCG bei vielen Krebsarten schützend wirkt, positive Auswirkungen auf die Gehirnfunktion und das Herz-Kreislaufsystem hat etc. Außerdem ist bekannt, dass EGCG die Hautzellen revitalisieren, was sich oftmals in einer Hautglättung bemerkbar macht.

Gemäß den erwähnten Bremer Forschern stabilisieren diese Polyphenole in den Tees die Telomere, so dass sie nicht mehr so schnell verkürzt werden.

Auch eine Studie mit älteren chinesischen Männern bewies einen positiven Zusammenhang zwischen Telomerlänge und Teekonsum. Gemäß Forschern vom „Centre for Nutritional Studies" an der chinesischen Universität in Hong Kong bewirkte das Trinken von mehr als 3 Tassen grünem Tee eine Telomerverlängerung. Diese längeren Telomere entsprachen einer biologischen Verjüngung von 5 Jahren. Die Studie wurde 2010 in dem „British Journal of Nutrition" veröffentlicht. [308) 309)]

Natürlich gibt es verschiedene Sorten von grünem Tee mit mehr oder weniger angereicherten Antioxidantien, wie dem EGCG. Ebenso spielen auch die Qualität und das Herstellungsverfahren eine große Rolle, so dass die gesunden Substanzen erhalten bleiben.

Eine gute Nachricht gibt es für Kaffeeliebhaber. Das Konsumieren von **Kaffee** würde die Telomere verlängern gemäß neuen Studien.

So zeigten Blutproben von 4000 Frauen, die koffeinhaltigen im Gegensatz zu nicht koffeinhaltigen Kaffee tranken, längere Telomere. Es gibt eine Untersuchung an 40 Menschen, die an

Lebererkrankungen litten. Diese hatten die Wahl 4 Tassen Kaffee für einen Monat täglich zu trinken oder gar keinen.

Nach einem Monat hatten diejenigen, die Kaffee tranken, bedeutsam längere Telomere und weniger oxidativen Stress im Blut als die Kontrollgruppe, die keinen getrunken hat.

Ausführliche Forschungen wären jedoch notwendig, um den biochemischen Prozess bei Kaffee herauszufinden, der eventuell neben den Antioxidantien für die Verlängerung der Telomere verantwortlich ist. [310) 311)]

Hier sei erwähnt, dass es wichtig ist, dass der Kaffee einerseits organisch ist, andererseits so hergestellt, dass die Antioxidantien in den Kaffeebohnen und andere gesunde Substanzen erhalten bleiben. In den normalen angebotenen Kaffees findet fast immer eine „Überröstung" statt, die gesunden Substanzen werden oftmals dabei zerstört. Es gibt eine patentierte Technologie des Röstungsverfahrens, die die Erhaltung all dieser Anti-Aging Substanzen gewährleistet. Dabei werden die besten organischen Kaffeebohnen benutzt, ebenso gesunde Substanzen beigefügt, wie Vitalpilze, Superadaptogene (genauere Erläuterungen unter Punkt 9), die z. B. Stress reduzieren und körpereigene antioxidative Enzyme erhöhen, was sich gemäß wissenschaftlichen Studien positiv auf die Telomerlänge auswirkt. [312)]

(Anmerkung: Für mehr Informationen über diese Anti-Aging Kaffees oder auch einen besonderen gesunden und hochwertigen Anti-Aging grünen Tee, wenden Sie sich bitte an Ihren Ansprechpartner.)

Carotinoide:

Eine aktuelle Studie gibt es über Carotinoide. Sie gehören zu den Antioxidantien, die in der Lage sind, oxidativen Stress für die Zellen gezielt zu vermeiden. Sie werden im Anti-Aging als wichtiger Bestandteil der Gesundheitsprävention gesehen.

Aktuell sind mehr als 800 verschiedene Carotinoide bekannt. Sie sind erkennbar durch gelbliche bis rötliche Farbgebungen. Zur Gruppe der Carotinoide gehören Beta-Carotin, in Karotten vorhanden, das Lycopin der Tomaten, das Crocretin des Safrans und auch das Astaxanthin der Algen. Jedes Carotinoid kommt in der Natur vor, wird jedoch zu industriellen Zwecken teilweise auch synthetisch hergestellt.

Forscher der Universität Kaliforniens haben entdeckt, dass drei bestimme Carotinoide die Verkürzung der Telomere aufhalten können, indem sie diese immer wieder verlängern würden.

- Alpha-Carotin (Verlängerung um durchschnittlich 2,17%)
- Beta-Carotin (2,22%)
- Beta-Cryptocanthin (2,02%) [313)]

Coenzym Q10:

CoQ10 wird heutzutage als eine Kombination von Super-Antioxidans und Coenzym gesehen (In Kapitel 1 unter Entzyme wurde erläutert, was Coenzyme sind und deren Aufgabe) und ist in der Altersforschung sehr stark in den Blickpunkt gerückt. Von vielen Anti-Aging Experten wird es als das Anti-Aging Mittel schlechthin angesehen.

CoQ10 übernimmt eine besondere Schutzfunktion gegen Freie Radikale. Die Spezialität von CoQ10 ist der Schutz empfindlicher Zellmembranen, genauer gesagt, der fettliebenden Seite der Membrane, was weitreichende Konsequenzen für die Entstehung typischer Alterserkrankungen hat. Fest steht, dass es eine zentrale Rolle in der Energieproduktion spielt und in den meisten Körperzellen vorkommt. Es soll wesentlich wirkungsvoller zum Schutz der Mitochondrien sein als die gewöhnlichen Antioxidantien.

Telomere benötigen, um zu bestehen, Energie von den Mitochondrien. CoQ10 hilft, dass genügend Energie in den Zellen produziert wird, so dass diese sich selbst erhalten können und unsere Telomere „gesund bleiben.“ CoQ10 soll Telomere schützen, indem es die Verkürzungen verlangsamt. Es gibt ein paar Studien, die zeigen, dass es die Verkürzung der Telomere komplett und schnell stoppt.

Besonders das Herzmuskelgewebe braucht große Mengen an CoQ10 ebenso die Leber und das Immunsystem, um optimal zu funktionieren.

Da CoQ10 ab dem Alter von 20 Jahren ständig abnimmt (bis zu 50% mit dem Erreichen von 50 Jahren) wird die Zunahme der degenerativen Herzkrankheiten mit der Abnahme von CoQ10 in Verbindung gebracht. Studien zeigen, dass 75% der Patienten mit Herzkrankheiten schwere Mängel an CoQ10 aufweisen, während andere Studien zeigen, dass 75% der Herzpatienten durch die Gabe von CoQ10 deutliche Verbesserungen verbuchen konnten.

Es wird empfohlen, CoQ10 zusätzlich als Nahrungsergänzung einzunehmen, da nicht genügend in den Nahrungsquellen vorkommt. Es ist bekannt, dass CoQ10 sehr schwer in den Zellen aufzunehmen ist, und es sollte nur in einer bestimmten Verbindung patentiertes CoQ10 in Form von medizinisch getesteter Nahrungsergänzung eingenommen werden. [314) 315) 316) 317)]

Weitere bioaktive Wirkstoffe:

Kurkuma, das von der Gelbwurz Pflanzengattung abstammt, ist ein gewöhnliches asiatisches Gewürz. Beide sind Immunverstärker und entzündungshemmend. Sie stimulieren die Produktion von Antioxidiantien und schützen somit vor oxidativem Stress. Sein größter erprobter Wert liegt in der Krebshemmung.

Mäusen, denen mit Kurkuma angereicherte Nahrung gefüttert wurde, hatten längere Telomere als diejenigen Mäuse, die diese Diät nicht zu sich nahmen. [318) 319)]

Quercetin ist ein sekundärer Pflanzenstoff aus der Gruppe der Flavonoide, die für die Farbgebung der Pflanzen verantwortlich sind und sehr oft antioxidative Wirkungen aufweisen.

Quercetin ist in Baumrinden und in Rinden bzw. Schalen vieler Obst- und Gemüsearten sowie in Blättern und Blüten zu finden. Es ist entzündungshemmend und wird zur Unterstützung von Herz-Kreislauf-Erkrankungen, metabolischem Syndrom und Krebs verwendet. Wissenschaftliche Untersuchungen zeigen positive Auswirkungen auf die Reduzierung von oxidativem Stress, eine Erhöhung des körpereigenen antioxidativen Enzyms

Superoxiddismutase (SOD), das wie bereits unter dem Abschnitt „diatomarer Wasserstoff" angeführt, der Telomerverkürzung entgegenwirkt.

Forschungen belegen generell, dass Quercetin die Telomere instandhält. [320) 321) 322)]

Es gibt eine interessante aktuelle Studie, die vermuten lässt, dass das weibliche Hormon ***Östrogen*** ein wirksames Antioxidans ist, das Zellen gegen Telomerverkürzung schützt, so die Wissenschaftler aus Kanada, die eine Studie durchführten zum Thema Kinderkriegen und Altern. Sie untersuchten die Telomere von 75 Müttern aus Guatemala im Abstand von 13 Jahren. In der Studie zeigte sich, dass die Telomere von Frauen mit mehreren Kindern länger waren als die von Frauen, die nur ein oder zwei Kinder hatten. Es scheint, eine direkte Korrelation zwischen der Anzahl der Kinder und der Zellalterung zu geben. Das widerspricht der sogenannten „Life-history-Theorie", die besagt, dass ein Organ begrenzte Ressourcen zur Verfügung hat. Über den Grund für die langsamere Alterung konnten die Forscher bislang nur mutmaßen. Neben der Theorie, dass Östrogen als Antioxidans agiert, könnte es eine Rolle spielen, dass Mütter von vielen Kindern möglicherweise mehr Unterstützung von Verwandten und Freunden erhalten würden, so Nepomnaschy, der Hauptautor der Forschung, die auch im Fachjournal „PLOS One" veröffentlicht wurde. Hier sei erwähnt, dass es abzuraten ist, Östrogen als zusätzliches Hormon einzunehmen, siehe ausführliche Erläuterungen in Kapitel 1. [323) 324)]

3. 2 Das „Wundermittel“ Resveratrol

Der Begriff „Französisches Paradox“ ist bekannt und es ist damit gemeint, dass Franzosen, obwohl sie sehr fetthaltig essen, sehr wenigen Herzerkrankungen ausgesetzt sind. Dieses wird durch die regelmäßige Einnahme von Rotwein erklärt, der Resveratrol beinhaltet.

Das bekannte Super-Antioxidans, das in die Familie der Polyphenole gehört, wurde im Jahr 1963 im japanischen Staudenknöterich nachgewiesen und 1976 auch in roten Weintrauben. Es befindet sich vor allem in der Haut der Weintrauben, in Traubenkernen, Traubensaft, Rotwein, aber auch in Pflaumen, Himbeeren, Erdnüssen, reinem Kakao, Granatäpfeln etc. Es handelt sich bei Resveratrol um einen Inhaltsstoff, der seit Jahrhunderten vor allem in China und Japan als Heilpflanze verwendet wird, u. a. bei Herzkreislauferkrankungen, Pilzbefall und Entzündungen.

Seit ein paar Jahren gibt es jährlich einen internationalen Resveratrol Kongress, der meistens 3 Tage dauert. Das Resümee der Kongresse: „Resveratrol bekämpft 5 von 10 führenden Todesursachen in den Industrienationen.“

Gemeint waren: Krebs, Herzinfarkt, Schlaganfall, Alzheimer und Diabetes.

Über 8000 Studien zum Wirkstoff Resveratrol wurden von Forschern durchgeführt, darunter renommierte Namen wie die „Harvard Medical School.“

Das Einzigartige an Resveratrol sei, dass es ein Molekül für alle Erkrankungen sei, da es die Fähigkeit besäße, viele Gene zu beeinflussen und deshalb positiv auf viele Krankheiten und das Altern einwirkt.

Allgemein lässt sich die Wirkung von Resveratrol beschreiben als:

- kardioprotektiv
- antiatherogen (schützt vor Arteriosklerose und baut diese ab)
- cholesterinsenkend
- blutdrucksenkend
- Entgegenwirken der Blutblättchenverklumpung.
- immunsystemstärkend, neuroprotekiv, Anregung des Fettstoffwechsels
- antioxidativ
- antikarzinogen (Krebshemmend)
- antientzündlich
- antiviral
- antifungal (gegen Pilze)
- antidiabetisch (verbessert die Insulinsensitivität)
- leber- und nierenreinigend
- lebensverlängernd

Positive Auswirkungen auf das Gehirn:

Neue Studien, die bei der internationalen Konferenz der Alzheimer Gesellschaft im Juli 2016 in Toronto vorgestellt wurden, belegten, dass bei hohen Resveratroldosierungen, die man Menschen im anfänglichen oder mittleren Stadium von Alzheimer gab, die Symptome entweder weniger wurden oder sogar komplett verschwanden.

Resveratrol soll dabei helfen, toxische Ansammlungen im Gehirn, wie z. B. Amyloide Plaques aufzulösen und vom Gehirngewebe zu beseitigen.

Gemäß Forschern soll Resveratrol die Blut-Gehirnschranke durchdringen können. Es kann somit die Freien Radikalen im Gehirn bekämpfen, Toxine reduzieren und entzündliche Prozesse im Gehirn bremsen, die mit Alzheimer und vielen anderen Gehirnerkrankungen und dem Verlust der Denk- und Hörfähigkeit etc. verbunden seien sollen.

Krebs:

Prof. Dr. Pezzuto und sein Team von der Universität Hawaii haben weltweit das größte Forschungsprogramm an Natursubstanzen durchgeführt. Er untersuchte 2500 natürliche Substanzen bezüglich einer krebshemmenden Wirkung. Sein Ergebnis war: „Von all den Pflanzenstoffen, die wir auf ihre vorbeugende Schutzwirkung untersucht haben, war Resveratrol die vielversprechendste Substanz. Es ist in allen drei Stufen der Krebsentstehung wirksam: die Krebsinitiation, die Krebspromotion und die Krebsprogression!“

Erhöhung der Ausdauer und Risikoabnahme von arteriosklerotischen Erkrankungen:

In einer Studie mit Mäusen an der Harvard Universität fand man heraus, dass diese doppelt so weit laufen konnten, wenn ihnen Resveratrol verabreicht wurde, wie diejenigen ohne Resveratrol. Sie hatten auch mehr Energie und Durchhaltevermögen. Dies belegt auch eine kanadische Studie aus dem Jahre 2012. Resveratrol vor dem Ausdauertraining eingenommen, führte zu einer Leistungssteigerung von 21%.

Diese gleiche Studie zeigte auch auf, dass die Einnahme von Resveratrol dazu beitrug, das Risiko von arteriosklerotischen Krankheiten zu verringern. Dadurch konnten gemäß der Forschung Schlaganfälle und Herzerkrankungen bis zu 30% reduziert werden.

Augengesundheit:

Täglich sammelt sich Zellmüll in der hochempfindlichen Makula (unserer Netzhautmitte) an, der während der Nacht über ein „Müllabfuhr-System" beseitigt wird. Im Laufe des Alterns wird die „Müllabfuhr" immer weniger gut und so bleibt täglich immer etwas mehr „Zellmüll" auf der Netzhaut liegen. Diese Ablagerungen verwandeln den Sauerstoff im Auge in eine aggressive Form um, die die Rezeptoren allmählich zerstören können, was eine Hauptursache für nachlassende Sehschärfe und diverser Augenerkrankungen ist. Experimente haben gezeigt, dass Resveratrol auch behilflich bei der Zellreinigung der Netzhaut und dem Abbau von Zellablagerungen sein kann.

Resveratrol und Anti-Aging!

Resveratrol zeigt nicht nur gesundheitliche Wirkungen, sondern scheint den Ablauf der Alterung beeinflussen zu können. Wissenschaftler der Harvard Universität schätzen, dass Resveratrol unser Leben um bis zu 20 gesündere Jahre verlängern kann.

Forschungen haben gezeigt, dass Resveratrol sehr stark antioxidativ ist, z. B. 300 mal stärker als Vitamin E. Es dringt sehr tief in die Mitte unseres Zellkerns ein, um Schäden von Freien Radikalen zu reparieren. Daraus würde sich die hohe und vielseitige Effektivität ergeben. Untersuchungen haben gezeigt, dass Resveratrol als hoch potenter Radikalfänger die Funktion der Mitochondrien stark verbessert. In Teil 1 wurde ausführlich über die Mitochondrien gesprochen und wie ausschlaggebend es ist, dass diese „Zellenergiefabrik“ einwandfrei funktioniert.

Resveratrol soll die Fähigkeit besitzen, unser körpereigenes antioxidatives Enzym-Schutzsystem zu verstärken. Die drei wichtigsten körpereigenen Enzymsysteme wurden im letzten Abschnitt unter molekularer Wasserstoff dargestellt.

Ebenso hat man durch diverse Experimente herausgefunden, dass Resveratrol so wie bei einer Kalorienrestriktion ein „Gene-Silencing-Programm“ aktiviert. Durch den „Hungermodus“ werden alle Körperzellen in einen Ruhestand versetzt und es können umfangreiche Zellreparaturmaßnahmen, Zellrenovierungsarbeiten und Zellmüllentsorgungen stattfinden. Somit bleibt der Körper länger vital und jung, da weniger altersbedingte Erkrankungen die Folge sind.

Es gibt eine Harvard-Studie, bei der 20.000 Frauen über 13 Jahre beobachtet wurden. Es kam heraus, dass all jene Frauen, die täglich 2 Gläser Rotwein tranken, deutlich schlanker waren. Laut den Forschern ist der hohe Gehalt an Resveratrol im Rotwein dafür verantwortlich!

Resveratrol soll, neben der Fähigkeit Leber und Nieren zu reinigen, wie gesagt auch die Fähigkeit haben, die Zellen zu reinigen, zu entmüllen und zu renovieren.

Für die Entschlüsselung der lebenswichtigen Müllentsorgung in Körperzellen (Fachausdruck dafür ist Autophagie) und deren Bedeutung für das Entgegenwirken des Alterns hat der 71-jährige japanische Zellbiologe Yoshinori Ohsumi im Oktober 2016 den Medizin-Nobelpreis erhalten.

Resveratrol aktiviert das „Langlebigkeitsgen Sirtuins", oder auch „Jugendlichkeitsgen" genannt, einer Proteinfamilie mit verschiedenen Aufgaben rund um die genetische Zellsteuerung. Ab dem 25. Lebensjahr sollen diese „Langlebigkeitsgene" in ihrer Funktion langsam abnehmen.

Eine entscheidende Auswirkung einer solchen Aktivierung ist eine Verlangsamung der Zellalterung auf genetischer Ebene.

Weitere Studien haben gezeigt, dass Resveratrol das Enzym Telomerase, das für die Telomere verantwortlich ist, in den menschlichen Zellen aktiviert. Es soll auch das „WRN Helicase Gen2" aktivieren, das Telomere repariert, wohingegen eine niedrige Aktivität des WRN Gens zu frühzeitigen Alterungserkrankungen führt, was als Werner-Syndrom bekannt ist.

Daraus ergibt sich, dass Resveratrol eine der bedeutendsten Substanzen für Lebensverlängerung und „gesundes Altern“ ist.

Geschütztes mikroverkapseltes Resveratrol:

Es wird empfohlen eine gute Resveratrol Nahrungsergänzung einzunehmen, um täglich ausreichend Resveratrol zu bekommen. Die Tagesportion von 25 ml enthält die Wirkstoffe von 250 „Glas besten Rotweins!“ (zu viel Wein schädigt Gehirn, Leber etc. ☺)

Forscher an der Universität Notre-Dame (Paris) entdeckten, dass Resveratrol die Wirksamkeit von Vitamin D maximiert, das zu den Top-Substanzen, Vitaminen für einen Telomere-Support gehört. Ebenso fand man heraus, dass es bestimmte antioxidative Naturstoffe gibt, die das Resveratrol in der Bioverfügbarkeit synergetisch verstärken und schützen, wie z.B. Quercetine oder auch Catechine.

Da die Resveratrolmoleküle sehr empfindlich sind und bei Berührung mit Sauerstoff leicht oxidieren und an Wirksamkeit verlieren, ist es sehr schwierig, die einzelnen Resveratrolmoleküle in ihrer reinsten und wirkungsvollsten Form über den Blutstrom direkt in die Zellen zu bekommen. Um dieses Problem zu lösen, hat sich die Technologie der Mikroverkapselung in andere Nährstoffe als am effektivsten erwiesen.

Es gibt ein Resveratrol, das meiner Meinung nach das wirkungsvollste und hochqualitativste derzeit ist. Es wird anhand einer patentierten Nano-Biotechnologie in flüssiger und mikroverkapselter Form produziert, so dass bis zum letzten Schluck die Wirksamkeit des Resveratrols bestehen bleibt. Ebenso sind die Naturstoffe integriert, die Resveratrol synergetisch verstärken. Dieses Resveratrol soll 250mal aufnahmefähiger sein als mikroverkapselt in Tablettenform. Ebenso berichten Anwender nach 3-4 Wochen Einnahme eine deutlich ersichtliche Hautglättung, da es einen großen Anteil an dem Antioxidans EGCG (Epigallocatechingallat) enthält, was unter dem Punkt „grüner Tee“ besprochen wurde. [325) 326) 327) 328) 329) 330) 331) 332) 333) 334) 335) 336) 337) 338) 339) 340) 341)]

(Anmerkung: Nähere Informationen über hoch bioverfügbares Resveratrol, z. B. dem flüssigen patentierten mikroverkapselten Resveratrol, erhalten Sie über Ihren Ansprechpartner.)

3.3 Vitamine und Mineralien

In Kapitel 1 wurde bereits darauf hingewiesen, wie wichtig es ist, mit genügend Vitaminen und Mineralien versorgt zu werden.

Es gibt eine interessante Studie, die im „American Journal of Clinical Nutrition“ im Juni 2009 publiziert wurde. Forscher des „National Institute of Environmental Health Science“, geführt von Dr. Honglei Chen, untersuchten die Länge der Telomere. Dr. Chen und seine Mitarbeiter analysierten die Verwendung der Multivitamine, die Einnahme von Nährstoffen und die Telomerlänge von 586 Frauen zwischen 35 und 74 Jahren. Ein Fragebogen mit 146 Ernährungsdaten wurde benutzt, um die Multivitamin- und Nährstoffeinnahme zu bestimmen. Im Vergleich zu Leuten, die keine Multivitamine zu sich nahmen, hatten diejenigen, die täglich Multivitamine einnahmen, Telomere, die durchschnittlich 5,1% länger waren. Das bedeutete einen Unterschied von fast einem Jahrzehnt Verlust an Telomeren. Um jegliche Variablen auszuschließen, die die Ergebnisse hätten beeinträchtigt können, haben die Forscher Frauen in der Studie ausgeschlossen die rauchten, fettleibig waren, die an Diabetes oder Herzerkrankungen litten oder die berichteten, dass sie krank waren. In ihrem Bericht schrieben die Wissenschaftler, dass 65% der Frauen Multivitamine zumindest einmal im Monat einnahmen, die meisten Frauen, 74% davon, haben Multivitamine täglich zu sich genommen. Diese Studie beweist, dass Multivitamine und bestimmte Nährstoffe mit einer längeren Telomerlänge in Verbindung stehen.

Gemäß den Forschern der Studie spielen höchst wahrscheinlich die Vitamine C, D und E und die meisten B-Vitamine eine Rolle, die Telomere zu bewahren. [342) 343)]

(Anmerkung: Informationen über hoch bioverfügbare Multivitamin Präparate können Sie über Ihren Ansprechpartner erhalten.)

Vitamin C und E:

Basierend auf Studien mit Zellkulturen und Tieren gehen die Forscher davon aus, dass die erhöhte Einnahme von Vitamin C und E einen positiven Einfluss auf die Telomere hat sowie eine Erhöhung der Telomeraseaktivität. Sie glauben, dass die antioxidative Wirkung der Vitamine ausschlaggebend dafür ist, d. h. der Schutz gegen Freie Radikale und das Unterdrücken oxidativen Stresses. [344) 345)]

B-Vitamine:

Die Wichtigkeit der B-Vitamine für Gesundheit und Anti-Aging wurde bereits in Kapitel 1 ausführlich beschrieben. Sie sind wesentlich für die Stabilität der DNS. Kürzere Telomere sind verbunden mit Instabilität der DNS. So spielen die B-Vitamine z. B. eine wichtige Rolle in der Methylierung. Dies ist ein chemischer Prozess der DNS, eine Methylgruppe – CH3 abzugeben. Um körpereigene Methylspender aufzubauen, bedarf es der B-Vitamine. Die Methylierung ist sehr wichtig, um die DNS-Stabilität und eine gute Funktion der Telomere aufrechtzuerhalten.

Es gibt eine Studie aus England bei der das Blut von 1319 Menschen bezüglich Homocysteine sowie dem CRP, einem Marker für Entzündungen, und der Telomerlänge untersucht wurde. Diese Studie wurde 2008 in dem Magazin „Atherosclerosis" veröffentlicht und bestätigte, dass verkürzte Telomere mit einem hohen Anteil an Homocystein im Blut in Verbindung steht.

Die B-Vitamine, Folsäure B9 und B12 spielen eine große Rolle in der Regulierung des Homocysteins. Ein Mangel an B9 und B12 ist gewöhnlich bei hohem Homocystein im Blut. Die Forscher erklärten, dass die Verbindung zwischen hohem Homocystein und kurzen Telomeren möglicherweise oxidativer Stress und Entzündungen seien, die wiederum, wie bereits erwähnt, an der

Verkürzung der Telomere beteiligt sind. Somit sind die B-Vitamine, insbesondere B9 und B12, sehr stark an der Verlangsamung des Telomere-Verlustes beteiligt, indem sie das Homocystein im Blut reduzieren.

Gemäß einer Studie, die im „Journal of Nutrional Biochemistry" veröffentlicht wurde, gibt es eine Verbindung zwischen der Konzentration von B9 im Blut und der Telomerlänge. Folsäure soll eine wichtige Rolle in der Aufrechterhaltung der DNS Stabilität und DNS-Methylierung spielen, welche die Länge der Telomere beeinflusst. B9 wird auch als Prävention gegen Depressionen und Gehirnerkrankungen empfohlen. Das belegt auch eine 1-jährige Forschung aus Deutschland an der Universität Saarland. 60 Senioren wurden B9, Vitamin B6 und B12 (alle sind an der DNS-Methylierung beteiligt) in Form von Nahrungsergänzung oder anderen Vitaminpräparaten verabreicht. Am Ende der Studie hatten diejenigen die weniger B-Vitamine im Blut aufwiesen kürzere Telomere.

B3 (Niacin) soll die Telomerlänge durch seine vielseitigen regulierenden und coenzymatischen Aktivitäten positiv beeinflussen. [346) 347) 348) 349) 350) 351)]

Vitamin A:

Es spielt eine wichtige Rolle für ein gesundes Immunsystem, und wenn ein Mangel besteht, wird man anfällig für Entzündungen, die eine Telomerverkürzung zur Folge haben kann. Vitamin A reduziert die Konzentration von schädlichen Molekülen und hilft, dass sich nutzbringende Moleküle vermehren, um oxidativen Stress zu reduzieren.

Vitamin D:

Medizinische Experten sind der Meinung, dass über 70% der Amerikaner (gleiche Zahl in Europa) an Vitamin D Mangel leiden. Dieses wachsende Gesundheitsproblem wird auch „stille Epidemie" genannt.

Vitamin D wird auch als das „Sonnenschein Vitamin" bezeichnet, da unser Körper es durch Sonnenlicht erzeugen kann. Oder auch ganz neu als „Gottes-Vitamin" oder auch als „Gottes-Hormon", da Vitamin D gemäß neuester Studien auch als ein Hormon agiert, das der Körper produziert und die menschliche Gesundheit tiefer beeinflusst als jemals gedacht.

Viele Forscher bezeichnen Vitamin D auch als den populärsten Nährstoff des Jahrzehnts.

Es wird für viele Körper- und Zellfunktionen benötigt und soll an etlichen physiologischen Körperprozessen beteiligt sein sowie dem Schutz vor vielen Krebsarten.

Neuere Forschungen zeigen die Verbindungen von einem Mangel an Vitamin D und neurologischen und psychologischen Erkrankungen auf. So belegen z. B. Studien der Harvard Universität (USA), dass ein Vitamin D Mangel als Hauptfaktor für arterielle Erkrankungen und Bluthochdruck sind.

Krankheitsbilder im Zusammenhang mit Vitamin-D

Multiple Sklerose

Asthma

Chronische Infekte (obere Luftwege, Harnwege und Unterleib)

Chronisch-entzündliche Erkrankungen

Autoimmunerkrankungen

Störungen des Immunsystems

Hypertonie (Bluthochdruck)

Rachitis, Osteoporose

Diabetes mellitus Typ 1 und 2

Darmerkrankungen (chronisch entzündliche)

Rheumatoide Arthritis

Parodontitis (entzündliche Erkrankung des Zahnfleisches)

Herz-Kreislauf-Erkrankungen

Morbus Bechterew

Tumorerkrankungen (u .a. Darmkrebs und -adenome, Brustkrebs, Prostatakrebs)

Herzinsuffizienz (Herzschwäche)

Psoriasis (Schuppenflechte)

Altersschwäche

Demenz

Depressionen und chronische Schlafstörungen

Epilepsie (Fallsucht)

chronisches Müdigkeitssyndrom

Prämenstruelles Syndrom, Endometriose etc.

Fibromyalgie

In dem neuen Buch von Dr. Joseph Mercola: „Dark Deception“ und auch „Vitamin D“ von Eberhard Wormer findet man eine gute Zusammenfassung über Vitamin D.

Bestimmte Telomere-Forscher meinen, dass das „Sonnenschein Vitamin“ bald einen neuen Namen erhalten wird und zwar das „Telomere Vitamin“ aufgrund seines vielfältigen Nutzens und der vielen Forschungen, die belegen, dass es im großen Maße einen positiven Einfluss auf die Telomerlänge hat.

In einer Studie, durchgeführt von dem „American Journal of Clinical Nutrition“ mit 2160 Frauen, analysierten die Forscher den CRP Marker (ein Marker für Entzündungen), LTL (die Leukozyten Telomerlänge) und Vitamin D Konzentration. Die Frauen waren zwischen 18 – 80 Jahre alt (Durchschnittsalter war 49 Jahre). Die Forscher fanden heraus, dass diejenigen Frauen, die Vitamin D zu sich nahmen, längere Telomere hatten. Sie wiesen weniger altersbedingte Veränderungen in ihrer DNS und weniger entzündliche Reaktionen auf.

Höhere Konzentration von Vitamin D reduziert die Konzentration von CRP, den Entzündungsmarker, ein Protein mit schädlichen Auswirkungen, das in Verbindung gebracht wird mit verkürzten Telomeren.

Eine große Studie mit weiblichen Zwillingen aus England, die die Telomerlänge mit der Konzentration von Vitamin D verglichen, bestätigten die oben erwähnten Resultate. Die Frauen, die mehr Vitamin D hatten, hatten längere Telomere. Der Unterschied zwischen denjenigen mit dem höchsten und niedrigsten Gehalt an Vitamin D entsprach 5 Jahre Telomere-Alterung.

Eine Forschergruppe aus Georgia (USA) an der Regents Universität baten 37 übergewichtige Afroamerikaner, täglich 2000 IU Vitamin D3 oder Placebos für 16 Wochen lang einzunehmen. Diejenigen, die Vitamin D zu sich nahmen, hatten fast eine 20%ige Erhöhung des Enzyms Telomerase, des Enzyms, das verantwortlich dafür ist, dass sich die Telomere verlängern und nicht verkürzen.

Neben der Empfehlung, sich täglich mehr der Sonneneinstrahlung auszusetzen, gibt es derzeit zwei weitere sehr effektive Wege, um das Vitamin D im Körper zu erhöhen, bzw. dem Vitamin D Mangel entgegenzuwirken.

Von Experten wird eine angemessene Nahrungsergänzung dringend empfohlen. Allerdings nur in bioverfügbarer Form, wie z. B. in Gelkapselform, so dass es von den Körperzellen aufgenommen wird und am besten mit natürlichen Substanzen, die das Vitamin D noch wirksamer machen, wie z. B. Resveratrol, die Omega-3 Fette etc.

(Anmerkung: Wenn Sie mehr Informationen über hochwertiges Vitamin D möchten, dann kontaktieren Sie bitte Ihren Ansprechpartner.)

Eine weitere oder zusätzliche Möglichkeit bieten neuartige Technologien im Bereich UV-Lichttherapie an. Sie wird bereits zur Behandlung zahlreicher verschiedener Hautkrankheiten eingesetzt. Ebenso kann sie hilfreich sein bei Winterdepressionen, da der Melatoningehalt erhöht wird, der im Winter wegen der vermehrten Dunkelheit vermindert ist, Depressionen können die

Folge davon sein. Sie wird neuerdings auch bei einem Vitamin D Mangel angewandt. Hier ist jedoch zu beachten, dass es bestimmte Voraussetzungen bei den UV-Lampen geben muss, so dass es zu einer körpereigenen Vitamin D Produktion kommen kann. Nur bestimmte Frequenzen und UV-Strahlenarten tragen dazu bei, dass Vitamin D über die Haut produziert werden kann.
Erwähnt sei hier noch einmal eine neuartige Technologie Blu Room®, die bereits im Teil 3 bezüglich Stressreduzierung und Aktivierung der Selbstheilungskräfte aufgelistet wurde. Bei dieser Frequenz- und UV-Lichttherapie ist auch gewährleistet, dass eine körpereigene Vitamin D Produktion im hohen Maße geschehen kann. Es ist wissenschaftlich bewiesen, dass bei Anwendern dieser Technologie der Vitamin D Gehalt im Blut sehr hoch ist. [352)] [353)] [354)] [355)] [356)] [357)] [358)]

Mineralien:

Forschungen gibt es bei den Mineralien Magnesium und Zink.
Sie spielen eine wichtige Rolle bei der DNS Replikation, Reparatur und RNA-Synthese. Magnesium als Nahrungsergänzung hat bei Frauen positive Auswirkungen auf die Vergrößerung der Telomerlänge gezeigt. Andere Untersuchungen haben gezeigt, dass ein langfristiger Magnesiummangel zu einer Verkürzung der Telomere bei Ratten und menschlichen Zellkulturen führten. Diese Studien seien von großer Bedeutung gemäß den Forschern, da zweidrittel der Amerikaner an Magnesiummangel leiden. Es scheint, dass ein Mangel an Magnesium-Ionen einen negativen Einfluss auf die Integrität des Genoms hat. Ungenü-

gend Magnesium reduziert auch die Fähigkeit des Körpers, eine kaputte DNS zu reparieren. Eine geringe Menge an Magnesium wird auch in Verbindung gebracht mit einer hohen Konzentration von CRP (dem Entzündungsmarker).

Das Mineral Zink ist notwendig für verschiedene Enzyme, wie DNS Polymerase, die wichtig sind für die DNS und die Instandhaltung der Telomere. [359) 360) 361)]

3.4 Omega-3 Fettsäuren

Über die verschiedenen Fette wurde ausführlich im 1. Kapitel berichtet und auch über die Vorzüge der Omega-3 Fettsäuren.

Eine Studie, die im Journal „JAMA" 2010 veröffentlicht wurde, zeigt, dass die Telomerlänge verbunden war mit einem größeren Anteil an Omega-3 Fettsäuren im Blut. Die Forscher berichteten, dass Omega-3 Fettsäuren Schutz bieten würden vor Zellalterung bei koronaren Herzerkrankungen. Diese Studie wurde 5 Jahre bei 608 Patienten mit koronarer Herzerkrankung durchgeführt.

Die Forscher beobachteten, dass die Omega-3 Fettsäuren aus Fischöl, insbesondere die Anteile DHA und EPA, die Aktivität der Telomere vergrößern würden, dem Enzym, das für die Aufrechterhaltung der Telomerlänge verantwortlich ist.

Eine weitere neuere Untersuchung, angeführt von Prof. Jan Kiecolt-Glaser der Universität in Ohio (USA) und Elizabeth Blackburn, Nobelpreisträgerin und Pionierin im Feld von Telomere-

Forschung, wurde im Magazin „Brain, Behavior and Immunity" veröffentlicht. Sie berichteten, dass Menschen, die regelmäßig Omega-3 Fettsäuren aus Fischöl als Nahrungsergänzung zu sich nahmen, den Prozess der Telomerverkürzung verlangsamen und sogar ihre Telomere verlängern würden. Die Studie beinhaltete 106 Personen mit einem durchschnittlichen Alter von 51 Jahren, die relativ gesund waren. Sie bekamen täglich Omega-3 Fettsäuren oder Placebos. Nach nur 4 Monaten, hat sich die Telomerlänge bedeutsam vergrößert, und die Biomarker für oxidativen Stress waren reduziert, ebenso die Risikofaktoren für Herzerkrankungen in den Gruppen, die die Omega-3 Fettsäuren als Nahrungsergänzung zu sich genommen hatten im Vergleich zu der Placebo Gruppe.

Australische Wissenschaftler studierten 33 Männer und Frauen, die 65 Jahre und älter waren. Alle unterlagen einer Vorstufe von Alzheimer. Allen Beteiligten wurden täglich für 6 Monate, eine von drei verschiedenen Nahrungsergänzungsmitteln verabreicht. 1,670 mg EPA und 160 mg von DHA; 1,550 mg von DHA und 400 mg von EPA (zwei Anteile von Omega-3 Fettsäure) oder 2,200 mg von Linolsäure, eine Omega-6 Fettsäure, die in Mais oder Sojaöl vorkommt. Die Forscher berichteten eine Tendenz zu kürzeren Telomeren bei allen Beteiligten, voraussichtlich wegen des Alters. Bei denjenigen, die im Blut am meisten Omega-3 DHA aufwiesen, waren die Telomere am wenigsten verkürzt. Demgegenüber, war die Telomerverkürzung bei denjenigen am stärksten, die Omega-6 Fettsäuren zu sich nahmen.

Hohe Dosierungen von Omega-3 Fettsäuren haben positive Auswirkungen auf die Gesundheit, auf das Herz, Gehirn und Augen. Die Telomere zu schützen, ist ein zusätzlicher Nutzen. [362) 363) 364) 365)]

(Anmerkung: Mehr Informationen über hoch bioverfügbare Omega-3 Fettsäuren oder Fettsäure Präparate, z.B. mit Vitamin D integriert, bekommen Sie über Ihren Ansprechpartner.)

3.5 Hochwertige Aminosäuren – Proteine

Eine optimale hochwertige und leicht verwertbare Proteinversorgung spielt, wie bereits erwähnt, eine wichtige Rolle im Anti-Aging.

Als mitochondriale Nährstoffe, d. h. um die Mitochondrien optimal im Alter zu versorgen, haben wir bereits in Kapitel 1 die Aminosäuren dafür aufgezählt: Glycin, Carnitin, Kreatin sowie Cysteine. Ebenso die Carnosine und die Alpha-Liponsäure, die zusätzlich auch die AGEs bekämpfen.

Cystein und Glutathion spielen generell eine wichtige Rolle bei den körperlichen Abbauprozessen. Ein paar wenige Forschungen gibt es auch auf dem Gebiet der Telomere.

Glycin:

Es gibt eine ganz neue Forschung aus Japan von der Universität Tsukuba. Dort schaffte man es, den Alterungsprozess zu verlangsamen. Sie fanden zudem heraus, dass zwei Gene, die an der Synthese der Aminosäure Glycin beteiligt sind, teilweise verantwortlich für einige Funktionen des Alterungsprozesses seien. Die Aminosäure Glycin sei ausschlaggebend für die Atemfunktion der Mitochondrien, die im Alter stark nachlässt, so die Forscher. In einer Studie wurde Glycin 10 Tage lang Zellkulturen von Menschen über 97 Jahre hinzugegeben, was zur Wiederherstellung der mitochondrialen Atemfunktion führte. Es ist spannend bei zukünftigen Forschungen zu beobachten, inwieweit Glycin auf die Telomere einwirkt. [366)]

Carnitin:

Die Autoren von „Immortality Edge“ weisen darauf hin, dass Carnitin in Form von Acetyl-L Carnitine nicht nur wichtig ist für die Gehirnfunktion und bei der Reparatur und Stärkung der Mitochondrien, sondern auch indirekt beteiligt ist, unsere Telomere zu schützen. [367)]

Carnosine:

Untersuchungen an Bakterien „Escherichia coli“, denen man höhere Dosierungen von Zucker zuführte, haben gezeigt, dass L-Carnosine vor der Glykation (der Bildung von AGEs, siehe Kapitel 1) eine schützende Wirkung erzeugen und somit dazu beitragen, das Leben zu verlängern.

Dank der Forschungen an der chinesischen Akademy of Sciences in Beijing gibt es einen starken Beweis, dass L-Carnosine drastisch die Anzahl der Telomerverkürzungen reduzieren. Die Beijing Wissenschaftler studierten die Anzahl und das Wachstum und die Lebensspanne von menschlichen Zellen der Lunge (Fibroblasten) in Lösungen mit L-Carnosine und verglichen diese Zellen mit denjenigen ohne diese Konzentrationen. Das Zellwachstum in L-Carnosinen zeigte weniger Telomerverkürzungen und ihre Lebensspanne verdoppelte sich. Weitere Studien veranschaulichten, dass L-Carnosine die Anzahl von Zellreplikationen vergrößerten und sogar ein Telomerase Aktivator sein könnte. [368)]

Alpha-Liponsäure:

Alpha-Liponsäure wird als eines der stärksten Anti-Aging Substanzen und Antioxidantien gesehen. Da sie fett- und wasserlöslich ist, kann sie in jeden Teil der Zelle gehen und Freie Radikale neutralisieren. AL verstärkt die Wirksamkeit der Glutathione, hilft der Leber sich selbst zu entgiften und schützt vor allen Dingen das Gehirn vor Freien Radikalen. Ein Mangel an AL geht einher mit Schlaganfällen, Demenz, Parkinson und Alzheimer Erkrankungen.

Bis jetzt gibt es keine direkten Studien mit AL und die Auswirkung auf die Telomere, jedoch indirekt. Eine Studie belegt, dass Gehirnzellen von Ratten, denen man Vitamin E und AL zuführte, die Telomerverkürzung dieser Zellen zu stoppen begann und dass das Telomerase Enzym aktiviert wurde.

Cystein und Glutathion:

Die Aminosäure Cystein und Glutathion spielen u. a. bei körperlichem Abbau eine große Rolle. L-Cystein wird im Körper verstoffwechselt und in der Zelle zum Vorreiter der Aminosäure Glutathion, die als Meisterantioxidans betrachtet wird.

Es dringt direkt in die Körperzellen ein und entgiftet den Körper und hilft Schäden zu reparieren, der durch Stress, Verschmutzung, Strahlung, Infektionen, schädliche Medikamente, Mangelernährung, Altern etc. entstehen. Ebenso beseitigt es krankes und totes Gewebe. Wenn dieses Gewebe nicht gut entsorgt werden kann, hat es zur Folge, dass der Körper schneller das kranke und tote Gewebe ersetzen muss, was eine schnellere Replikation bedeutet. Je mehr sich die Zelle teilen muss, desto kürzer werden die Telomere.

Glutathion, so Dr. Mercola, stoppt die Verkürzung der Telomere. Es kann nicht einzeln als Aminosäure eingenommen werden, sondern muss in den Körperzellen von Vorreitersubstanzen wie den Aminosäuren Glycin, Glutamat und Cystein produziert werden.

Viele verschiedene Quellen weisen darauf hin, dass eine der effektivsten Diät Strategien, um den Gluathion Spiegel zu erhöhen, die Einnahme von Molke Proteinen sei. Molke wird auch oft als Superfood bezeichnet, da sie vielerlei Gesundheitsnutzen aufweist und einen großen Gehalt an schwefelhaltigen Aminosäuren aufweist, um u. a. Glutathion herzustellen. [369) 370) 371)]

Molke:

In den letzten 15-20 Jahren wurde Molke (ein Nebenprodukt bei der Produktion von Milch zu Käse) das alle essentiellen Proteine beinhaltet und eine optimale Proteinquelle ist, für sein enormes immunverstärkendes Potential anerkannt. Molke hilft Infektionen zu bekämpfen. Ein Grund dafür ist, wie bereits erwähnt, dass es die Produktion von Glutathion im Körper durch den großen Anteil an schwefelhaltiger Aminosäure Cystein vergrößert.

Glutathion deaktiviert und entgiftet als ein Meister-antioxidant viele Toxine, Medikamente, Hormone und Chemikalien etc. und stoppt, wie gesagt, die Telomerverkürzung.

Bestimmte Molkeprodukte enthalten auch antioxidative Enzyme, wie z. B. Katalase, das bereits kurz unter dem Abschnitt diatomarer Wasserstoff erwähnt wurde. Neue Forschungen zeigen, dass Katalase sehr wichtig für die Erhaltung der Zellen ist, so dass eine Telomerverkürzung verhindert werden kann. Es wandelt giftiges und für die DNS schädliches Wasserstoffperoxid (H202) in Wasser um.

Weiterer Nutzen der Einnahme von hochqualitativer Molke ist das Entgegenwirken von Sarkopenie, Muskelschwund, der im Alter zunimmt, wie z. B. durch die Aminosäure Leucine, Valin etc. Viele Studien, z. B. im „American Journal of Clinical Nutrition" zeigen, dass Molkeproteine die Einnahme von Muskelproteinen viel besser stimulieren als andere Proteinquellen. [372) 373) 374) 375) 376) 377)]

Es gibt verschiedene Molkeprodukte. Es ist wichtig, dass sie von hoher Qualität ist, wie die Molke aus Neuseeland, die denaturiert und mikrofiltriert ist. Die Molke von Kühen aus Neuseeland garantiert, dass die Milch keine Antibiotika und Hormonzusätze enthält. Ihr Futter enthält keine Pestizide und Pflanzenschutzmittel etc. Außerdem werden die Kühe in Neuseeland nur mit Gras und nicht Getreide gefüttert, was sehr wichtig ist.

Bei der denaturierten Molke bleiben die natürlichen Falten innerhalb der Proteinstruktur erhalten. Sie werden nicht durch Hitze oder Chemikalien zerstört wenn sie vom Körper aufgenommen werden und sind somit als Antioxidians wirkungsvoller und wirken immunstärkender.

Mikrofiltrierte Molke gilt derzeit als die hochwertigste Molke auf dem Markt. Durch den schonenden Verarbeitungsprozess bleiben die in der Molke zahlreichen natürlichen Eiweißbestandteile erhalten und können somit optimal von den Körperzellen aufgenommen werden. Diese Proteine nennt man bioaktive Peptide, die die Verdauung und Resorption zahlreicher Mineralstoffe verbessern und das Immunsystem unterstützen. Ein weiterer Vorteil des mikrofiltrierten Molkeproteins für ältere Menschen ist sein niedriger Natriumgehalt sowie der hohe Kalziumanteil. [378) 379) 380)]

(Anmerkung: Weitere Infos über denaturierte und mikrofiltrierte Molke aus Neuseeland über Ihren Ansprechpartner.)

3.6 Nährstoffe für eine Hautverjüngung

Es wird ganz bewusst in diesem Buch nicht ausführlich auf Anti-Aging Kosmetik/Cremes eingegangen, da ich der Meinung bin, dass durch die verschiedenen ganzheitlichen Ansätze eines Telomere-Supports von innen auch die Telomere der Hautzellen im Laufe der Zeit positiv beeinflusst werden. Wichtig ist die verschiedenen Ursachen der Telomerverkürzungen zu erkennen und zu beheben, was das Ziel dieses Buches ist.

Für den einen oder anderen kann es zusätzlich hilfreich sein, wenn sehr rasch eine Hautverjüngung ersichtlich ist. Wenn es sich z. B. positiv auf das Selbstwertgefühl auswirkt oder andere psychische nützliche Auswirkungen zur Folge hat, was wiederum der Telomerverkürzung entgegenwirkt. Mehr darüber unter Abschnitt 9.

Erwähnt sei, dass es viele Anti-Aging Hautverjüngungs-Cremes gibt, deren Versprechen sich nicht bewahrheiten. [381)] Außerdem haben sie häufig toxische Bestandteile, deren Nebenwirkungen oder Schäden oft erst später zu erkennen sind. Sie sind oftmals sehr teuer und bestehen aus sehr vielen verschiedenen Mitteln, um die versprochene Wirkung zu erzielen, die dann erst nach vielen Wochen oder Monaten ersichtlich sein können.

Eine zusätzliche Anti-Aging Creme neben ganzheitlichem Telomere-Support würde meiner Meinung nach nur Sinn machen, wenn die Cremes aufgrund wissenschaftlicher Forschungen kostengünstig und aus natürlichen Substanzen ohne toxische Bestandteile hergestellt werden und vor allen Dingen rasche sichtbare Ergebnisse zeigen, d. h. die positiven Wirkungen sind nach ein paar Stunden, Tagen oder wenigen Wochen zu sehen.

Es gibt viele Studien bezüglich einzelner körpereigener und natürlicher Substanzen und Hautverjüngung, jedoch relativ wenige, die die Telomere-Forschung betreffen.

Zwei natürliche Substanzen möchte ich kurz beschreiben, über die es Telomere-Studien gibt.

Wie bereits unter dem Punkt grüner Tee aufgeführt, gibt es verschiedene Studien, die belegen, dass das Antioxidans EGCG (Epigallocatechingallat) einer Telomerverkürzung entgegenwirkt. **EGCG** ist auch bekannt dafür, dass es sich positiv auf die Telomere der Hautzellen auswirkt. Es dringt in die Hautzellen ein, fängt dort Freie Radikale ab und minimiert ihre schädliche Wirkung, indem die Freien Radikalen dauerhaft gebunden werden. Auf diese Weise können sich Hautzellen revitalisieren, um der Hautalterung und Faltenbildung entgegenzuwirken. Eine Hautglättung ist oftmals zu beobachten. [382) 383) 384) 385)]

Es gibt die verschiedensten Telomere-Forschungen mit dem Wirkstoff Telosomyl®, der hauptsächlich aus den roten Algen mit dem Namen „Kappaphycus alvarezii“ besteht. Zusammengefasst soll dieser Wirkstoff schützend auf die Telomere wirken.

Die Forschungen sind sehr komplex und speziell und wurden an mehr oder weniger alternden menschlichen Fibroblasten (bestimmte Art von Hautzellen) durchgeführt.

Drei Untersuchungen darüber möchte ich kurz erwähnen.

Bei der Anwendung von Telosomyl® bei alternden Hautzellen konnte eine Telomerverkürzung, die normalerweise durch Stressfaktoren im Laufe der Zeit hervorgerufen wird, um 65% reduziert werden.

Bei einer Untersuchung wurden zwei Gruppen von gesunden Frauen gebildet. Eine Placebo Gruppe mit 21 Probanden im Alter von durchschnittlich 59 Jahren und einer Telosomyl® Gruppe von 24 Frauen vom gleichen Durchschnittsalter. Nach 42 Tagen mit zweimal täglicher Einnahme von Telosomyl® konnte eine deutliche Hauptglättung um die Augenpartie beobachtet werden, ebenso etliche andere Hautverjüngungs-Parameter im Gegensatz zur Placebo Gruppe. Die gleiche Gruppe unterlief eine weitere Studie. Es wurden Parameter des wahrgenommenen Alters bei jedem Einzelnen untersucht. Nach 42 Tagen mit zweimal täglicher Einnahme von Telosomyl® waren Verbesserungen der Alterswahrnehmungen ersichtlich. Im Durchschnitt waren 88% der Teilnehmer 3 Jahre jünger als vor der Studie. [386)]

(Anmerkung. Mehr Informationen zu wissenschaftlich erprobten, kostengünstigen Anti-Aging Cremes aus natürlichen Substanzen ohne toxische Bestandteile und rasche sichtbare Ergebnisse erhalten Sie bei Ihrem Ansprechpartner.)

4. Natürliche Telomerase Aktivatoren

4.1 Telomerase Aktivatoren

Kurz wiederholt und zum besseren Verständnis:

Das Enzym Telomerase wirkt wie ein Fließband in unseren Zellen, fügt die Basenpaare, d. h. die Nukleotide an den Enden der Chromosomen hinzu, wodurch sich unsere Telomere verlängern, sobald sie sich verkürzen. Wenn unsere „Telomere-Uhr" in unseren Zellen einmal vorwärts tickt, setzt Telomerase den Zeiger der Uhr wieder zurück.

Das Enzym Telomerase wirkt gemäß den Aussagen einiger Wissenschaftler wie ein „Langlebigkeitsgen." Man kann sich Telomerase auch als eine Art Nahrung vorstellen. Wenn sie vermehrt auftritt, hält sie die Telomere aller Zellen lang, bzw. gesund.

Der Schlüssel zur Unsterblichkeit gemäß den Anti-Aging Experten ist es, Möglichkeiten zu finden, das Telomerase-Gen zu aktivieren, das in jeder Zelle bereits vorhanden sei. Gemäß den Telomere-Forschern ist die „Telomerase-Therapie" die Zukunft. 387) 388)

Zahlreiche Beispiele zur Aktivierung der Telomerase, was eine „Verjüngung" zur Folge hatte, wurde in Teil 2 unter Abschnitt: „Beweise, dass es funktioniert", aufgezeigt.

Derzeit gibt es vier verschiedene Methoden, die versuchen, die Telomere zu verlängern:

1) Das Benutzen von Telomerase-Proteinen. Dabei wird versucht auf wirkungsvolle Art das Protein in die Zellen zu bekommen.
2) Das Verwenden von „messenger RNA“, um Telomerase zu aktivieren.
3) Lösungen, um das Telomerase-Gen direkt in die Körperzellen zu liefern.
4) „Telomerase Aktivatoren“: Die Telomere-Forschung versucht, Substanzen zu finden, um Telomerase zu aktivieren. Meistens besteht die Absicht, pharmazeutische, künstliche Produkte herzustellen. [389)]

Dr. Ed Parker, der Telomere-Spezialist: „Das Enzym Telomerase ist nicht einfach eine Substanz, die wie Glucose frei im Blut schwimmt und so zu allen Zellen gelangt. Sie gelangt niemals in den Blutstrom und wenn, dann könnte sie niemals die Zellmembranen durchqueren. Deshalb kann man nicht einfach eine Telomerase Pille zu sich nehmen. Sie würde durch die Magensäure zerstört werden, so wie jedes komplexe Protein durch die Verdauung schnell aufgespalten wird.“

Demnach ist Dr. Ed Parker fest davon überzeugt, dass nicht das Enzym Telomerase selbst, sondern „Telomerase Aktivatoren“ das Altern „heilen“ können, neben dem „Entgegenwirken“ sämtlicher Krankheiten. [390)]

Was in diesem Buch aufgezeigt wird, ist die jüngste Forschung der Telomerase Aktivatoren, die die körpereigene Telomerase durch natürliche und pflanzliche Substanzen aktivieren in Form von Nahrungsergänzung ohne Nebenwirkungen.

Ein paar natürliche Telomerase Aktivatoren wurden bereits im vorherigen Abschnitt besprochen, wie z. B. Resveratrol, Vitamin D etc.

Die Aktivierung der körpereigenen Telomerase durch natürliche Mittel sehen viele Telomere-Forscher als unbedenklich, da es in manchen Kreisen „Bedenken" gibt, ob dadurch Krebs gefördert würde. Es gibt hunderte wissenschaftliche Publikationen, die die Beziehung von Telomerase und Krebs aufzeigen. Demzufolge fördern kurze Telomere Krebs.

Ausführliche Informationen darüber mit Quellangaben wurden in Teil 2 aufgeführt.

4.2 TA-65

Die Firma Geron Corporation, USA, wurde 1990 von Mike West gegründet. Sie ist die erste Biotechnologiefirma, die sich direkt das Ziel gesetzt hat, das Altern zu verhindern und rückgängig zu machen. Sie widmete sich der Telomere-Forschung und Telomerase Aktivatoren Medizin und meldete viele Patente an.

Geron hat 2002 die Rechte bezüglich der bereits erforschten Telomere Aktivatoren auf Pflanzenbasis an die Firma TA Sciences verkauft, die die Lizenzrechte für das seit 2007 erhältliche, natürliche, aber sehr teure Produkt TA-65 hat (ursprünglich ca. 25.000 US$ jährlich, heutzutage ca. ca. 8000 US$ pro Jahr). Erhältlich nur durch ein Ärztenetzwerk.

Anfang 2002 hat T.A. Sciences 5 Jahre damit verbracht, hochkonzentrierte Formen der chinesischen Heilpflanze Astralagus, das sich TA-65 nennt (TA = Telomere Aktivator und 65 ist das Rentenalter) zu testen und zu entwickeln Es ist kein registriertes Medikament, sondern zählt zur Nahrungsergänzung.

Die Wurzel Astralagus (Tragantwurzel) wird in China bereits seit 4000 Jahren in der Traditionellen Chinesischen Medizin verwendet. Sie gehört zu den Pflanzen, die Lebensenergie spenden und das Immunsystem stärken. Sie wird hauptsächlich bei der Behandlung von Milz-, Lunge- und Herzerkrankungen angewendet. Astralagus hat unlängst in der Altersforschung für Aufsehen gesorgt, als es gelungen war, die Alterung von Zellen nicht nur aufzuhalten, sondern zurückzudrehen. Allerdings hat das nur ein bestimmtes Molekül der Astralagus Pflanze bewirkt. Die Extraktion dieses Wirkstoffes ist sehr komplex und kostspielig (1 kg des Rohmaterials kostet 50.000 US$). Was den hohen Preis von TA-65 erklärt.

(Anmerkung: Es werden z. B. getrocknete Astralagus Wurzeln als Tee oder in Nahrungsergänzungsmitteln angeboten. All diese Produkte enthalten nicht das sehr teure Astralagus Molekül, das Telomerase aktiviert. Tests haben das bewiesen. Es wird empfohlen, Forschungsmaterial und Testergebnisse der Firmen anzufordern, die Astralagus oder andere Telomere Aktivatoren verkaufen, da wie überall versucht wird aus neuen Erkenntnissen Geschäfte zu machen.)

2005 war die Firma TA fähig durch Doppelblind-Studien und Placebo kontrollierte Gruppen, zu beweisen, dass Menschen, die TA-65 einnahmen, Verbesserungen in den Anti-Aging Biomarkern aufwiesen.

Insbesondere war ihr Immunsystem gestärkt, die Augensicht deutlich verbessert, eine allgemeine bessere emotionale Stimmung und viele weitere Verjüngungsanzeichen zu beobachten. 90% derjenigen, die TA-65 einnahmen berichteten laut Dr. Ed Parker, dass sich das Schlafmuster positiv änderte.

Spätere Studien in Spanien bewiesen, dass TA-65 verursachte, dass kritische kurze Telomere wieder länger wurden.

In dem Magazin „Rejuvenation Research" wurde 2011 veröffentlicht, dass Harley und seine Kollegen herausfanden, dass durch die Einnahme von TA-65 die Anzahl der kurzen Telomere drastisch sank.

Das Magazin „Aging Cell" veröffentlichte 2011 eine Untersuchung von Bernardes de Jesus und Team, dass die durchschnittliche Telomerlänge sich bei Mäusen vergrößerte und der Prozentsatz der kritischen kurzen Telomere sich verminderte.

Weitere Befunde waren eine jüngere, bessere Glucosetoleranz, bessere Haut, weniger Osteoporose und keine vermehrten Krebsfälle. [391)] [392)] [393)] [394)]

4.3 Die neuere Generation von natürlichen Telomerase Aktivatoren als die bessere und ideale Lösung

Was ist die neue Generation von natürlichen Telomerase Aktivatoren?

Neben dem speziellen Astralagus Molekül, wie im letzten Abschnitt erklärt, werden zusätzlich Moleküle oder Teile von körperverträglichen, natürlichen Substanzen integriert, die synergetisch aufeinander einwirken, um das Ganze noch wirkungsvoller zu machen. Das Ziel ist auch neben dem Zuführen von Antioxidantien auf natürliche Weise die körpereigenen antioxidativen Enzyme zu stärken, da dadurch optimaler Freie Radikale abgebaut werden können, was sich, wie besprochen, positiv auf die Telomere auswirkt. Ebenso optimale Substanzen für eine Stressreduzierung, da Stress sehr stark dazu beiträgt, die Telomere zu verkürzen, was im Abschnitt 9 noch detailliert erläutert wird.

2003 gründete der bereits öfters zitierte Telomere-Forscher Bill Andrews (ursprünglich Direktor für Molekularbiologie bei Geron) die Biotechnologie-Firma Sierra Sciences, USA.

Diese Firma ist die einzige, die das Ziel hat, durch ständiges Forschen die besten Telomerase Aktivatoren zu finden. Anhand von modernsten, technologischen Ausrüstungen wurden chemische Verbindungen getestet, die das Enzym Telomerase in normalen Zellen aktivieren sollten.

Die Firma hat bereits 250.000 Verbindungen getestet und über 900 Verbindungen gefunden. Viele wiesen jedoch Nebenwirkungen auf.

Die Suche nach weiteren stärksten Substanzen, die Telomerase im Körper aktivieren geht ständig weiter. [395) 396) 397)]

Neben der Forschung von chemischen Substanzen zur Telomerase Aktivierung, hat die Firma sich auch spezialisiert, Moleküle aus Substanzen aus dem pflanzlichen Bereich und körpereigene Stoffe wie sekundäre Pflanzenstoffe, Heilpflanzenstoffe, wie z. B. adaptogene Pflanzen (wird im Abschnitt Stressreduzierung genau erläutert), Aminosäuren, Vitamine, Mineralien etc. in ihren Tests zu integrieren, um ein optimales, natürliches Nahrungsergänzungsmittel ohne körperfremde Stoffe und Nebenwirkungen zu produzieren.

Sierra Science ist die einzige professionelle Firma mit einer hochtechnologisierten Ausrüstung, die fähig ist, Moleküle aus Substanzen auf die Effektivität der Telomerase Aktivierung auszutesten und die natürliche Substanzen integriert und sich nicht nur auf „Chemie“ für Big Pharma spezialisiert hat.

2011 kam die erste Nahrungsergänzung zum Instandhalten der Telomere oder „Telomere-Support“ auf den Markt.

Jedes 2. – 3. Jahr kommt ein neueres, verbessertes effektiveres Produkt auf den Markt, basierend auf den neuesten Forschungen ihrer Labors.

Es gibt eine ganz aktuelle Doppelblind-Studie an der Universität von Arizona, die am 15. August 2016 im Magazin „Journal of Dietary Sepplements“ veröffentlicht wurde. In dieser Studie wurden 43 gesunde Männer und Frauen zwischen 25–45 Jahren in zwei Gruppen aufgeteilt. Eine Placebo Gruppe und eine, die die Telomere-Support Nahrungsergänzung 12 Wochen lang zu sich nahm. Allen Probanden wurden Blutproben davor, nach vier Wochen und am Ende entnommen.

Diejenigen, die die Nahrungsergänzung zu sich nahmen, zeigten einen Anstieg von verschiedenen Biomarkern und eine Zunahme von 30% des Enzyms Katalase, oft auch körpereigenes Hauptantioxidans genannt, im Vergleich zur Placebo Gruppe.

Wie schon unter dem Abschnitt diatomarer Wasserstoff erwähnt, bezeichnen Wissenschaftler Katalase neuerdings auch als „Langlebigkeitsenzym", da es in Verbindung gebracht wird mit einer vergrößerten Langlebigkeit und „gesunden Telomeren." Es beseitigt oxidativen Stress und das giftige, für die DNS schädliche Wasserstoffperoxid (H2O2), und wandelt dieses in Wasser um.

Anwender des Produktes berichten sehr positive Ergebnisse:

- mehr Energie und höhere Leistungsfähigkeit
- bessere Schlafqualität
- bessere Gehirnfunktionen wie Erinnerungsvermögen, mentale Klarheit etc.
- Verbesserung der Sinneswahrnehmungen
- jüngeres Aussehen
- Hautverjüngung
- verbessertes Haarwachstum und Rückgang grauer Haare
- allgemeine Schmerzlinderung
- niedrigere Cholesterin- und Glucosewerte etc.

Es gibt Berichte, dass die Telomere bei Bluttests länger waren als diejenigen der gleichen Altersgruppe, die nicht das Produkt einnahmen. [398) 399) 400)]

Momentan gibt es meiner Meinung nach nur zwei Firmen, die die neuere Generation von natürlichen Telomerase Aktivatoren anbieten und bei denen alle wichtigen Faktoren gegeben sind. Darunter die oben erwähnte Firma durch ein Netzwerk von Mensch zu Mensch (kein Ärztenetzwerk). Der Preis ist wesentlich günstiger. Die Hochwertigkeit der Nahrungsergänzungsmittel und eine „Qualität ohne Kompromisse Politik“ sind gegeben.

Bitte überprüfen Sie, wenn Nahrungsergänzung zum Telomere-Support angeboten wird, ob diese Firmen Forschungseinrichtungen haben, die wissenschaftlich anhand von hochspezialisierten Technologien das Produkt hergestellt haben, oder ob nur ein paar bekannte Substanzen verwendet werden, die bereits erforscht wurden. Diese Produkte haben oft nicht die ideale Wirksamkeit und Zusammensetzung, um Telomerase zu aktivieren, da meist nur einzelne Moleküle von Substanzen wirkungsvoll sind und das Geheimnis auch in der Kombination von Substanzen und Dosierungen liegt. Hier fehlt es den Firmen an den richtigen technologischen Ausrüstungen und Know-how von Nahrungsergänzungsspezialisten, um all das zu bestimmen und weiter zu forschen und die Produkte weiterzuentwickeln.

(Anmerkung: Wenn Sie mehr Informationen über Telomerase Aktivatoren der neuen Generation der erwähnten und überprüften Firmen bekommen möchten, dann kontaktieren Sie bitte Ihren Ansprechpartner.)

5. Schlaf

Viele Tausend Menschen weltweit sterben jedes Jahr wegen undiagnostizierten und unbehandelten Schlafstörungen.

Erwachsene benötigen durchschnittlich 7-9 Stunden Schlaf pro Nacht. Gemäß dem „National Center of Sleep Disorders" haben 90 Millionen Menschen Schlafschwierigkeiten und 40% der Amerikaner haben zu wenig Schlaf, was Gesundheit und Wohlbefinden sehr stark beeinflussen kann ebenso wie die Entwicklung von chronischen Erkrankungen und schnellerem Altern. Schlaf ist nicht ein passiver Prozess, sondern eine sehr aktive Zeit für den Körper, um zu wachsen, sich zu entwickeln und sich zu erholen. Wenn Schlaf zu kurz ist, hat der Körper nicht genug Zeit, um die Muskeln zu reparieren, Erinnerungen zu festigen, oder Hormone auszuschütten, die wichtig sind für Wachstum, Appetitregulierung etc.

In Teil 1 wurde ausführlich das Hormon Melatonin besprochen, das ausschlaggebend für das Steuern des Schlaf-Wach-Rhythmus ist.

Noch einmal kurz zusammengefasst. Melatonin wird in der Zirbeldrüse aus Serotonin gebildet. Die Synthese und Freisetzung von Melatonin erfolgt in der Nacht als Antwort auf die Dunkelheit. Es wird vermutet, dass zu wenig Schlaf und nachlassende Schlafqualität im Alter auch mit einer verringerten Melatonin Produktion zusammenhängt, die im Alter zurückgeht. Ein durchbrochener Melatoninrhythmus durch einen Mangel an Schlaf hat immer Auswirkungen auf den Schlaf-Wach-Rhythmus.

5.1 Auswirkungen von zu wenig Schlaf

Anbei die neuesten Studien:

- Der Entgiftungsprozess im Gehirn ist gestört.
Kürzliche Untersuchungen haben gezeigt, dass unser Gehirn ein einzigartiges Abfallentsorgungssystem aufweist, ähnlich wie das lymphatische System im Körper. Dieses System, was glymphatisches System genannt wird, wird in der Nacht aktiviert.

- Alzheimer wird gefördert, da z. B. Proteinplaques, die u. a. bei Alzheimer Patienten gefunden werden, in großen Mengen während des Schlafes beseitigt werden. Ebenso zeigte die Neurowissenschaftlerin Dr. Sigrid Veasey in Untersuchungen, dass Schlafverlust zu Neuronenverlust führen würde. [401) 402)]

- Konzentration und Wachheit nehmen drastisch ab. Erinnerung- und Lernfähigkeit reduzieren sich, da das Neuronenwachstum und die Neuroplastizität nachlassen. Jegliche neuen Neuronenverbindungen werden im Schlaf gestärkt.

- Die Emotionen sind verstärkt, da der emotionale Teil des Gehirns (Mittelgehirn) weniger mit dem kognitiven Gehirn des Stirnlappens verbunden ist. Schlafentzug spielt eine wichtige Rolle bei mentaler Krankheit und fördert psychotisches Verhalten.

- Während des REM-Schlafes (Phase von Tiefschlaf mit schnellen Augenbewegungen) wird das Stresshormon Cortisol unterdrückt und der Stoffwechsel beschleunigt.

Wenn man weniger REM-Schlaf in der zweiten Hälfte der Nacht bekommt, führt das zu mehr Cortisol und Insulin, was zu Appetit und größerer Insulinresistenz führt. [403)]

- Oxidativer Stress wird bei zu wenig Schlaf geringer abgebaut und das Immunsystem wird geschwächt, was die Zunahme einer Anzahl von chronischen Erkrankungen zur Folge hat. Das Risiko an Herzerkrankungen und Bluthochdruck steigt enorm. [404)] [405)] [406)] [407)]

5.2 Schlaf und Telomere-Forschung

- Eine Untersuchung vom Medical Research Council UK und der britischen Herz-Stiftung zeigt auf, dass es eine Verbindung gibt zwischen wenig Schlaf und einem Herz-Kreislauf-Risiko und der Beschleunigung des Alterns, indem die Telomere sich verkürzen. In ihrer Studie hatten die Männer, die 5 oder weniger Stunden im Vergleich zu denjenigen, die 7 Stunden pro Nacht schliefen, 6% kürzere Telomere. [408)]

- In dem „Journal of Aging Research" haben Wissenschaftler veröffentlicht, dass Frauen, die berichteten, dass sie wenig schlafen, wesentlich kürzere Telomere hatten, insbesondere in bestimmten Zellen des Immunsystems. Die Frauen mit größtem Stress hatten am meisten Schlafstörungen. Zu viel Schlaf während des Tages sei auch ein Anzeichen für kürzere Telomere. Ein Mangel an genügend Schlaf könne zu einer Gewichtszunahme sowie Telomerverkürzungen führen und folglich einer Zunahme von altersbedingten Krankheiten, so die Forscher. [409)]

- Eine Studie, die im „Journal of Brain, Behavior, and Immunity“ veröffentlicht wurde, zeigte die Ergebnisse von Untersuchungen von 87 fettleibigen Menschen im Zusammenhang mit zu wenig Schlaf in Verbindung mit Telomere-Gesundheit. Telomerlänge und Stress-Biomarker wurden durch Blutproben bestimmt und die Schlafqualität durch den „Pittsburgh Schlafqualitäts-Index“ sowie selbst erstellte Protokolle der Schlafdauer. Die Ergebnisse zeigten, dass zu wenig Schlaf in Verbindung mit zu viel Stress tagsüber eine Telomerverkürzung zur Folge hatte. [410)]

- Gemäß einer koreanischen Studie würde viel Schnarchen mit kurzen Telomeren bei Erwachsenen in Verbindung stehen. Ebenso zeigen Studien, dass Schlafapnoe (wiederholter Atemstillstand) während der Nacht, ein Zeichen von zu kurzen Telomeren sei. [411)] [412)]

- Wissenschaftler der Veterinärmedizin der Universität in Wien haben in einer kürzlich veröffentlichten Arbeit gezeigt, dass der Winterschlaf den Alterungsprozess von Gartenschläfern verlangsamt. Je länger die Tiere wach waren, desto kürzer waren ihre Telomere. Ihre Forschungen gingen noch weiter. Nicht nur Winterschlaf würde jung erhalten, sondern wie die Wissenschaftler an Experimenten zeigten, auch der Sommerschlaf. Unter künstlichen Lichtverhältnissen eines ewigen Sommers können Schmetterlinge doppelt so alt werden wie unter natürlichen Bedingungen. [413)]

5.3 Tipps zur Verbesserung des Schlafes

Anbei eine kurze Zusammenfassung der neuesten Forschungen:

- Vermeiden von Fernsehen oder dem Benutzen eines Computers in der Nacht sowie eBook-Reader zum Lesen von Büchern. Fernsehen und Computerbildschirme senden ähnliche Lichtwellen aus wie das Licht, dem wir tagsüber ausgesetzt sind, was das Gehirn denken lässt, dass noch Tag ist. Folglich wird die Melatoninausschüttung blockiert.

- Im Dunkeln schlafen, um die Melatoninproduktion zu fördern.

- Nicht zu warm Schlafen (nicht mehr als 21 Grad Celsius). Wissenschaftler glauben, dass ein kälteres Schlafzimmer am geeignetsten für den Schlaf ist, da es den natürlichen körperlichen Temperaturabfall nachahmt.

- Ein heißes Bad oder eine heiße Dusche 30 - 90 Minuten vor dem zu Bett gehen, was die Körpertemperatur erhöht und abrupt nach dem Bad abfällt, was dem Körper signalisiert, dass er bereit zum Schlafen ist.

- Das Schlafzimmer auf elektromagnetische Felder (EMFs) überprüfen, da es die Zirbeldrüse bei der Produktion von Melatonin und Serotonin stören kann und auch andere negative Auswirkungen hat.

- Zur gleichen Zeit ins Bett gehen und Aufstehen und genügend Bewegung während des Tages, um den Schlafzyklus zu fördern.

- Zur Unterstützung des Schlafes hat sich Melatonin als Nahrungsergänzung bewährt. Am wirkungsvollsten hat sich Melatonin Spray erwiesen, das direkt in die Zellen geht. Es sorgt nicht nur für einen besseren Schlafzyklus, sondern auch allgemein für die Gesundheit des Gehirns, bessere Stimmung, Förderung des Immunsystems und Entgegenwirken von Alterserscheinungen durch die Beseitigung von Freien Radikalen und Schutz der DNS etc. [414) 415) 416)]

6. Bewegung - Sport

6.1 Bewegung und Telomere-Forschung

Forschungen aus Stockholm belegen, dass weniger Sitzen die Telomere verlängern würde. Sie untersuchten den Zusammenhang zwischen vermehrter körperlicher und verminderter sitzender Aktivität und die Länge der Telomere. Dabei nahmen 49 übergewichtige Patienten im Alter von 68 Jahren teil, die überwiegend Tätigkeiten im Sitzen nachgingen. Es erfolgten zwei Untersuchungen im Abstand von sechs Monaten. Die Versuchsgruppe erhielt in der Zwischenzeit ein individuelles, körperliches Trainingsprogramm. Das Bewegungsverhalten untersuchten die Forscher mittels Schrittzähler, Tagebuch und Fragebogen. Die Telomerlänge bestimmten sie in Blutzellen.

Die Forschungen zeigten, dass bei weniger verbrachter Zeit im Sitzen es zu einer Zunahme der Telomerlänge in den Blutzellen kam. Weitere Untersuchungen zeigten, dass es zu einer größeren Ausschüttung von TERT, einem Telomerase Gen, bei Athleten kommt, im Vergleich zu Menschen, die viel sitzen.

Die Wissenschaftler kamen zum folgenden Schluss: „Wir vermuten, dass weniger Sitzen für Risiko-Personen im Alter wichtiger ist als vermehrtes körperliches Training.“ [417) 418)]

Sportwissenschaftler der Universität Mississippi (USA) haben 2016 ihre Entdeckungen in der Fachzeitschrift „Preventive Medicine“ vorgestellt.

Sie analysierten die Telomere von 6500 Menschen, die Sport trieben, beispielsweise Aerobic, Radfahren, Tanzen, Schwimmen, Gewichtheben oder Laufen. Das Ergebnis war, dass nur diese Menschen, auffallend längere Telomere besaßen. [419)]

Das belegen auch früher durchgeführte Studien eines Teams von Wissenschaftlern, Lynn Cherkas und ihrer Kollegen vom Kings College aus London, die eine bedeutsame Verbindung zwischen Telomerlänge und Bewegung bei 2401 Zwillingen, darunter 180 eineiigen Zwillingspaaren fanden. Die Wissenschaftler bestimmten wieviel Bewegung/sportliche Aktivitäten die einzelnen Teilnehmer während der letzten Jahre absolviert hatten, den Body-Mass Index (BMI), ihren gesellschaftlich-wirtschaftlichen Status, ihren Lebensstil, bestehende und frühere Erkrankungen und ob sie Raucher waren. Sie entnahmen eine Blutprobe, um die Telomerlänge zu bestimmen. Die Forscher fanden heraus, dass unabhängig all dieser Parameter, die Telomere verlängert waren, je mehr die Teilnehmer sich bewegten und Sport getrieben haben. Im Vergleich zu nahezu inaktiven Studienteilnehmern wiesen diejenigen, die körperlich besonders aktiv und deren Telomere länger waren, einen Altersunterschied von ca. 10 Jahren auf. Die Forscher haben die Vermutung, dass durch die körperliche Aktivität, Entzündungsreaktionen gehemmt und so oxidativer Stress in den Zellen abgebaut würde, was sich positiv auf die Telomerlänge auswirken könnte.

Zu den gleichen Ergebnissen kamen Forscher aus Dänemark, die ihre Studien im Magazin „Mechanism of Aging Development“

veröffentlichten. Sie untersuchten 584 Zwillinge gleichen Geschlechtes, die durchschnittlich 79 Jahre alt waren. [420) 421)]

6.2 Ausdauersport und Hochintensitätstraining

Jüngste Forschungen zeigen auf, dass Ausdauersport (Aufrechterhalten einer Fortbewegung über längere Zeit) im Gegensatz zu Krafttraining (Einsatz großer Kraft über sehr kurze Zeit, meist an Geräten) den Alterungsprozess stärker verzögern würde.

Am Universitätsklinikum des Saarlands wurden Untersuchungen an 124 gesunden Personen im Alter zwischen 30-60 Jahren durchgeführt, die bisher nicht sportlich aktiv gewesen waren. 89 Probanden trainierten über sechs Monate lang in drei verschiedenen Gruppen entweder ihre Ausdauer, ihre Kraft oder nahmen an einem Intervalltraining teil (bestimmte Arten von Laufen. Phasen des Rennens und der Erholung wechseln sich ab). Die anderen 35 Personen fungierten als Kontrollgruppe ohne sportliches Training. Um den Alterungsprozess zu bestimmen, maßen die Forscher die Aktivität des Enzyms Telomerase und andere Telomere-Biomarker in den Blutzellen der Probanden. Es zeigte sich, dass in allen drei Sportgruppen die Telomeraseaktivität höher war als in der Kontrollgruppe, die sich nicht sportlich betätigt hatten. Am höchsten war sie in der Ausdauertrainingsgruppe. Nach Angaben der Wissenschaftler würde Ausdauertraining das Enzym Telomerase besonders anregen, Telomere-Proteine zu bilden. [422) 423)]

Neben dem Ausdauertraining zeigt der neue Fitness-Trend, dass Hochintensitätstraining (HIT) besonders positive Auswirkungen auf die Telomerlänge hat.

Das Hochintensitätstraining lässt sich bei vielen Sportarten anwenden. Dabei geht es darum, dass man sich nur für eine kurze Zeit intensiver sportlich betätigt (von wenigen Sekunden - wenigen Minuten).

Es gibt viele Bücher mit Anleitungen zu Hochintensitätstraining für diejenigen, die mehr Informationen darüber möchten.

Hochintensitätstraining hat gegenüber normalen sportlichen Betätigungen folgende Vorteile:

- eine größere Kalorienverbrennung und optimalere Fettverbrennung
- verbesserte Herzgesundheit
- Förderung von größerer Ausdauer, Geschwindigkeit und Leistung
- besserer Muskeltonus
- mehr Energie
- eine größere Menge des Wachstumshormons (HGH) wird dabei ausgeschüttet. Bei einer Studie in Italien zeigten Messungen an 476 gesunden Menschen zwischen 16-104 Jahren, dass eine größere Menge an HGH mit längeren Telomeren in Verbindung steht. [424) 425) 426)]

7. Kalorienrestriktion - Abnehmen

Es wurde bereits allgemein und ausführlich über die Kalorienrestriktion, d. h. das Vermeiden und Reduzieren der Fettleibigkeit berichtet und warum dies so wichtig ist, um den Alterungsprozess zu verlangsamen. Es gibt hierzu auch ein paar Telomere-Forschungen.

Fokus-Online veröffentlichte 2015 unter der Rubrik Anti-Aging, dass Untersuchungen der Universität Kalifornien bestätigten, dass u. a. Abnehmen die Telomerlänge verlängern würde.

Studien von 2008, die Telomerlänge und gesunden Lebensstil erforschten, belegen das Gleiche. Die Probanden unterzogen sich u. a. einer Kalorienrestriktion. [427)] [428)]

Eine Mäusestudie aus Spanien fand heraus, dass junge Mäuse, die weniger gefüttert wurden, gesünder waren, längere Telomere hatten und einen erhöhten Anteil des Enzyms Telomerase. Sie hatten weniger Anzeichen von altersbedingten Erkrankungen und zeigten Verbesserungen in ihrem Blutzuckerspiegel und ihrer Bewegungskoordination. [429)]

Eine aktuelle Forschung zeigt auf, dass Kinder von Müttern mit Übergewicht mit kürzeren Telomeren auf die Welt kommen. Wissenschaftler von der Universität Hasselt (Belgien) haben untersucht, ob das Körpergewicht der Eltern einen Einfluss auf die Länge der Telomere hat.

Für diese Forschung untersuchten die Forscher 743 Mütter im Alter von 17 – 44 Jahren und deren Neugeborene. Sie befragten die Mütter über ihren sozioökonomischen Hintergrund und gesundheitliche Verhaltensweisen und berechneten deren Body-Mass-Index (BMI) vor der Schwangerschaft. Das Nabelschnurblut wurde von den Babys direkt nach der Geburt entnommen, um die Telomerlänge zu messen. Die Ergebnisse zeigten, dass es tatsächlich einen Zusammenhang zwischen dem BMI der Mutter und der Telomerlänge ihrer Nachkommen zu geben scheint. Mit jedem zusätzlichen BMI-Punkt schrumpfen die Telomere um ca. 50 Basenpaare. Je höher das Körpergewicht der Mutter im Vergleich zu ihrer Körpergröße war desto kürzer die Telomere der Babys. [430)]

Untersuchungen zeigen, dass Bauchfett zu mehr Insulinresistenz führt und folglich zu mehr Diabetes. Die Telomere bei Menschen mit viel Bauchfett waren kürzer. [431)]

Eine dänische Studie mit 338 Zwillingen, die 12 Jahre andauerte, belegte, dass diejenigen mit kürzeren Telomeren eine größere Insulinresistenz während der Jahre entwickelten. [432)]

Es sei noch erwähnt, dass diverse Forschungen belegen, dass Stress und Depressionen die Telomere negativer beeinträchtigen würden als ein überdurchschnittliches Körpergewicht. Chronische Depressionen würden die Telomere dreimal so viel schädigen wie Übergewicht. Es gibt eine Untersuchung bei der eine zwanghafte und stressverursachende Kalorienrestriktion durchgeführt wurde (z. B. man hat Hunger und möchte mehr essen). Die Ergebnisse zeigten kürzere Telomere als bei denjenigen, die alles aßen, unabhängig von ihrem Gewicht. [433)] [434)]

Um die Telomere gesund zu halten, wird empfohlen, sich nicht nur auf eine Gewichtsabnahme zu konzentrieren, sondern auf das Reduzieren von Bauchfett, das Beseitigen von Toxinen und einen gesunden Stoffwechsel, z. B. den Blutzuckerspiegel zu fördern und einer Insulinresistenz entgegenzuwirken.

Auf zwei wirkungsvolle Möglichkeiten möchte ich im Folgenden eingehen.

7.1 „Mindful Eating"

2011 wurde in dem „Journal of Obesity" die Empfehlung veröffentlicht, „Mindful Eating" (bewusstes, achtsames Essen) als eine Maßnahme zur Stressreduzierung, da dies das Stresshormon Cortisol reduzieren würde mit der Folge der Vermehrung des Enzyms Telomerase, das Telomere verlängert. Diesem Vorschlag liegt eine Studie der Universität aus Kalifornien, San Francisco, zu Grunde. 47 Frauen, die unter Stress litten, übergewichtig und fettleibig waren, wurden entweder einer „Mindful Eating" Gruppe oder einer Kontrollgruppe zugeteilt. Die Frauen, die das Training absolvierten, hatten weniger Cortisol, chronischen Stress und Bauchfett.

Eine weitere Studie, die in dem Journal „Psychoneuroendocrinology" veröffentlicht wurde, zeigt auf, dass die gleichen Forscher bei den gleichen Frauen, die diese Untersuchung absolvierten, ihre Telomeraseaktivität jeweils vor und nach dem „Mindful Eating" Training maßen. Die Frauen, die das Training vollzogen hatten und Stress und Bauchfett reduzierten, zeigten eine Vermehrung in der Telomeraseaktivität.

Eine Verbindung zwischen verbesserter Telomere-Funktion und reduziertem Blutzucker durch Fasten wurde auch gefunden. Die Autoren schlussfolgerten: „Verbesserungen bezüglich Stress- und Essensverhalten sowie Stoffwechselregulation könnten die Telomeraseaktivität mit der Zeit erhöhen.“ [435)]

Praktische Tipps finden Sie z. B. in dem Buch: „Achtsam essen: Vergiss alle Diäten und entdecke die Weisheit deines Körpers.“ [436)]

7.2 „Alternierendes Fasten“ und „Ganzheitliches Körperreinigungsprogramm mit Nährstoffen“

Wie bereits ausführlich in Teil 1 beschrieben, zeigen neue wissenschaftliche Erkenntnisse, dass „Alternierendes Fasten“ die traditionellen Diäten für Gewichtsabnahme und andere Gesundheitsvorzüge übertreffen.

Gemäß Dr. Mercola würde das „Alternierende Fasten“ die Telomerlänge positiv beeinflussen.

Das belegt auch eine Studie über „Alternierendes Fasten“ an der Universität in Kalifornien. Die Telomere waren als Folge um ca. zehn Prozent verlängert.

Noch einmal kurz zusammengefasst:
„Alternierendes Fasten“ sei effektiver als ständiges, normales Fasten von mehreren Tagen.

Es gibt verschiedene Variationen/Diätpläne. Bewährt sind Pläne, bei denen man 5 Tage normal isst und an 2 Tagen fastet, wobei man entweder nur Flüssiges zu sich nimmt oder begrenzt Nahrung. Die Folge davon, so hat man kürzlich herausgefunden, ist eine vermehrte Produktion der Stammzellen und Immunzellen, was das Immunsystem stärkt und Entzündungen besser bekämpft.

Der Körper wechselt von einem Zustand der kontinuierlichen Zuckerverbrennung auf Fettverbrennung.

Weitere gesundheitliche Vorteile des „Alternierenden Fastens“: Erhöhung der Insulinsensitivität, eine Energiesteigerung der Mitochondrien und eine Reduzierung von Schäden durch Freie Radikale. Erhöhung des Wachstumshormons, der Erinnerungs- und Lernfunktionen und generell der Erhaltung der Gesundheit des Gehirns. Es soll die Gehirnneuronen zum Wachsen anregen, die sogenannte Neurogenese, und die Stimmung verbessern. Ebenso werden die Selbstheilungskräfte aktiviert, die mit dem Alter abnehmen.

Das effektivste Abnahmeprogramm und Fettverbrennungssystem, das bereits in Teil I unter Kalorienrestriktion angesprochen wurde und auch am wirksamsten gegenüber einer Telomerverkürzung sei gemäß Experten, ist der holistische Ansatz neuerer ernährungswissenschaftlicher Erkenntnisse. Eine Kombination aus „Alternierendem Fasten“ und einem ganzheitlichen, körperlichen Entgiften mit Nährstoffen.

In Teil 1 wurde das „Ganzheitliche Körperreinigungsprogramm mit Nährstoffen" vorgestellt und die genauen Erläuterungen und die Notwendigkeit, zusätzlich Toxine im Fettgewebe zu entfernen, um optimal abzunehmen. [437) 438) 439) 440) 441)]

(Anmerkung: Weitere Informationen über Abnehmprogramme, die „Alternierendes Fasten" und „Ganzheitliches Körperreinigungsprogramm mit Nährstoffen" sowie Stressreduzierung durch „Superadaptogene" (Erläuterung folgt) verbinden, erhalten Sie bei Ihrem Ansprechpartner.)

8. Umweltgifte - schädliche Substanzen

Ein paar Telomere-Forschungen:

Gifte in jeglicher Form, sei es in Nahrung, Luft oder Wasser, produzieren oxidativen Stress, der, wie wir wissen, den Körper altern lässt und einen negativen Einfluss auf die Telomere hat.

Es gibt eine Studie aus Italien, die ***Umweltverschmutzung*** und Telomerlänge gemessen hat. Die Forscher werteten Blutproben bei 50 schwangeren Frauen aus, die in der Nähe von illegalen, sehr schädlichen Abfallgruben lebten. Sie fanden heraus, dass die Frauen bedeutsam kürzere Telomere hatten im Vergleich zu anderen Frauen, die in anderen Gebieten frei von Abfällen lebten. Zudem hatten diejenigen Frauen, die am nächsten an den Abfallgruben lebten, die kürzesten Telomere. Die Forscher berichteten auch, dass eine geringe Aktivität des Enzyms Telomerase bei diesen Frauen entdeckt wurde. [442)]

Eine neuere Studie belegt, dass ***städtische Umweltvergiftungen*** Vögel schneller altern lassen. Schwedische Forscher haben herausgefunden, dass urbane Kohlmeisen eine deutlich kürzere Lebenserwartung haben als ihre am Land lebenden Artgenossen. Denn die städtischen Vögel weisen im Vergleich deutlich kürzere Telomere auf. [443)]

Gemäß einem Artikel im Magazin „New Science" würde das industrielle Abfallprodukt ***Dioxin*** eine negative Auswirkung auf die Telomere haben. Dioxine sind gefährliche Chemikalien, die in großen Mengen in der Umwelt zu finden sind und die bekannt dafür sind, dass sie den Hormonzyklus stören etc. Gemäß der WHO (World Health Organisation) würden mehr als 90% des Dioxins, dem man ausgesetzt ist, von der Nahrung kommen, wie z. B. Fleisch, Geflügel, Fisch etc.

Untersuchungen an Landwirten, die regelmäßig ***Pestizide*** auf ihren Getreidefeldern sprühen, zeigten, dass viele Pestizide im Körper in Verbindung mit kürzeren Telomeren stehen. [444)]

Das giftige Schwermetall ***Cadmium*** gelangt über Tabakrauch oder Nahrung in den Blutkreislauf. Gemäß dem Vegetarierbund (Vebu) sollen manche Gemüsesorten, wie Hülsenfrüchte, Wildpilze und Meeresfrüchte einen hohen Gehalt an Cadmium haben.

Auch Nahrungsmittel aus Weizen hätten vergleichsweise einen hohen Cadmiumwert. Roggen, Gerste und Hafer würden weit weniger von dem Schwermetall enthalten.

Gemäß US-Forschungen, deren Bericht in den Online-Ausgaben des Fachmagazins „American Journal of Epidemiology" erschien, würde Cadmium den Altersprozess beschleunigen. Für ihre Untersuchungen nahmen die Forscher der Universität Washington Blut- und Urinproben von 6700 Menschen unter die Lupe. Dabei zeigte sich, dass schon kleinste Cadmiumkonzentrationen in den Zellen der Probanden für verkürzte Telomere sorgen. Probanden, die der größten Cadmiumkonzentration ausgesetzt waren, wiesen durchschnittlich elf Jahre vorzeitig gealterte

Zellen auf. Verglichen mit der Gruppe, die am wenigsten Cadmium im Körper hatten, waren ihre Telomere um 6% kürzer.

Eine aktuelle Studie zeigt, dass sich neben Cadmium auch das Halbmetall ***Arsen*** negativ auf die Telomerlänge auswirkt. In einer Studie aus Nepal hat man Jugendlichen im Alter von 12-16 Jahren Urin- und Blutproben entnommen, um die Telomerlänge zu bestimmen. Ebenso wurden Beurteilungsfragen anhand eines Fragebogens verwendet. Je mehr Cadmium und Arsen vorhanden waren, desto kürzer waren die Telomere. [445)] [446)]

Untersuchungen gibt es auch bei ***Blei.*** Je mehr Blei sich im Körper während der Jahre bei chinesischen Arbeitern in Produktionsstätten für Batterien angesammelt hatten, desto kürzer waren die Telomere. [447)]

Neben dem Cadmium sind in großen Mengen die sehr schädlichen Freien Radikalen in Zigaretten vorhanden. Forschungen haben gezeigt, dass die Freien Radikalen im ***Zigarettenrauch*** direkt die Telomere an den Chromosomenenden spalten können. Die Forscher warnen vor Zigaretten, wenn man nicht altern möchte. [448)]

Eine kürzliche Studie belegt, dass sich die Telomere verkürzen, wenn man für längere Zeit ***ionisierter Strahlung*** (Alpha- und Gammastrahlung) ausgesetzt ist. [449)]

Eine Untersuchung an italienischen Männern zeigte kürzere Telomere bei ***Alkoholmissbrauch*** im Gegensatz zu Gelegenheitstrinkern. Andererseits gibt es Studien, die belegen, dass bei geringen Einnahmen von Rotwein (1 Glas bei Frauen und bis zu 2 Gläsern bei Männern), dieser der Gesundheit nutzen kann, insbesondere für die Herz-Kreislauf-Gesundheit. [450)]

Als holistische Lösung zum generellen Entgiften ist die „Ganz-Körper Nährstoffreinigung", wie bereits ausführlich beschrieben, am effektivsten in Kombination mit Bewegung und „Alternierendem Fasten", wenn man gleichzeitig abnehmen möchte, um die Telomere zu unterstützen. Ebenso wirkunsgvoll sind die traditionellen Reinigungsprogramme, die einzelne Organe (Organsysteme) entgiften. So behandelt z. B. die Gesundheits- und Ernährungslehre von Mazdaznan sehr tiefgehend auf ganzheitliche Weise mit Erfolg die Entgiftung einzelner Organe und Organsysteme. [451)]

(Anmerkung: Mehr Informationen über „Ganzheitliches Körperreinigungsprogramm mit Nährstoffen" erhalten Sie bei Ihrem Ansprechpartner.)

9. Emotionale Stressfaktoren - Stressreduzierung

In den letzten Abschnitten haben wir körperliche oder physisch bedingte Stressfaktoren besprochen, die verkürzend auf die Telomere wirken, wie z. B. ungesunde Nahrung, mangelnde Bewegung, Fettleibigkeit, mangelnder Schlaf, schädliche Substanzen, Umweltgifte, etc.

Der letzte Punkt, auf den ich eingehe, ist emotionaler/psychischer Stress, da er meiner Meinung nach, und das belegen die Forschungen, ein sehr ausschlaggebender Faktor ist, der unsere Telomere beeinflusst und der noch viel zu wenig in der Wissenschaft Beachtung findet.

Deswegen habe ich ein ganzes Kapitel der Verbindung von Geist – Emotionen und Körper gewidmet, um ein tieferes Verständnis für diese Thematik zu schaffen, um dann im letzten Teil die Telomere- Forschungen, die es bereits in diesem Bereich gibt, zu integrieren.

Zunächst einmal werden allgemeine Studien über emotionalen und psychischen Stress und Telomer-Forschung aufgezeigt, dann einzelne Bereiche, in denen es Untersuchungen gibt.

Zum Schluss werden Studien bezüglich einer Stressreduzierung veranschaulicht, bei denen es Telomere-Forschungen bereits gibt und neuere Lösungsansätze, wo wir gespannt sein dürfen, was die Zukunft über diese Forschungen im Bereich der Telomere bringen wird.

9.1 Allgemeiner emotionaler, psychischer Stress

Die Telomere-Forschung bezüglich emotionalem Stress steckt noch in den Kinderschuhen.

Es gibt derzeit eine Person auf dem wissenschaftlich qualifizierten Gebiet, die sich darauf spezialisiert hat. Elissa Epel, Professorin an der Universität in Kalifornien in San Francisco (UCSF) für Psychologie und Psychiatrie. Sie absolvierte ihre Studien an der Stanford und Yale Universität in den USA. Sie ist als psychologische Forscherin bekannt, die die Körper-Geist Beziehung untersucht und bereits viele Preise dafür erhalten hat.

Zusammen mit ihrer bereits öfters zitierten Kollegin Elizabeth Blackburn (Nobelpreisträgerin 2009) und einem Team von Mitarbeitern hat sie herausgefunden, dass chronischer emotionaler und psychischer Stress die Telomere verkürzen. Gemäß den Forschern sollen mehrere biochemische Pfade, die bei chronischem Stress aktiv sind, das Enzym Telomerase vermehrt aufbrauchen. Ebenso würden Freie Radikale produziert werden und eine Erhöhung des Cortisolspiegels stattfinden, wenn es sich um Dauerstress handelt. Ein dauerhafter erhöhter Cortisolspiegel soll das Enzym Telomerase unterdrücken, was zu Verkürzungen der Telomere führen kann. (Es empfiehlt sich, Vorträge von Elissa Epel auf Youtube im Internet anzuhören). [452) 453)].

Dies belegt auch eine Studie an Vögeln in Europa, denen ins Trinkwasser das Hormon Cortisol hinzugefügt wurde. Im Gegensatz zu einer Kontrollgruppe wurden bei diesen Vögeln die Telomere schneller kürzer. [454)]

Ein paar Forschungen:

Forscher unter der Leitung von Eli Puterman (Universität Kalifornien) untersuchten das Blut von 240 gesunden Frauen. Die Frauen mussten u. a. ihre individuellen Lebensstilfaktoren dokumentieren. Das Resultat: Die Telomere der Frauen, die in diesem Jahr starkem Stress ausgesetzt waren, hatten sich besonders rasch verkürzt, wesentlich schneller als bei den Frauen, die ein ausgeglicheneres Leben mit wenig Stress geführt haben.

Eine aktuelle Studie gibt es über emotionalen Dauerstress, der sich als Ungeduld zeigt.

An der Universität in Singapur analysierte man anhand eines Experimentes den Ungedulds-Pegel von 1158 Versuchsteilnehmern. Nach dem Experiment wurden die Blutzellen der Probanden bezüglich ihrer Telomerlänge gemessen. Die Ungeduldigeren hatten tendenziell kürzere Telomere als die ruhigeren Teilnehmer. [455) 456)]

Es gibt eine Studie von Elissa Epel, E. Blackburn und Kollegen, die aufzeigt, dass pränataler emotionaler Stress bei Müttern zur Folge hat, dass deren Kinder mit kürzeren Telomeren auf die Welt kommen. Das belegt auch eine Studie von Sonja Entringer und Kollegen. Je größer die vorgeburtliche Angst bei Müttern war, desto kürzer waren die Telomere des Babys.

Kürzere Telomere bei den Eltern, insbesondere bei der Mutter, würden gemäß Untersuchungen an die Kinder weitervererbt. Das geschieht durch einen Prozess, den die Wissenschaftler „Direktübertragung" nennen. Ein ähnlicher Mechanismus wie bei der Epigenetik. Die Telomerlänge insbesondere der Mutter wird direkt bei der Befruchtung auf das Baby übertragen. Das Phänomen der „Direktübertragung" hat man bei Forschungen an Telomeropathien entdeckt (genetische Erkrankungen der Telomere). [457)]

In einer Studie an 490 Neugeborenen und deren Eltern fand man heraus, dass die Telomerlänge der Nabelschnur der Babys der Mutter ähnlicher waren als dem Vater. Jedoch hätten beide Telomere der Eltern einen Einfluss. [458)]

Eine interessante Studie, die auch aufgrund des Phänomens der „Direktübertragung" zu erklären sei, zeigte, dass Babys, deren Mütter keinen Schulabschluss hatten und nicht gebildet waren, kürzere Telomere aufwiesen, so wie bei der Mutter. [459)]

Zu erwähnen ist, dass ausgehend von dieser Studie Elissa Epel und Kollegen erst kürzlich ein Programm für schwangere, gestresste und fettleibige Mütter konzipiert haben. Dieses Programm sollte zum Ziel haben, dass die Telomere der Mütter und deren Nachkommen sich nicht unnötig verkürzen würden. Neben Bewegungsübungen, insbesondere Aerobic, integriert Epel auch Achtsamkeitsübungen, um mit täglichem Stress umzugehen. [460)] [461)]

9.2 Überarbeitung – Burnout-Syndrom

„Health 2000 Studie" von 2012:

Bei dieser Studie wurden 2911 finnische Männer und Frauen zwischen 30 – 64 Jahren untersucht. Die Ergebnisse zeigten, dass 18% der Teilnehmer leichte arbeitsbedingte Erschöpfung (Burnout) hatten, während 5% ernsthaftes Burnout aufwiesen. Man verglich die Telomerlänge bezüglich des arbeitsbedingten Erschöpfungsgrades und kam zu dem Schluss, dass diejenigen Teilnehmer mit ernsthaftem Erschöpfungssyndrom bedeutsam kürzere Telomere hatten als jene mit wenig oder keiner Erschöpfung. Der vorliegende Befund spricht für eine Beschleunigung der Alterung durch arbeitsbedingten Dauerstress, so die Forscher. [462)]

Dauerstress durch intensive Pflege:

In einer durchgeführten Studie von Elissa Epel und E. Blackburn und Kollegen mit 44 Teilnehmerinnen wurde der Einfluss von psychologischem Stress auf die Telomeraseaktivität untersucht. 22 der Frauen, die Demenzkranke betreuten, waren dauerhaftem Stress ausgesetzt. Die andere Hälfte der Teilnehmerinnen diente als Kontrollgruppe mit generell niedrigerem Stress. Generell wurde bei den Frauen mit einem hohen täglichen Stressspiegel eine geringere Grundaktivität des Enzyms Telomerase gemessen.

Die gleichen Ergebnisse sah man bei einer über Jahre hinweg anhaltenden Betreuung eines kranken Partners.

Es gibt eine weitere Untersuchung von Epel, Blackburn und Kollegen. Die Studie untersuchte Frauen, von denen einige gesunde und einige kranke Kinder versorgen mussten. Gemäß den Ergebnissen hatten die Frauen, die sich um die kranken Kinder kümmerten, kürzere Telomere. [463) 464) 465)]

9. 3 Depressionen – Ängste und Sorgen

Gemäß einer Metaanalyse (bezeichnet in der Psychologie ein Verfahren zur statistischen Zusammenfassung der Ergebnisse vieler unterschiedlicher Studien) stehen die meisten psychischen Erkrankungen, die an 14.827 Personen untersucht wurden, in Verbindung mit kürzeren Telomeren. [466)]

Depressionen:

Es gibt eine Studie von Elissa Epel und E. Blackburn und Kollegen, an der Universität San Fransisco durchgeführt, die in der März-Ausgabe von 2011 in dem Magazin „Plo One" veröffentlicht wurde. Diese zeigt, dass chronische Depressionen mit der Reduzierung der Telomerlänge verbunden sind. Es wurden 18 Personen ausgewählt, deren Geschichte/Vergangenheit von chronischen Depressionen geprägt war (Traumen, Missbrauch oder generell eine schwierige Kindheit) und 17 normale Personen zum Vergleich. Die Wissenschaftler maßen die Telomerlänge der Leukozyten sowie oxidativen Stress und Entzündungsmarker. Die Teilnehmer mit chronischen Depressionen hatten wesentlich kürzere Telomere, höheren oxidativen Stress und Entzündungsmarker.

Die Autoren gehen davon aus, dass ein erhöhter Anteil an Stresshormonen, chronischen Entzündungs- und Oxidationsmarkern der Grund sei, dass chronische Depressionen in kürzeren Telomeren resultieren können. [467)]

Eine weitere Studie von Ian Gotlib und Kollegen der Stanford Universität ist ebenfalls interessant. Diese Studie umfasste gesunde (ohne psychiatrische Diagnose) Töchter von Müttern, die viele Depressionsphasen durchmachten und gesunde Töchter von Müttern, die niemals an Depressionen gelitten haben. Obwohl die Töchter, deren Mütter depressiv waren, keine Symptome von Depressionen zwischen 10 – 14 Jahren hatten (die meisten bekamen sie später, wie die Studie belegte), hatten diese kürzere Telomere, als die Töchter, deren Mütter nicht an Depressionen gelitten hatten. Gotlib merkte an, dass gemäß einem durchgeführten Stresstest die Töchter mit kürzeren Telomeren auch einen größeren Anteil an Cortisol, dem Stresshormon, hatten. Dies, so wird vermutet, könnte der Grund für die kürzeren Telomere sein. [468)]

Eine Forschung, durchgeführt von Owen Wolkowitz, Professor für Psychiatrie an der Universität in San Francisco, zeigt auf, dass, je länger Menschen depressiv waren/sind, desto kürzer waren ihre Telomere. Die Länge oder die andauernde Depression würde ein kritischer Faktor sein. Ebenso fanden sie heraus, dass das Enzym Telomerase zunahm, wenn die Patienten Antidepressiva zu sich nahmen. Wolkowitzs Team untersuchte auch chronische Entzündungsmakrer und oxidativen Stress, die oft bei depressiven Personen erhöht sind. Sie sind dabei, die Verbindung bezüglich der Rolle der Telomerverkürzung zu erforschen. [469)]

Ängste – Phobien:

Eine Studie mit dem Namen „Nurses Health Study" kommt zu dem Schluss, dass ausgeprägte Ängstlichkeit, phobische Angst oder irrationale Angst in einer bestimmten Situation oder durch ein Objekt (Angst vor dem Fliegen oder engem Raum etc.) mit einer Telomerverkürzung verbunden sind.

Die Daten von 5243 Frauen (42–90 Jahre) der „Nurses Health Study" wurden in einer Sub-Studie auf den Zusammenhang zwischen phobischer Angst und der Leukozyten Telomerlänge analysiert. Das Ergebnis zeigte, dass ein hoher Grad an Ängstlichkeit mit einer bedeutsamen Reduzierung der Telomerlänge, einer um 6 Jahre fortgeschrittenen Alterung verbunden war. Besonders ausgeprägt war die Auswirkung bei gleichzeitiger Fettleibigkeit oder wenn der Vater zum Zeitpunkt der Geburt älter als 40 Jahre war.

Eine weitere Studie mit diesem Thema kommt von Epel und Blackburn. Sie fanden heraus, dass bei Frauen, die Ängste hatten in der Öffentlichkeit zu reden oder vor dem Lösen einer schweren Mathematikaufgabe, die Telomere bedeutsam kürzer waren im Vergleich zu Frauen, die diese Herausforderungen weniger bedrohlich fanden. [470)] [471)]

Finanzielle Sorgen – Arbeitslosigkei:

Eine Reihe von Studien weisen darauf hin, dass sich die Telomere rasch in unsicheren Lebenssituationen wie Geldmangel, existenziellen Bedrohungen und Arbeitslosigkeit verkürzen.

Eine Studie von Dr. Arline Geronimus von der Stanford Universität, USA, untersuchte Telomere von armen Schwarzen aus der niedrigeren Mittelklasse und mexikanischen Einwohnern aus Detroit. Die Studie zeigte, dass Geringverdiener aus Detroit, unabhängig von ihrer Rassenzugehörigkeit, kürzerer Telomere hatten als der Durchschnitt. [472)]

Die Ergebnisse von Jessica Buxton vom Imperal College und ihren Kollegen beweisen eine Telomerverkürzung bei Arbeitslosigkeit.

Die Forscher haben für ihre Studie die Länge der Telomere von 5620 finnischen Frauen und Männern des Jahrgangs 1966 untersucht. Neben DNS Proben hatten diese Personen auch Informationen über ihre Beschäftigungsverhältnisse abgegeben und ob und wie lange sie einmal arbeitslos gewesen waren. Die Auswertungen zeigten: Männer, die mindestens zwei Jahre lang arbeitslos gewesen waren, hatten doppelt so häufig verkürzte Telomere als Männer, die durchwegs in Beschäftigung waren. Die Forschung fand bei Frauen keinen Zusammenhang bzw. Unterschied. [473)]

9.4 Soziale Benachteiligung, Gewalt/Misshandlungen und Ablehnung

Soziale Benachteiligung:
Eine ungünstige soziale Umgebung soll bei Kindern bereits im Alter von 9 Jahren zu einer Verkürzung der Telomere führen. Diese Auswirkung war bei einer Studie in der „Proceedings of National Academy of Sciences" 2014 bei Kindern mit einer genetischen Anfälligkeit für psychische Erkrankungen erkennbar. Es wurde bei den Kindern ein Mundabstrich entnommen, der auch Zellen enthält. Das Team um Daniel Notterman von der Universität Princeton ließ in den Proben der 40 Kinder die Länge der Telomere in den Zellkernen untersuchen.

Eine Telomerverkürzung belegen zwei weitere Studien:
Es wurden knapp 5000 Kinder untersucht, die zwischen 1998 – 2000 in US-Großstädten geboren wurden, viele davon in schlimmen sozialen Verhältnissen. So hatten drei Viertel der Kinder alleinerziehende Eltern. Weitere Kennzeichen der sozialen Benachteiligung waren Armut, schroffe Erziehungsmethoden, mentale Erkrankungen der Mütter oder instabile Familienverhältnisse, die in den zahlreichen Fragebögen der Studie erfasst worden sind. Eine gesunde Umgebung zeichnete sich dagegen durch stabile Familien, eine gute Gesundheit der Mutter und günstige sozioökonomische Zahlen aus.

Lärm, Vandalismus und eine erhöhte Kriminalität in der Nachbarschaft würden Spuren im Erbgut, d. h. eine Verkürzung der

Telomere hinterlassen, gemäß einer Untersuchung an der Universität „Pittsburgh School of Nursing.“ [474] [475]

Gewalt –Misshandlungen:

Gewalterfahrungen in der Kindheit nagen an den Telomeren gemäß einer Forschung von Idan Shalev von der Duke-Universität in Durham.

Die Forscher nutzten dabei Informationen aus einer Langzeituntersuchung britischer Kinder, die in den Jahren 1994 und 1995 geboren wurden. Im Alter von jeweils 5 und 10 Jahren hatten 236 Kinder DNS-Proben abgegeben, die die Forscher analysierten und vergleichen konnten. Befragungen der Erziehungsberechtigten hatten zudem ergeben, welche Kinder Gewalterlebnisse erfahren hatten.

Die Auswertungen ergaben, dass etwa 42% Opfer von Misshandlungen, Mobbing oder häuslicher Gewalt gewesen waren. Das spiegelte sich, den Forschern zufolge, im Erbgut der Kinder wider. Die Telomere hatten sich in den 5 Jahren zwischen den beiden DNS-Proben im Durchschnitt stärker verkürzt als bei den Altersgenossen, die keine Misshandlungen erlebt hatten. Je mehr Gewalterfahrungen ein Kind durchlebt hatte, desto stärker hatten sich die Telomere verkürzt. [476]

Ablehung:

Eine Studie, durchgeführt von Charles Nelson und seinem Team verglich die Telomere von Kindern, die in Rumänien in Waisenhäusern aufgewachsen sind und von ihren Eltern abgelehnt sowie emotional/sozial vernachlässigt wurden, mit den Telomeren von Kindern, die nur kurz in den Waisenhäusern waren und dann in eine Pflegefamilie kamen. Je länger die Kinder in den Waisenhäusern verbrachten, desto kürzer waren ihre Telomere. [477)]

Studien von Epel, Blackburn und Kollegen zeigen, dass Ablehnung jeglicher Art, z. B. von der Gesellschaft oder wenn der Partner eine Trennung wünscht, den schmerzhaftesten Stress verursachen würde, da es das Selbstwertgefühl am meisten schwächen würde. Die Telomere seien bei Ablehnung am kürzesten im Vergleich zu anderen Stresssituationen. [478)]

Dies bekräftigen Untersuchungen bei Afroamerikanern, die sich ständig diskriminiert fühlten. Ihre Telomere waren kürzer als bei ihren weißen Mitmenschen. [479)]

Demgegenüber gibt es auch Untersuchungen, die belegen, dass durch eine Unterstützung von guten Freunden die Telomere positiv beeinflusst werden.[480)] Ebenso eine gute Nachbarschaft, gemäß einer Studie aus den Niederlanden. [481)]

Eine Studie belegt, dass Menschen, die glücklich verheiratet waren oder mit einem Partner zusammen lebten, längere Telomere aufwiesen. [482)]

9.5 Negative Gedanken

Gemäß Epel und Team würde es ausreichen, dass alleine negative Gedanken, die Stress im Körper verursachen, die Telomere verkürzen, da unsere Zellen unsere Gedanken hören würden. Es ist also egal, ob die Ängste, Depressionen, Sorgen und negativen Gedanken jeglicher Art etc. nur erdacht werden ohne konkreten Anlass, oder ob den Gedanken eine stressvolle, konkrete Situation vorausgeht. Ausführliche Erläuterungen und wissenschaftliche Forschungen dazu wurden ausführlich in Teil 3 besprochen.

Hierzu hat das Team Forschungen betrieben. Es wurden die Intensität von Emotionen und die Gedankenart bei Personen gemessen, wie sie mit täglichem Stress, Problemen und Herausforderungen umgingen. Eher negativ mit Stress beladen oder positiv, d. h. gelassener. Es zeigte sich, dass die Personen mit längeren Telomeren wesentlich lockerer mit den alltäglichen Herausforderungen umgegangen sind. Sie haben sich persönlich weniger bedroht gefühlt, hatten nicht so eine negative Perspektive und konnten mit Problemen besser umgehen.

Kürzere Telomere zeigten sich bei vielen negativen Gedanken bei schwierigen Aufgaben. [483)]

9. 6 Stressreduzierung durch Achtsamkeitsübung, Mediations- und Yogamethoden sowie positives Denken

Elizabeth Blackburn teilte auf dem Symposium, das im Oktober 2015 im World Conference Center in Bonn mit dem Titel: „Gesundes Altern heute" abgehalten wurde, Folgendes mit: „Dass jeder dafür Sorge tragen sollte, weniger chronischen Stress zu haben, depressive Stimmungen zu reduzieren und Traumata zu klären etc., da dies die Zellalterung fördere und die Telomere verkürzen würde. Maßnahmen für effektives Stressmanagement sind bekannt und jeder kann sich bestimmte Ziele setzen und diese Maßnahmen ergreifen, wie z. B in der Natur spazierengehen, Bewegung, Musik hören, verschiedene kreative Betätigungen, gesunder Schaf, Massagetechniken etc." [484)]

Ein paar konkrete Telomere-Studien gibt es bezüglich Meditationstechniken, Achtsamkeitsübungen, verschiedenen Yoga Arten und positivem Denken, die im Folgendem aufgelistet sind.

Achtsamkeitsübung, Meditation- und Yogatechniken:
Eine Studie von 2010 von der Universität Kalifornien zeigte, dass positive Veränderungen durch Meditationen dazu beitragen würden, das Enzym Telomerase zu erhöhen. Es wurden 60 Männer und Frauen mit viel Erfahrung in Meditation ausgewählt, die 3 Monate lang für je 6 Stunden am Tag „Achtsamkeit-Technik" angewandt haben. Diese Technik besteht aus einer bewussten, präsenten Beobachtung und Aufmerksamkeit der Gedanken und

Emotionen ohne Bewertung und dem Ignorieren von vergangenem Groll und Zukunftssorgen. Ebenso führten diese Probanden langanhaltende Meditationen durch mit dem Ziel, einen friedlicheren, ruhigeren Geisteszustand zu kultivieren. [485)]

Eine Forschung aus Kanada an der Universität Calgary der Abteilung für Onkologie hat Studien bei Brustkrebsüberlebenden durchgeführt. 88 Frauen wurde Blut entnommen, der Cortisolspiegel und die Länge der Telomere festgestellt.

Dann wurden diese Frauen in 3 Gruppen eingeteilt. Eine Gruppe, die keine aktiven Maßnahmen ergriffen, sondern nur Vorträge über Anti-Stress-Maßnahmen anhörten. Eine Meditationsgruppe, deren Frauen 90 Minuten lang täglich Meditation, Achtsamkeitsübung und Hathayoga über 8 Wochen durchführten. Ihnen wurde auch mitgeteilt, dass sie während der Zeit zu Hause täglich 45 Minuten Meditation und Yoga durchführen sollten.

Dann gab es eine 3. Gruppe von Frauen, die ihren Emotionen Ausdruck verleihen sollten. 90 Minuten täglich haben diese 3 Monate lang über ihre Emotionen und Probleme gesprochen.

Die Forschungsleiterin Dr. Linda Carlson teilte nach der Studie Folgendes mit: „Wir beobachteten, dass die Frauen beider aktiven Gruppen, in denen Meditation und Yoga ausgeübt wurden oder bei der sie ihre Emotionen und Probleme ausdrücken konnten, die Telomerlänge gleich geblieben war. Eine Telomerverkürzung fand bei den Frauen statt, die an der Gruppe ohne jegliche Intervention teilnahmen.“ [486)] [487)]

Mehrere Studien wurden von dem Ernährungs- und Lebensstilguru Dr. Dean Ornish von der Universität San Francisco im Laufe vieler Jahre durchgeführt.

Seine Untersuchungen über Meditation, Yoga und Maßnahmen für Stressmanagement zeigten ähnliche Ergebnisse, d. h. eine Erhöhung des Enzyms Telomerase und längere Telomere.[488)]

Eine weitere Studie, die etwas später an der Universität in Los Angeles durchgeführt wurde, hatte dargestellt, dass nur 12 Minuten am Tag ausreichten, mit einer bestimmten Art von Yoga-Meditation, dem Kundalini- und dem Kirtan Kriya Yoga, psychologischen Stress zu reduzieren. Diese Techniken zeigten Auswirkungen auf das Enzym Telomerase, das man vermehrt vorfand. Bei dieser Meditationsart werden mehrere Elemente wie Singen, Mudras (Handbewegungen) und Visualisierung integriert.

Diese Forschung umfasste 39 Pflegepersonen zwischen 41-91 Jahren von Demenzerkrankten, da bekannt ist, dass diese unter großem Stress litten. Die Versuchsteilnehmer wurden in zwei Gruppen eingeteilt. Jeden Tag, 8 Wochen lang, übte die Meditationsgruppe 12 Minuten lang Kirtan Krya Meditation. Die zweite Gruppe entspannte sich durch das Zuhören von ruhiger Musik in einem ruhigen Raum, jeden Tag 12 Minuten lang. Die Forscher wollten herausfinden, ob es einen Unterschied zwischen Entspannung und meditativer Praxis gab.

Die Untersuchung fand heraus, dass ca. 65% der Meditationsgruppe eine 50%ige Verbesserung bezüglich der depressiven Symptome erlebten, im Vergleich zur Gruppe, die nur ruhige Musik anhörte und sich dabei entspannte. Ebenso hatte die Meditationsgruppe einen 43%igen Anstieg der Telomeraseaktivität, eine Erhöhung von ca. 4%, verglichen mit der Gruppe, die nur Entspannungsmusik hörte.

Die Forscher kamen zu dem Schluss, dass es eine Steigerung bei der Kirtan Kriya Gruppe im Vergleich zur Enspannungsgruppe bezüglich mentaler Gesundheit, psychologischer Stressreduzierung und Telomeraseaktivität, gab. [489)]

Positives Denken:

Elissa Epel fordert in ihren Vorträgen auf, die Gedanken zu zügeln, damit diese nicht zu viel negative Auswirkungen auf die Telomere ausüben würden. In diesem Bereich hat sie zusammen mit ihren Kollegen viel Forschung betrieben, wie bereits in diesem Abschnitt erwähnt.

Die Studien zeigen deutlich, dass je mehr negative Gedanken vorherrschen, desto mehr wandert der Geist, d. h. ist nicht im Hier und Jetzt. Die Telomere sind kürzer und die Gesundheit leidet darunter.

Gemäß Epel würde das tägliche „Multitasking“, d. h. das Durchführen vieler Arbeitsgänge gleichzeitig, dazu führen, dass der Geist nicht im Hier und Jetzt ist. Es zeigte sich, dass bei Personen, die „Multitasking“ durchführten, die Telomere kürzer waren.

Ihre Lösungsvorschläge sind Meditationen, die Menschen ins Jetzt bringen und Achtsamkeitsübungen, d. h. das Beobachten der Gedanken und Korrigieren negativer Gedanken, negativer Bewertungen etc.

Ein konkreter Tipp wäre die Achtsamkeitsbasierte Kognitive Therapie (engl. Mindfulness Based Cognitive Therapy, MBCT). Sie wurde von den Psychotherapieforschern und kognitiven Verhaltenstherapeuten Zindel V. Segal, J. Mark G. Williams und John D. Teasdalezur Rückfallprävention bei Depressionen entwickelt. Sie kombiniert Elemente der Achtsamkeitsbasierten Stressreduktion (engl. Mindfulness Based Stress Reduction, MBSR) nach Jon Kabat-Zinn mit Interventionen der Kognitiven Verhaltenstherapie bei Depressionen. [490)]

Interessant ist eine weitere Studie, die zeigte, dass bei Personen, die einen Sinn und Zweck im Leben hatten, über einen guten Gesundheitszustand verfügten und das Enzym Telomerase erhöht vorzufinden war. [491)] [492)]

9. 7 Neue Ansätze für stressreduzierende Maßnahmen

Neben den klassischen stressreduzierenden Maßnahmen, die teilweise oben kurz aufgezählt und in den letzten Studien erwähnt wurden, gibt es ein paar neuere Ansätze/Maßnahmen, die ich kurz zeigen möchte, da es für den einen oder anderen von Interesse sein könnte, diese anzuwenden oder zu integrieren. Bei einigen gibt es bereits Telomere-Forschungen, bei anderen hoffe ich, dass es welche in der Zukunft geben wird.

Adaptogene:
Der russische Wissenschaftler Dr. Nikola Lazarev definierte schon 1947 ein Adaptogen wie folgt: „Eine Substanz, die es dem Körper ermöglicht, gegen verschiedene physische, chemische und biologische Stressfaktoren eines unspezifischen Widerstandes vorzugehen. Dies erlaubt dem Organismus eine Anpassung (engl. to adapt) an Umstände, in denen er besonders viel Stress ausgesetzt ist.“

1960 veröffentlichte Dr. Israel Brekham, auch Vater der Adaptogene genannt, das erste Mal eine wissenschaftliche Studie über seine 15-jährige Forschung über Adaptogene. Seine kontinuierlichen Forschungen über Adaptogene führten zu mehr als hunderten von Veröffentlichungen und Entdeckungen über den gesundheitlichen Nutzen dieser Substanzen.

Er beschrieb 1968 Adaptogene noch etwas genauer:

- Adaptogene sind nicht toxisch und haben keine schädlichen Nebenwirkungen für den Körper.
- Sie bewirken eine unspezifische Antwort des Organismus auf inneren und externen Stress. Der Körper bekommt Kraft für Widerstand und Anpassung. Es wird eine Reserve an adaptogener Kraft angelegt, diese wird in akuten Stresssituationen genutzt. Die Hypothalamus-Hypophyse-Nebenniere-Achse (HHN-System) und der Cortisolspiegel werden reguliert. Das neuroendokrine System und die Nebenniere, die für die Ausschüttung von Stresshormonen zuständig sind, werden unterstützt.

- Sie fördern die Zellintelligenz, stärken die Stresshormone bei Unterfunktion und dämpfen sie bei Überfunktion.

Weitere Merkmale:

- Neben Stressreduzierung helfen sie bei Depressionen und Ängsten und fördern Neurotransmitter, die für die mental Gesundheit verantwortlich sind.
- Sie unterstützen oft die Gehirnfunktionen wie Klarheit, verbessertes Erinnerungsvermögen und Lernfähigkeit.
- Sie regulieren den Blutzucker und Cholesterinspiegel.
- Das Immunsystem wird gestärkt.
- Sie haben antioxidative Wirkungen und stärken die körpereigenen antioxidativen Enzyme, was sich gemäß Forschungen positiv auf die Telomere auswirkt.

Adaptogene sind meistens Pilze und Pflanzen, die sich an extreme Umweltbedingungen angepasst haben, wie z. B. Kälte, Höhenlage, Sauerstoffmangel, starke Sonneneinstrahlung oder Trockenheit. Es sind aber auch oft Wurzeln, die die konzentrierte Energie und Nährstoffdichte von jahrelangem Wachstum und Reife enthalten. Solche Pflanzen kommen z. B. in der Höhenlage des Himalayas vor, in Russland und China. [493] [494] [495] [496] [497]

Anti-Aging Forscher sehen in den Adaptogenen auch einen Anti-Aging Wirkstoffkomplex, der Stress abbaut und somit den Vorgang des Abbaus der Verkürzung der Telomere verhindert.

Es gibt ein paar erforschte „Superadaptogene“, die besonders wirkungsvoll für Stressreduzierung sind und deren Moleküle oder bestimmte Substanzen der Pflanzen zur Stressreduzierung verwendet werden. Auch die Forschungen der neuen Generation von natürlichen Telomere-Aktivatoren integrieren diese neuen Erkenntnisse, da bekannt ist, dass diverser Stress sich sehr neagativ auf die Telomere auswirkt.

Untersuchungen zeigen, dass eine optimale Mischung von bestimmten „Superadaptogenen“ die besten Erfolge für eine positive Unterstützung der Telomere und eine optimale Stressreduzierung erzielen. [498) 499)]

(Anmerkung: Es gibt ein einzigartiges Produkt, ein Gemisch und eine Kombination aus „Superadaptogenen.“ Mehr Informationen darüber bei Ihrem Ansprechpartner.)

Neurofeedback und neuartige Neuroprogramme:

Ian Gotlib und Kollegen der Stanford Universität, deren Forschungen bezüglich Depressionen und Telomerlänge bei Töchtern von gestressten Müttern bereits oben erwähnt wurde, empfiehlt Neurofeedbacktechniken, damit Stress abgebaut wird. Er ist dabei, zu erforschen, wie sich diese Techniken auf die Telomerlänge auswirken. [500)]

In diesem Zusammenhang möchte ich gerne auch auf die Forschungen und Ansätze „Neurowisdom“ von Mark Waldmann hinweisen, ein Gehirnwissenschaftler, Psychologe und Bestsellerautor, der Programme, basierend auf den neuesten

Neurowissenschaften, entwickelt hat, um das Gehirn zu trainieren positiver und mehr im Hier und Jetzt zu sein. [501)]

Emotionale Freedom Technik (EFT) und Ökotherapie:
Dr. Mercola erwähnt in seinen Gesundheitspublikationen zwei Stressreduzierungsmöglichkeiten, die sehr positive wissenschaftliche Ergebnisse bezüglich Stressreduzierung gezeigt haben. Seine Lieblingsstressmaßnahme ist die Emotionale Freedom Technik (EFT). Eine energetische, psychologische Maßnahme, die helfen kann, die körperlichen Reaktionen des täglichen Stresses umzuprogrammieren und somit die Risiken zu minimieren, Krankheiten zu bekommen.

Eine andere Therapieform, auf die Dr. Mercola hinweist, die vermehrt an Bedeutung gewinnt und viele Komponenten für die mentale Gesundheit hat, ist die sogenannte Ökotherapie. Zwei aktuelle Artikel in dem Magazin „The Guardian" zeigen Untersuchungen, wie das Verbringen in der Natur sich positiv auf Geist und Seele auswirkt, ebenso die Förderung von innerem Frieden und Freude. Ökotherapie umfasst verschiedene Gebiete, sei es das Verbringen für längere Zeit in der Wildnis, Gärtnern oder individuelle Therapien in der Natur.

Oliver James von „The Guardian" schreibt Folgendes: „Egozentrik wird oft reduziert durch das Bewusstsein von etwas, was viel größer ist, sei es ein Berg, weitläufige Plateaus oder ein großer Himmel... Die Einsamkeit, der Mangel an Druck, alltäglichen Verpflichtungen nachzugehen, führt zu bedeutsamen Verbesserungen, wie z. B. Selbstwertschätzung, Effektivität und

Kontrolle. Es gibt viele Berichte von Klienten, die spirituelle Erfahrungen in der Wildnis hatten. Eine erhöhte Bewusstheit der Pflanzenwelt, der Tiere und der Landschaft führt dazu, über die Existenz jenseits von einem selbst nachzudenken."

Eine ideale Kombination, so Dr. Mercola, ist Bewegung im Feien, in der Natur. [502)]

Dankbarkeit und Selbstmitgefühl führen zur Stressreduzierung:

Wissenschaftler haben herausgefunden, dass Dankbarkeit mit einer verbesserten Gesundheit verbunden ist. Menschen, die dankbar sind, würden besser mit Stress umgehen, hätten positivere Emotionen und könnten besser ihre Ziele erreichen.

Untersuchungen zeigen, dass Dankbarkeit eine Anzahl von Auswirkungen auf körperliche Funktionen ausübt: Erhöhte Ausschüttung von Neurotransmittern wie Dopamin, Serotonin oder Oxytocin. Verbesserung des Blutzuckerspiegels, Bluthochdrucks, der Immunabwehr und Verminderung der Stresshormone, wie Cortisol.

Laut Dr. P. Murali Doraiswamy, Leiter der biologischen, psychologischen Abteilung der Duke Universität, USA, äußerte Folgendes: „Wenn Dankbarkeit ein Medikament wäre, wäre es das weltweit meist verkaufte Produkt, mit einem Hinweis der Gesunderhaltung für jedes wichtige Organsystem."

Eine Methode, um die positive Kraft von Dankbarkeit zu nutzen, ist das Führen eines „Dankbarkeits-Tagebuchs", in dem jeden Tag das aufgeschrieben wird, worüber man dankbar ist. Man kann sich täglich vor dem Aufstehen auch darauf konzentrieren, für was man dankbar ist und was man an diesem Tag erreichen möchte!

Ebenso das wöchentliche Reflektieren und Niederschreiben von positiven Ereignissen, für die man Dankbarkeit empfindet. Zu empfehlen ist das Buch von Alfred Stielau-Pallas: „Die Macht der Dankbarkeit." [503) 504)]

Neue Forschungen gibt es im Bereich Selbstmitgefühl.
Selbstverurteilung und Selbstkritik, so hat man herausgefunden, würden viel Schaden anrichten. So würden extreme Selbstkritiker sehr viel stärker suizidgefährdet sein als andere Menschen. Menschen mit mehr Selbstmitgefühl seien in der Regel weniger ängstlich und würden seltener an Depressionen leiden als andere. Untersuchungen zeigten, dass je mehr die Teilnehmer selbstmitfühlend als selbstkritisch waren, desto niedrigere Werte zeigten sich in ihrem Cortisolspiegel. Dagegen war ihr Oxytocinspiegel, der erzeugt wird durch Gefühle von Vertrauen, Ruhe, Sicherheit, Großzügigkeit und Verbundenheit, erhöht.

Beim Selbstmitgefühl geht es nicht darum, negative Gefühle durch positive zu ersetzen, sondern positive Emotionen werden erzeugt, indem man die negativen annimmt. Studien haben gezeigt, dass das Verdrängen und Vermeiden von negativen Emotionen, die Telomere verkürzen würden. [505)]

Kristin Neff, Professorin für Psychologie und Persönlichkeitsentwicklung an der Universität in Texas, USA, hält international Vorträge und bietet Seminare an zum Thema Selbstmitgefühl.

Zitat aus ihrem Buch: „Selbstmitgefühl“, das sehr zu empfehlen ist: „Wir können uns aus dem Knoten der Selbstverurteilung befreien, indem wir die Tatsache unserer Erfahrung im Hier und Jetzt akzeptieren. Das sind die Gedanken und Emotionen, die im gegenwärtigen Augenblick in meiner bewussten Wahrnehmung aufsteigen. Eine einfache Feststellung ohne Schuldzuweisung.“

Kristin Neff weist darauf hin, dass das Lernen von Achtsamkeit oder Beobachten Selbstmitgefühl fördern würde. Das belegen auch wissenschaftliche Untersuchungen. Menschen mit Erfahrungen in der Achtsamkeitsmeditation zeigten mehr Selbstmitgefühl als andere. [506)]

Zu erwähnen sei hier auch noch Anita Moorjani. Sie ist bekannt geworden durch ihre tiefgreifende Nahtoderfahrung. Ihre Krebsheilung wird als „medizinisches Wunder“ betrachtet. Eine ihrer Botschaften, die sie von „Drüben“ mitgebracht hat und lehrt, ist, Selbstliebe und Selbstmitgefühl zu praktizieren. Ihr aktuellstes Buch „Finde deinen Himmel auf Erden“ ist eine Art Coaching mit vielen Anregungen. [507)]

Es gibt noch keine offiziellen Telomere-Forschungen zu dem Praktizieren von Dankbarkeit und Selbstmitgefühl. Es ist jedoch zu vermuten, dass sich diese Einstellungen positiv auf die Telomerlänge auswirken, denn Untersuchungen haben gezeigt, dass der Cortisolspiegel gesenkt wurde, d. h. eine Stressreduzierung die Folge war. Ebenso war der Oxytocinspiegel erhöht, was die Gefühle von Vertrauen, Ruhe, Sicherheit, Großzügigkeit und Verbundenheit fördert. Auch haben Studien gezeigt, dass eine erhöhte Fähigkeit, Selbstmitgefühl zu hegen, Hand in Hand mit der Fähigkeit des Beobachtens einhergeht, was das Verweilen im Hier und Jetzt voraussetzt. Das Beste, was man für seine „Telomere-Gesundheit“ machen kann, gemäß den aufgezeigten Untersuchungen.

Neuartige Licht und Lasertherapien:
Neuartige Technologien im Bereich Frequenztherapien und UV-Lichttherapien versprechen große Erfolge bei Stressreduzierung und Aktivierung der Selbstheilungskräfte. Die wohl fortgeschrittenste Technologie, die mir bekannt ist, wurde bereits im Teil 3 des Buches unter „Spontanheilung“ erwähnt sowie in diesem Teil bezüglich der Herstellung von körpereigenen Vitamin D.
Die Blu Room® – Technologie integriert das Wissen von geometrischen Gesetzmäßigkeiten im Gegensatz zu anderen normalen UV- Lichttherapien.

Besucher berichten über eine Vielfalt persönlicher Beobachtungen und Wahrnehmungen einschließlich:
- Verbessertes Wohlbefinden
- Tiefgreifende persönliche Veränderungen
- Bessere Konzentration
- Steigerung der Kreativität und Lebensfreude
- Linderung depressiver Verstimmungen
- Erleichterung bei Ängsten
- Erleichterung bei geistigem und körperlichem Stress
- Außergewöhnlich tiefe Entspannung
- Schnellerer Genesungsprozess
- Linderung von körperlichen Schmerzen etc. [508)]

Bluttests vor und nach den Blu Room® Sitzungen zeigten eine Erhöhung der Endorphine (Glückshormone), was sich positiv auf die Stresshormone auswirkt und somit auf die Telomere.
(Unter www.bluroom.com finden Sie eine Liste der Anbieter.)

9.8 Top - Geisteshaltungen für einen Telomere-Support

Um diesen Teil und das Buch abzuschließen, möchte ich Ihnen noch gerne ein paar weitere wissenschaftlich fundierte Anregungen bezüglich Geisteshaltungen geben, die hilfreich für einen Telomere-Support sind.

Elissa Epel erwähnt in ihren Vorträgen, die von der Psychologin Judy Moskowitz empirisch erforschten 8 Wege, um positive Emotionen zu fördern und damit ein Entgegenwirken der Telomerverkürzung zu erzielen.

1) Positive Ereignisse zur Kenntnis nehmen
2) Von positiven Ereignissen Nutzen ziehen und diese mitteilen
3) Dankbarkeit
4) Achtsamkeit (d. h. im Zustand des Beobachters verweilen)
5) Positive Aufarbeitung (d. h. Neubewertung, Betrachtung von Vergangenem)
6) Konzentration auf persönliche Stärken
7) Erreichbare Ziele verfolgen
8) Gute Taten vollbringen

In dem gleichen Vortrag deutet Epel auf eine Studie der Universität Harvard hin zum „Glücklichsein." Eine Empfehlung und Zitat der Universität Harvard, USA, als Anregung: „Ein menschlicher Geist ist ein wandernder Geist – und ein wandernder Geist ist ein unglücklicher Geist." Sie schlussfolgert, so wie viele spirituelle Lehrer, Philosophen etc., dass das beste Mittel, um glücklich zu sein, kein wandernder Geist ist, sondern das Verweilen im Hier und Jetzt. Wie bereits mehrmals erwähnt, zeigen Forschungen, dass dies eine positive Auswirkung auf die Telomere hat. [509)]

Der deutsche Gehirnforscher Dr. Gerald Hüther verwendet ein eingängiges Bild (siehe Kapitel 3), wie sich am besten neue Neuronen und Nervenbahnen bilden können (Neurogenese und Neuroplastizität). Hüter: „Jedes Mal, wenn wir uns für etwas begeistern, geht im Gehirn eine emotionale Gießkanne voller Dünger an, die unser Gehirn gießt und düngt." [510)]

Das Gleiche veranschaulicht Epel in ihren Untersuchungen. Demzufolge würde es zu einer Erhöhung des Enzyms Telomerase kommen, wenn Freude vorherrscht und ein freudiger Lebenssinn und Lebenszweck vorhanden sind. [511)]

Zu diesem Schluss kommt auch JZ Knight, die betont, dass „neuartige Erfahrungen", die einen begeistern, ausschlaggebend bei der Telomerverlängerung sind.

10. Selbsteinschätzung der persönlichen Telomere Gesundheit

Zur Hilfestellung habe ich eine Liste von Fragestellungen zusammengefasst, die der Selbsteinschätzung der persönlichen Telomere Gesundheit dienen soll.
So können Sie selbst erspüren, ob Ihre Telomere auf den verschiedenen Gebieten ggf. negativ beeinflusst werden und entsprechend ungesundes Verhalten und Gewohnheiten verändern:

- Nehmen Sie Telomere freundliche Nahrung und Nährstoffe zu sich und vermeiden Sie Telomere feindliche Nahrungsmittel, wie z. B. Einfachzucker Produkte und verarbeitete Lebensmittel?
- Gönnen Sie sich bereits zur Prävention wissenschaftlich fundierte und qualitative hochwertige Nahrungsergänzung für einen Telomere-Support?
- Haben Sie genügend und gesunden Schlaf?
- Bewegen Sie sich ausreichend und üben Sie eine sportliche Betätigung aus?
- Haben Sie ein gesundes Körpergewicht, insbesondere nicht zu viel Bauchfett und ist ihr Stoffwechsel in Ordnung?
- Nehmen Sie schädliche Substanzen zu sich, wie Toxine vom Rauchen oder zu viel Alkohol? Sind Sie Luftverschmutzung, zu viel Elektrosmog oder zu viel Pestiziden sowie chemischen Stoffen ausgesetzt?

- Verwenden Sie natürliche Kosmetika und Haushaltsprodukte ohne schädliche Chemikalien?
- Unter welchen Stressfaktoren leiden Sie? Emotionale, soziale, oder finanzielle? Sind Sie überarbeitet? Leiden Sie unter Traumen aus der Vergangenheit oder Ängsten etc.? Wie sind Ihre Beziehungen zu Ihren Mitmenschen?
- Nehmen Sie stressreduzierende Maßnahmen in Anspruch, wie Meditation, Achtsamkeitsübungen, viel in der Natur sein und/oder auch stressreduzierende Ansätze aufgrund von neuen Technologien?
- Ist Ihr Denken eher negativ, grübeln Sie viel herum, oder positiv? Leben Sie im Hier und Jetzt? Sind Sie geduldig? Sind Sie dankbar und üben „Selbstmitgefühl" aus? Geben Sie jeden Morgen Ihren Tag einen „positiven Impuls"?
- Bilden Sie sich ständig weiter, lesen Sie viel und machen Sie neue Erfahrungen, die Sie herausfordern und begeistern?

(Anmerkung: sicherlich fällt Ihnen noch viel mehr ein, nachdem Sie das Buch gelesenen haben, die Liste verspricht keine Vollständigkeit ☺ !!!)

Quellenangaben:

Vorwort:

1) vgl. JZ Knight: www.ramtha.com

Teil 1

2) vgl. Schmitt-Homm Rüdiger und Simone: „Handbuch Anti-Aging und Prävention"; VAK Verlag, Kirchzarten bei Freiburg 2013; S. 38
3) vgl. https://www.wikipedia.org; Begriff: „Altern und Verjüngung"
4) vgl. Tepperwein Kurt: „Mein persönliches Verjüngungsbuch"; Goldmann Arkana, München 2010; S. 11 + 28
5) vgl. Schmitt-Homm Rüdiger und Simone; a.a.o.; S. 40
6) vgl. Tepperwein Kurt; a.a.o.; S. 41f
7) vgl. Schmitt-Homm Rüdiger und Simone; a.a.o.; S. 10 + 44ff
8) vgl. https://www.wikipedia.org; Begriff: „Anti-Aging"
9) vgl. Schmitt-Homm Rüdiger und Simone; a.a.o.; S. 15
10) vgl. Forberger Torsten, Sommer Ulrich: „Die Anti-Aging R(e)volution"; Silberschnur Verlag, Güllesheim 2006; S. 8ff
11) vgl. Schmitt-Homm Rüdiger und Simone; a.a.o.; S. 485
12) vgl. Schmitt-Homm Rüdiger und Simone; a.a.o.; S. 19
13) vgl. Forberger Torsten, Sommer Ulrich; a.a.o.; S. 14ff
14) vgl. Forberger Torsten, Sommer Ulrich; a.a.o.; S. 31 + 35
15) vgl. Carper Jean: „Wundernahrung fürs Gehirn"; Econ Verlag, München 2001; S. 48
16) vgl. Forberger Torsten, Sommer Ulrich; a.a.o.; S. 193
17) vgl. Dr. Strunz Ulrich: „Der Gen – Code"; Systemed Verlag, Lünen 2013; S. 32
18) vgl. Tepperwein Kurt; a.a.o.; S. 49
19) vgl. Schmitt-Homm Rüdiger und Simone; a.a.o.; S. 87 + 96
20) vgl. Dubbels Wilfried: „Die Anti-Aging Formel"; Novagenics-Verlag 2010; S. 99f
21) vgl. Schmitt-Homm Rüdiger und Simone; a.a.o.; S. 97
22) vgl. Forberger Torsten, Sommer Ulrich; a.a.o.; S. 197f

23) vgl. https://www.wikipedia.org; Begriff: „Mitochondrium“
24) vgl. Schmitt-Homm Rüdiger und Simone; a.a.o.; S. 410ff
25) vgl. Dr. Colgan Michael:„Save Your Brain“; ScienceBooks, Vancouver 2007; S. 64+80ff
26) vgl. Tepperwein Kurt; a.a.o.; S. 51
27) vgl. Carper Jean; a.a.o.; S. 184
28) vgl. Dr. Colgan Michael: „Save Your Brain: Expand Your Mind“; 2012; S. 61f
29) vgl. Dr. Colgan Michael: „Save Your Brain“; a.a.o.; S. 151f
30) vgl. Dubbels Wilfried; a.a.o.; S. 28
31) vgl. Dr. Colgan Michael: „Save Your Brain“; a.a.o.; S. 154
32) vgl. Tepperwein Kurt; a.a.o.; S. 51
33) vgl. Carper Jean; a.a.o.; S. 187
34) vgl. Dr. Colgan Michael: „Save Your Brain“; a.a.o.; S. 160
35) vgl. Dr. Strunz Ulrich; a.a.o.; S. 47f
36) vgl. Carper Jean; a.a.o.; S. 382f + 386f
37) vgl. Franckel Paul: „The Methylation Miracle”; St. Martin`s Paperbacks, New York 1999; S. 18 + 25
38) vgl. Dr. Wright Jonathan, Dr. Lenard Lane: „Bio Identische Hormone”; VAK Verlag, Kirchzarten bei Freiburg 2013; S. 88
39) vgl. Gottfried Sara: „Die Hormonkur“; VAK Verlag, Kirchzarten bei Freiburg 2014; S. 17 + 31f
40) vgl. Schmitt-Homm Rüdiger und Simone; a.a.o.; S. 154
41) vgl. Schmitt-Homm Rüdiger und Simone; a.a.o.; S. 154 + 193 + 195ff
42) vgl. Forberger Torsten, Sommer Ulrich; a.a.o.; S. 228
43) vgl. Dr. Wright Jonathan, Dr. Lenard Lane; a.a.o.; S.15f + S. 27ff
44) vgl. Gottfried Sara; a.a.o.; S. 31-38
45) vgl. Schmitt-Homm Rüdiger und Simone; a.a.o.; S. 153 + 315 – 347
46) vgl. Dr. Ovokaitys Todd: „Fat Burning Tips“; CA 92009 Carlsbad, USA; S. 36
47) vgl. Forberger Torsten, Sommer Ulrich; a.a.o.; S. 229f
48) vgl. Schmitt-Homm Rüdiger und Simone; a.a.o.; S. 279ff
49) vgl. Schmitt-Homm Rüdiger und Simone; a.a.o.; S. 152 + S. 162
50) vgl. Schmitt-Homm Rüdiger und Simone; a.a.o.; S. 173
51) vgl. Kharrazian Datis: „Schilddrüsenunterfunktion und Hashimoto anders behandeln“; VAK Verlag, Kirchzarten bei Freiburg 2013; S. 14

52) vgl. Kharrazian Datis; a.a.o.; S. 22f + 43f
53) vgl. Schmitt-Homm Rüdiger und Simone; a.a.o.; S. 163f
54) vgl. Schmitt-Homm Rüdiger und Simone; a.a.o.; S. 178f
55) vgl. Kharrazian Datis; a.a.o.; S. 14f
56) vgl. Dr. Colgan Michael: „The Perimenopause Solution"; ScienceBooks, Vancouver 2007; S. 26f
57) vgl. Schmitt-Homm Rüdiger und Simone; a.a.o.; S. 353 – 405
58) vgl. Connett Dave: „Floride" www.youtube.com; 24.12.2010
59) vgl. Dr. Colgan Michael: „Save Your Brain: Expand Your Mind"; S. 56f
60) vgl. Dr. Colgan Michael: „The Perimenopause Solution"; a.a.o.; S. 31f
61) vgl. Schmitt-Homm Rüdiger und Simone; a.a.o.; S. 352 + 395 – 403
62) vlg. Hamann Brigitte: „Die 50 besten Superfoods"; Kopp Verlag, Rottenburg 2012, S. 8f
63) vgl. Dubbles Wilfried; a.a.o.; S. 11f
64) vgl. Tepperwein Kurt; a.a.o.; S. 56
65) vgl. Forberger Torsten, Sommer Ulrich; a.a.o.; S. 146
66) vgl. Carper Jean; a.a.o.; S. 21f + 32
67) vgl. Forberger Torsten, Sommer Ulrich; a.a.o.; S. 137f
68) vgl. Campell T. Colin: „The China Study"; BenBella Books, Dallas 2006; S. 97f + 174
69) vgl. Dubbles Wilfried; a.a.o.; S. 42ff
70) vgl. Forberger Torsten, Sommer Ulrich; a.a.o.; S. 137f
71) vgl. Forberger Torsten, Sommer Ulrich; a.a.o.; S. 137f
72) vgl. Dubbles Wilfried; a.a.o.; S. 47ff
73) vgl. Schmid Reiner: „Ölwechsel für Ihren Körper"; Verlag Ernährung und Gesundheit 2010 ; S. 8ff + 22ff
74) vgl. Forberger Torsten, Sommer Ulrich; a.a.o.; S. 137f
75) vgl. Forberger Torsten, Sommer Ulrich; a.a.o.; S. 130ff
76) vgl. Dr. Strunz Ulrich: a.a.o.; S. 37ff
77) vgl. Campell T. Colin; a.a.o.; S.119f + 318
78) vgl. Bradley J. Willcox; „The Okinawa Program"; New York, 2001; S. 71
79) vgl. Reglin Felicitas: „Bausteine des Lebens"; Ralf Reglin Verlag, Köln 1999; S. 24 + 143 ff
80) vgl. Dr. Strunz Ulrich: a.a.o.; S. 35 ff
81) vgl. Tepperwein Kurt; a.a.o.; S. 127 ff

82) vgl. Dr. Strunz Ulrich: a.a.o.; S. 29 ff
83) vlg. Hamann Brigitte; a.a.o.; S. 8ff
84) vgl.https://www.wikipedia.org; Begriff: „Superfoods“
85) vgl. https://www.wikipedia.de; Begriff: „Orthomolekulare Medizin“
86) vgl. Hamann Brigitte; a.a.o.; S. 9f
87) vgl. Forberger Torsten, Sommer Ulrich; a.a.o.; S. 58
88) vgl. Trudeau Kevin: „Natural Cures What „They“ dont want you to know about”; Hindsdale 2004; S. 73
89) vgl. Smith, Jeffrey M.: „The Gamble of Our Lives”; Yes Books, Oktober 2012
90) vgl. https://www.wikipedia.org; Begriff: „GVO“
91) vgl. Brogan Dr. Kelly: „How Inflammation Affects your Mental Health”; www.mercola.com; Psychoneuroimmunology, 17.4.2014
92) vgl. Tepperwein Kurt; a.a.o.; S. 36 + 84
93) vgl. Dr. Mercola: „Why Widespread Nutritional Deficiencies are a Reality”; www.mercola.com; 20.01.2014
94) vgl. Krebs-Smith: „Americans do not meet federal dietary recommendation”; Journal Nutrition 2010, 140:1832-8
95) vgl. Forberger Torsten, Sommer Ulrich; a.a.o.; S. 158f
96) vgl. Gropper SS, Smith J: „Advanced Nutrition and Human Metabolism”; Belmont CA, Thomson Wadsworth 2009
97) vgl. Hamann Brigitte; a.a.o.; S. 14
98) vgl. Forberger Torsten, Sommer Ulrich; a.a.o.; S. 153
99) vgl. Dr. med. Rath Matthias: „Warum kennen Tiere keinen Herzinfarkt“; MR Verlag, 1998 Almelo, Niederlande
100) vgl. Dr. med. Rath Matthias: „Gesundheit ist machbar“; MR Verlag, 1998 Almelo, Niederlande; S. 15
101) vgl. Tepperwein Kurt; a.a.o.; S. 85f + 95
102) vgl. Dr. Mancini Fabrizio: „The Power of Self-Healing”; Hay House, 2012 USA; S. 67
103) vgl. Forberger Torsten, Sommer Ulrich; a.a.o.; S. 160ff
104) vgl. Tepperwein Kurt; a.a.o.; S. 107ff
105) vgl. Miehlke K., Williams R.M.: „Enzyme“; München 1993; S. 13f
106) vgl. Dr. Cichoke Anthony J: „Enzymes Therapy”; Lincolnwood, USA 2002; S. 233

107) vgl. Forberger Torsten, Sommer Ulrich; a.a.o.; S. 163 – 165ff
108) vgl. Dr. Mancini Fabrizio; a.a.o.; S. 75f
109) vgl. Dr. Mancini Fabrizio; a.a.o.; S. 75f
110) vgl. www.arcadia-eden.com: „Der Darm und sein Einfluss auf unsere Gesundheit"; 10.03.2014
111) vgl. Dr. Mercola: „ New Link Shows Gut Bacteria Plays Role in Multiple Sclerosis"; www.mercola.com; 05.12.2011
112) vgl. Dr. Zschocke Anne Katharina: „Darmbakterien als Schlüssel zur Gesundheit"; Knaur Verlag, München 2014; S. 20 + 259 + 276
113) vgl. Tepperwein Kurt; a.a.o.; S. 73f
114) vgl. Dubbles Wilfried; a.a.o.; S. 24
115) vgl. Schmitt-Homm Rüdiger und Simone; a.a.o.; S. 73 + 497ff
116) vgl. Greenlaw Peter: „Why Diets are Failing us!"; Denver, USA 2012; S. 7ff
117) vgl. Tepperwein Kurt; a.a.o.; S. 72
118) vgl. Greenlaw Peter; a.a.o.; S. 21ff + 36f
119) vgl. www.sciencedaily.com: „Fasting triggers stem cell regeneration"; vom 5. Juni 2014
120) vgl. www.independant.co.uk/news: „Fasting for 2 days could regenerate the immunsystem"; vom 7. Juni 2014
121) vgl. www.fitness.mercola.com: „Intermitted Fasting Beats Traditional Diets......"; vom Dezember 2013
122) vgl. Eshghinia S.: „The effects of modified fasting alternate-day fasting diet on weightloss"; J. Diabetes Metab Disord 2013;12;4
123) vgl. Tepperwein Kurt; a.a.o.; S. 73f
124) vgl. www.mercola.com: „Environmental Toxins Linked To Rise of Autism"; vom 2. April 2014
125) vgl. www.upi.com: „Toxic chemicals linked to Autism, ADHD, dislexia"; vom 16. Februar 2014
126) vgl. www.mercola.com: „Toxic Herbicides now common in Pregnant Woman's breast milk...."; vom 22.April 2014
127) vgl. Tepperwein Kurt; a.a.o.; S. 21
128) vgl. Forberger Torsten, Sommer Ulrich; a.a.o.; S. 75-91
129) vgl. Fischer-Reska Hannelore: „Die Entsäuerungs-Revolution"; Südwest-Verlag München; S.11

130) vgl. Tepperwein Kurt; a.a.o.; S. 80
131) vgl. Dubbles Wilfried; a.a.o.; S. 80
132) vgl. Linek Sabine: „Dein Blut lügt nie“; Mankau Verlag, Murnau 2012; S. 26ff
133) vgl. Fischer-Reska Hannelore; a.a.o.; S. 34ff
134) vgl. Last Walter: „Krebs natürlich heilen“; Mobiwell Verlag, Immenstadt 2010; S. 126
135) vgl. Tepperwein Kurt; a.a.o.; S. 205ff + 217
136) vgl. Dubbles Wilfried; a.a.o.; S. 86ff
137) vgl. Dr. Mercola: „Peak Fittness“; www.mercola.com; 2. Mai 2014
138) vgl. Forberger Torsten, Sommer Ulrich; a.a.o.; S. 126
139) vgl. Dr. Mancini Fabrizio; a.a.o.; S. 96f
140) vgl. Fossel Michael, Blackburn Greta, Woynarowski Dave: „The Immortal Edge“; John Wiley & Sons Inc.; Hoboken New Jersey 2011; S. 27
141) vgl. Fossel Michael, Blackburn Greta, Woynarowski Dave; a.a.o.; S. 27
142) vgl. Dr. Mercola: „The Promise of Adult Stem Cells in Disease Management, Anti-Aging and Life Extension“; www.mercola.com; November 2013
143) vgl. Dr. Fossel Michael: „The Telomerase Revolution”; Atlantic Books, London 2016; S. 19 + 33 + 80 + 87 + 107
144) vgl. Fossel Michael, Blackburn Greta, Woynarowski Dave; a.a.o.; S. 14

Teil 2

145) vgl. Fossel Michael, Blackburn Greta, Woynarowski Dave; a.a.o.; S. 4
146) vgl. Dr. Fossel Michael; a.a.o.; S. 23f
147) vgl. Andrews Bill, Cornell John: „Curing Aging”; Sierra Sciences, LLC, Nevada 2011; S. 20 ff
148) vgl. Andrews Bill, Cornell John; a.a.o.; S. 20-25
149) vgl. De Grey Aubrey: „Niemals Alt“; Transcript Verlag, Bielefeld 2010; S. 297
150) vgl. Andrews Bill, Cornell John; a.a.o.; S. 27ff
151) vgl. Fossel Michael, Blackburn Greta, Woynarowski Dave; a.a.o.; S. 2 + 8ff
152) vgl. Institut für Molekulare Medizin; Artikel: „Stammzellenalterung“; Universität Ulm; 06.12.2008

153) vgl. Mitteldorf Josh: „Telomerase Therapies in our Future"; www.joshmitteldorf.scienceblog.com; vom 03.04.2015
154) vgl. http://www.focus.de: „Forscher entdecken: So lässt sich das Leben verlängern"; vom 04.02.2015
155) vgl. Dr. Fossel Michael; a.a.o.; S. 56 + 70 + 160 + 191f
156) vgl. Andrews Bill, Cornell John; a.a.o.; S. 30ff
157) vgl. Fossel Michael, Blackburn Greta, Woynarowski Dave; a.a.o.; S. 118ff
158) vgl. Park Ed: „Telomere Timebombs: Defusing the Terror of Aging"; Telomere Timebombs Publishing, August 2013; S. 68f
159) vgl. Fossel Michael, Blackburn Greta, Woynarowski Dave; a.a.o.; S. 120
160) vgl. Park Ed; a.a.o.; S. 114
161) vgl. Maria Braun: „Bluttest ermittelt das wahre Alter Ihres Körpers"; Artikel aus dem Magazin „Die Welt"; vom 18.05.2011
162) vgl. www.lichterzellen.de; Artikel: „Telomerlängenmessung"; vom November 2014
163) vgl. Norris Jeffrey: „Aging, Chronic Disease and Telomeres are linked in recent Studies"; www.ucsf.edu; 03.02.2011
164) vgl. www.lichterzellen.de: „Telomerlängenmessung"; a.a.o.
165) vgl. Andrews Bill, Cornell John; a.a.o.; S. 48 - 52
166) vgl. Fossel Michael, Blackburn Greta, Woynarowski Dave; a.a.o.; S. 6 + 11f
167) vgl. Blasco MA etc.: „Telomerase gene therapy in adult and old mice delays aging and increases longevity without increasing cancer"; EMBO Mol Med 2012:4:1-14 DOI: 10.2002/emmm. 201200245
168) vgl. Dovey Dana: „Blood of Oldest Woman in The World Reveals Secrets Of Longevity, Suggests We Can Live Longer"; Artikel: http://www.medicaldaily.com; vom April 2014
169) vgl. Biotechnologie/Life Sciences in Baden-Würtemberg: „Telomere und Stammzellen: Bausteine zum Verständnis des Alterns"; www.bio-pro.de; vom 21.11.2008
170) vgl. Podbregar Nadja: „Das Geheimnis der Telomere"; www.Scinexx.de; Das Wissensmagazin; vom 16.04.2010
171) vgl. Andrews Bill, Cornell John; a.a.o.; S. 57
172) vgl. Dr. Fossel Michael; a.a.o.; S. 16
173) vgl. Fossel Michael, Blackburn Greta, Woynarowski Dave; a.a.o.; S. 6

174) vgl. www.lichterzellen.de: Artikel, Projekt: „Telomerlängenmessung"; vom November 2014
175) vgl. Biotechnologie und Life Sciences Portal Baden-Würtemberg: „Sexualhormon lässt Telomere in Stammzellen wachsen"; www.bio-pro.de; vom 10.12.2012
176) vgl. Andrews Bill, Cornell John; a.a.o.; S. 58ff
177) vgl. Park Ed; a.a.o.; S. 100
178) vgl. www.nlm.nih.gov/medlineplus/healthnews.html: „Scientists suggest New Way to Predict Lung Cancer Risk"; University of Chicago Medical Center; vom 29.07.2015
179) vgl. Andrews Bill, Cornell John; a.a.o.; S. 63
180) vgl. Weischer M. etc...: „Short Telomere Lengh, Myocardial Infarction, Ischemic Heart Disease and early Death."; Aterioscler Thromb Vasc Biol 2011
181) vgl. Press Release 2012 von Brigham and Womans Hospital
182) vgl. Park Ed; a.a.o.; S. 94
183) vgl. www.sciencedaily.com: „Mouse study links heart regeneration to telomere "; Rockefeller University Press; vom 30.05.2016
184) vgl. Dr. Fossel Michael; a.a.o.; S. 141
185) vgl. Park Ed; a.a.o.; S. 92
186) vgl. Artikel im Magazin: „PLos One e17837"; vom 6. März 2011
187) vgl. Dr. Fossel Michael; a.a.o.; S. 148ff
188) vgl. Andrews Bill, Cornell John; a.a.o.; S. 64
189) vgl. Sara Hägg: „Causal link between telomere shortening and Alzheimer`s disease"; JAMA Neurology; vom 13.10.2015
190) vgl. Park Ed; a.a.o.; S. 95ff
191) vgl. Andrews Bill, Cornell John; a.a.o.; S. 66
192) vgl. Fossel Michael, Blackburn Greta, Woynarowski Dave; a.a.o.; S. 31
193) vgl. Park Ed; a.a.o.; S. 98f
194) vgl. Dr. Fossel Michael; a.a.o.; S. 85ff
195) vgl. Dr. Fossel Michael; a.a.o.; S. 107 – 118ff
196) vgl. Richards JB et al.: „Homocysteine levels and leukocyte telomere"; Magazin: Atherosclerosis 2008; 200: 27177
197) vgl. Andrews Bill, Cornell John; a.a.o.; S. 66f
198) vgl. Dr. Fossel Michael; a.a.o.; S. 96f

199) vgl. Andrews Bill, Cornell John; a.a.o.; S. 67
200) vgl. Park Ed; a.a.o.; S. 91

Teil 3

201) vgl. Dr. med. Rankin Lissa: „Mind Over Medicine"; Kösel-Verlag, München 2014; S. 122ff
202) vgl. Hamann Brigitte: „Wie Sie Ihre Selbstheilungskräfte aktivieren"; Kopp Verlag, Rottenburg 2012; S. 138ff
203) vgl. Dr. Mercola: „Happiness and Laughter are natural Immune Boosters"; www.mercola.com; 12.12.2013
204) vgl. Dr. Mercola: „Optimism Gives Your Health a Boost"; www.mercola.com; 14.02.2015
205) vgl. Hamann Brigitte; a.a.o.; S. 67
206) vgl. Dr. Dispenza Joe: „Du bist das Placebo"; Koha Verlag, Burgrain 2014; S. 134f
207) vgl. Dr. med. Rankin Lissa; a.a.o.; S. 131
208) vgl. Hamann Brigitte; a.a.o.; S. 69ff
209) vgl. Hamann Brigitte; a.a.o.; S. 72ff
210) vgl. Dr. Mecola: „Neuroplasticity Studies Reveal Your Brains amazing Malleability"; www.mercola.com; 15. Januar 2015
211) vgl. Gould Elizabeth: „Poverty and Stress may not just be Symptoms of Society"; www.seedmagazine.com; vom 22.2.2006
212) vgl. Dr. Dispenza Joe: „Du bist das Placebo"; a.a.o.; S. 136f
213) vgl. Dr. med. Rankin Lissa; a.a.o.; S. 123 + 246
214) vgl. Hamann Brigitte; a.a.o.; S. 117ff
215) vgl. Dr. Dispenza Joe: „Du bist das Placebo"; a.a.o.; S. 106ff
216) vgl. Dr. Dispenza Joe: „Ein neues Ich"; Koha Verlag, Burgrain 2012; S. 105f
217) vgl. Arntz William, Chasse Betsy, Vincente Mark: „Das Große Bleep Buch"; VAK Verlag, Kirchzarten bei Freiburg 2006; S. 160ff
218) vgl. Arntz William, Chasse Betsy, Vicente Mark: „What the Bleep Do We Know!?"; DVD: Horizon Film, 2006
219) vgl. Ramtha Schule der Weisheit: www.ramtha.com
220) vgl. Hamann Brigitte; a.a.o.; S. 90f
221) vgl. Dr. Dispenza Joe: „Du bist das Placebo"; a.a.o.; S. 9 + 123ff

222) vgl. Faulstich Joachim: „Das heilende Bewusstsein“; Knaur Verlag, München 2008; S. 116
223) vgl. Lipton Bruce: „Intelligente Zellen“; Koha Verlag, Burgrain 2006; S. 68 + 75
224) vgl. Dr. Dispenza Joe: „Du bist das Placebo“; a.a.o.; S. 132f
225) vgl. Dr. Strunz Ulrich: a.a.o.; S. 27 + 95
226) vgl. Lipton Bruce; a.a.o.; S. 71
227) vgl. Dr. Strunz Ulrich: a.a.o.; S. 111ff
228) vgl. Forrester Michael: „Walking times”; Journal of Psychoneuroendocrinology, 05.12.2013
229) vgl. Dr. Dispenza Joe: „Du bist das Placebo“; a.a.o.; S. 124
230) vgl. Dr. Dispenza Joe: „Du bist das Placebo“; a.a.o.; S. 73
231) vgl. Lipton Bruce; a.a.o.; S. 156f
232) vgl. Gray Richard: „Phobias may be memories passed down in genes form ancestors”; www.telegraph.co.uk; vom 01.12.2013
233) vgl. Dr. Dispenza Joe: „Du bist das Placebo“; a.a.o.; S. 137
234) vgl. Rüegg Johann Caspar: „Mind & Body. Wie unser Gehirn die Gesundheit beeinflusst“; Stuttgart 2011; S. 48
235) vgl. Dr. Strunz Ulrich: a.a.o.; S. 113
236) vgl. Dr. Dispenza Joe: „Du bist das Placebo“; a.a.o.; S. 124 + 140
237) vgl. www.ScienceDaily.com: „Controlling Genes with your thoughts”; ETH Zürich; vom;11. Nov. 2014
238) vgl. Collins Danica: „Russian Scientists Prove that Human Speech Dramatically Alters DNA”; Think Outside the Book Publishing; vom 28.02.2015
239) vgl. Dr. Mercola: „Neuroplasticity Studies Reveal Your Brains Amazing Malleability”; a.a.o.
240) vgl. Doidge Norman: „Neustart im Kopf“; Campus Verlag, Frankfurt 2007; S. 244f
241) vgl. Jonah Lehrer: „Brain & Behavior“; www.seedmagazine.com; 22.02.2006
242) vgl. Weber Nina: „Wie die Atombombe der Hirnforschung half“; www.spiegel.de; vom 7. Juni 2013
243) vgl. Begriff: https://de.wikipedia.org/wiki/Intervalltraining

244) vgl. Doidge Norman: „Wie das Gehirn heilt"; Campus Verlag, Frankfurt 2015; S. 65 + 112f
245) vgl. Dr. Dispenza Joe: „Schöpfer der Wirklichkeit"; Koha Verlag, Burgrain 2007; S. 78f + 299f
246) vgl. Dr. Mercola: „Neuroplasticity Studies Reveal Your Brains Amazing Malleability"; a.a.o.
247) vgl. Dr. Kerr Fiona: „Neurogenesis, leadership and rewiring your brain"; www.Superconsciousness.com; 30. März 2015
248) vgl. Hamann Brigitte; a.a.o.; S. 44
249) vgl. Dr. Mercola: „Neuroplasticity Studies Reveal Your Brains Amazing Malleability"; a.a.o.
250) vgl. Dr. Dispenza Joe: „Du bist das Placebo"; a.a.o.; S. 102
251) vgl. Doidge Norman: „Neustart im Kopf"; a.a.o.; S. 277f
252) vgl. Dr. Mercola: „Neuroplasticity Studies Reveal Your Brains Amazing Malleability"; a.a.o.
253) vgl. Hamann Brigitte; a.a.o.; S. 44f
254) vgl. Prof. Hüther Gerald: „Discover Your Potential"; Entrepreneurship Summit Berlin, Oktober 2012/2015
255) vgl. Doidge Norman: „Neustart im Kopf"; a.a.o.
256) vgl. Doidge Norman: „Wie das Gehirn heilt"; a.a.o.
257) vgl. Hamann Brigitte; a.a.o.; S. 136
258) vgl. Dr. med. Rankin Lissa; a.a.o.; S. 46 + 86
259) vgl. Dr. Mercola: „How The Power of Your Mind Can Influence Your Healing and Recovery"; www.mercola.com; 05.03.2015
260) vgl. Dr. Dispenza Joe: „Du bist das Placebo"; a.a.o.; S. 54 + 70-75f
261) vgl. Dr. med. Rankin Lissa; a.a.o.; S. 40ff + 86
262) vgl. Hamann Brigitte; a.a.o.; S. 137
263) vgl. Dr. med. Rankin Lissa; a.a.o.; S. 44
264) vgl. Hamann Brigitte; a.a.o.; S. 136
265) vgl. Dr. Dispenza Joe: „Du bist das Placebo"; a.a.o.; S. 67f
266) vgl. Dr. med. Rankin Lissa; a.a.o.; S. 56ff + 63
267) vgl. Knapton Sarah: www.telegraph.co.uk/news/science; April 2015
268) vgl. https://www.wikipedia.de; Begriff: „Spontanheilung"
269) vgl. Dr. med. Rankin Lissa; a.a.o.; S. 53f
270) vgl. Hamann Brigitte; a.a.o.; S. 29-31f

271) vgl. www.cobimax.com
272) vgl. www.bluroom.com
273) vgl. Müller Annette: „Ich gehe den Weg der Wunder“; San Esprit Verlag 2011; S. 57

Teil 4:

274) vgl. Dr. Fossel Michael; a.a.o.; S. 33
275) vgl. Andrews Bill, Cornell John; a.a.o.; S. 57
276) vgl. Cai, N., et al.: „Molecular Signatures in Major Depression”; Current Biology 25, no. 9; 04.05.2015
277) vgl. https://www.facebook.com/TelomereSupport
278) vgl. Park Ed; a.a.o.; S. 173
279) vgl. Freitas-Simoes TM: „Nutrients, foods, dietary patterns and telomere : Update of epidemiological studies and randomized trials“; Metabolism; April 2016
280) vgl. Kawanishi, S., Oikawa S.: „Mechanism of Telomere Shortening by Oxidative Stress”; Annals of the New York Academy of Sciences 1019; Juni 2004
281) vgl. Fossel Michael, Blackburn Greta, Woynarowski Dave; a.a.o.; S. 30
282) vgl. Knox Richard: „Telomeres May Hold Clues to Effects of Aging”; NPR; 17. 9. 2013
283) vgl. www.t-online.de: „Mittelmeer-Diät lässt langsamer altern“; 04.12.2014
284) vgl. Aktuelle News Online: „Sagt uns wie alt wir werden“; 07.12.2014
285) vgl. Kreutz Heike: „Anti-Aging mit Obst und Gemüse“; www.fruchtportal.de; 27.8.2015
286) vgl. Lee, J., et al.,: „Association Between Dietary Pattern in the Remote Past and Telomere “; European Journal of Clinical Nutrition 69, no. 9; September 2015
287) vgl. Wojcicki, J. Et al.: „Early Exclusive Breastfeeding is associated with Longer Telomeres in Latino Preschool Children”; American Journal of Clinical Nutrition; 20. 07.2016
288) vgl. Fossel Michael, Blackburn Greta, Woynarowski Dave; a.a.o.; S. 158 + 166ff + 173f

289) vgl. Maier Andrea: „Schleichende Gefahr: Softdrinks lassen unsere Gene altern"; Huffington Post; 20.10.2014
290) vgl. S. Parks: „Prevalence of Sugar – Sweetened Beverage Intake among Adults"; MMWR Morb Mortal Whly Rep.; 26.02.2016
291) vgl. Braun Thorsten: „Alterungsprozess: Gebt den Alten Zucker"; www.news.doccheck.com; 03.12.2014
292) vgl. Dr. Mercola: „The surprising Ways in which Fast Food and Packaging Harms Your Health"; www.mercola.com; vom 05.11.2014
293) vgl. Fossel Michael, Blackburn Greta, Woynarowski Dave; a.a.o.; 140ff
294) vgl. Lee JY etc.: „Accociation between dietary patterns in the remote past and telomere"; Eur J Clin Nutr.; Spetember 2015
295) vgl. Fossel Michael, Blackburn Greta, Woynarowski Dave; a.a.o.; 154ff
296) vgl. Faculty & Staff Honors: „Washington Faculty Wins Minority Research Award for Study on Meat and Leukocyte Telomere"; www.aspph.org; 14.05.2015
297) vgl. Knop Uwe: „Neue Studie: Fleischesser haben die Längsten!"; www.food-monitor.de; August 2016
298) vgl. https://de.wikipedia.org/wiki/Wasserstoff
299) vgl. https://www.ncbi.nlm.nih.gov/pubmed/?term=diatomic+hydrogen (227 Studien) + https://www.ncbi.nlm.nih.gov/#+pubmed/?term=diatomic+hydrogen+water (37 Studien)
300) vgl. http://flexikon.doccheck.com/de/Glutathion
301) vgl. https://de.wikipedia.org/wiki/Katalase
302) vgl. http://flexikon.doccheck.com/de/Superoxiddismutase
303) vgl. http://www.jbc.org/content/278/9/6824.full + https://www.ncbi.nlm.nih.gov/pubmed/12475988: „Extracellular Superoxide Dismutase is a Major Antioxidant in Human Fibroblasts and Slows Telomere Shortening"
304) vgl. Richards J. Bryon: „Nutrition Makes Anti-Aging Possible: Secrets of Your Telomeres"; WellnessResources.com; 03.12.2013
305) vgl. https://www.ncbi.nlm.nih.gov/pubmed/?term=diatomic+hydrogen (227 Studien) + https://www.ncbi.nlm.nih.gov/pubmed/?term=diatomic+hydrogen+water (37 Studien)

306) vgl. Paul L.: „Diet, Nutrition and Telomere "; J. Nutr. Biochem; 22.10.2011
307) vgl. Fossel Michael, Blackburn Greta, Woynarowski Dave; a.a.o.; S. 30 + 92
308) vgl. Nicolai Sandra, Prof. Dr. Kuhnert Nikolaus: „Schwarzer Tee verlängert unser Leben"; www.ndr.de/ratgeber/gesundheit
309) vgl. Chan R et al.,: „Chinese Tea consumption is associated with longer telomere in elderly Chinese Men"; Br. J Nutr. 103 (1); 12. August 2009
310) vgl. De Vivo I., Liu, J. J., et al.: „Coffee Consumption is possibly associated with Longer Leucocyte Telomere Lengh in the Nurses Health study"; J. Nutr. www.ncbi.nlm.nih.gov; Juli 2016
311) vgl. Cardin R., et al.,: „Effects of Coffee Consumption in Chronic Hepatitis C: A Randomized Controlled Trial"; Digestive and Liver Disease 45, no.6; Juni 2013
312) vgl. DK Chowdhuri et a.: „Antistress effects of bacosides of Bacopa monnieri: modulation of Hsp 70 expression, superoxide dismutase and cytochrome P450 activity in rat brain"; www.ncbi.nlm.nih.gov/pubmed/12410544; November 2002
313) vgl. Velazquez Noreen: „Carotinoide – Anti-Aging aus der Natur"; www.gesundheits-guide.at; 22. Juli 2016
314) vgl. Schmitt-Homm Rüdiger und Simone; a.a.o.; S. 438f
315) vgl. Forberger Torsten, Sommer Ulrich; a.a.o.; S. 167
316) vgl. Dr. Mercola: „Ubiquinol: This Form of CoQ10 found far superior to one typically being sold"; www.mercola.com; 29.06.2011
317) vgl. Fossel Michael, Blackburn Greta, Woynarowski Dave; a.a.o.; S. 61
318) vgl. Paul L.: „Diet, Nutrition and Telomere length"; a.a.o.
319) vgl. Dr. Mercola: „Six `Grow Younger` nutrients, to take everyday; a.a.o.
320) vgl. I. Belinha et al.: „Quercetin increases oxidative stress resistance and longevitiy in Saccharomyces cerevisiae"; Journal Agric.Food Chem, 21. März 2007; 55(6):2446-51
321) vgl. Richards J. Bryon: „Nutrition Makes Anti-Aging Possible: Secrets of Your Telomeres"; a.a.o.
322) vgl. Bryon: „Green Tee and Quercetin Help Telomeres"; wellnessresources.com; 2011
323) vgl. www.laborwelt.de: „Viele Kinder halten jung"; 11.01.2016

324) vgl. Heinemann Pia: „Viele Kinder, langes Leben“; www.welt.de; 11.01.2016
325) vgl. Forschungen über Resveratrol; www.pubmed.gov
326) vgl. Dr. Mercola: „Six `Grow Younger` nutrients, to take everyday; www.mercola.com; 09.05.2012
327) vgl. ww.resveratrol-inco.eu: „Was ist Resveratrol?”
328) vgl. Schmitt-Homm Rüdiger und Simone; a.a.o.; S. 77f
329) vgl. Sardi Bill: „The Case for Resveratrol. Why aren´t more Americans taking Resveratrol Pills?; S. 5 + 17f + 31; www.longevinex.com; 2011
330) vgl. www.king5.com: „Can Red Wine keep Alzeimers from getting wors?”; 03.10.2012
331) vgl. Dr. Mercola: „Resveratrol`s Link to Slowing Alzheimer`s”; www.mercola.com; 08. August 2016
332) vgl. Karuppagounder S, Pinto JT, et al: „Dietary supplementation with Resveratrol reduces plaque pathology in a transgenic model of Alzheimer's disease”; Neurochem Int. 2009; 54(2):111-118.
333) vgl. Science. 10.1.1997: 218-220. OI:10.1126; Science. 275.5297.218
334) vgl. Brandlmaier Elisabeth: „Die Rotwein-Diät“; www.woman.at/a/rotwein-diaet; vom 20.04.2016
335) vgl. www.aerzteblatt.de/nachrichten/41752: „Rotwein gegen die Retinopathie”; 25. Juni 2010
336) vgl. Kang JH, Choung SY: „Protective effects of Resveratrol and its analogs on age-related macular degeneration in vitro“; www.ncbi.nlm.nih.gov/pubmed/27659166; vom 22.09.2016
337) vgl. Dr. Strunz, Ulrich: „77 Tipps für ein gesundes Herz“; Heyne Verlag 2005
338) vgl. https://www.nobelprize.org/nobel_prizes/medicine/laureates/2016/press.html
339) vgl. www.gesundheitsinstitut-deutschland.de/reveratrol/: „Resveratrol – Was kann das Anti-Aging Wunder wirklich?“
340) vgl. Paul L.: „Diet, Nutrition and Telomere “; a.a.o.
341) vgl. Vitaglione P, Sforza S, Galaverna G, et al.: „Bioavailability of trans-resveratrol from red wine in humans”; Mol Nutr Food Res. 2005; 49(5):495-504
342) vgl. Fossel Michael, Blackburn Greta, Woynarowski Dave; a.a.o.; S. 57f

343) vgl. X Q et al.: „Multivitamin use and telomere in woman";
Am J. Clinb. Mutr. 2009
344) vgl. Fossel Michael, Blackburn Greta, Woynarowski Dave; a.a.o.; S. 57
345) vgl. Furomoto K et al.: „Age-dependant telomere shortening is slowed down by enrichment of intracellular vitamin C via suppression of oxidative stress"; Life Sci 1998
346) vgl. Richards J. Bryon: „Nutrition Makes Anti-Aging Possible: Secrets of Your Telomeres"; a.a.o.
347) vgl. Eur J. Nutr.: „One-carbon metabolites and telomere in a prospective and randomized study of B- and/or D-vitamin supplements";
www.ncbi.nlm.nih.gov/pubmed/27379829; 05. Juli 2016
348) vgl. Richards JB et al.: „Homocysteine levels and leukocyte telomere"; Atericlorosis 2008
349) vgl. Dr. Mercola: „Six `Grow Younger` nutrients, to take everyday"; a.a.o.
350) vgl. Paul L.: „Diet, Nutrition and Telomere "; a.a.o.
351) vgl. Challem Jack: „The Telomere Treatment"; www.betternutrition.com; Mai 2016
352) vgl. Fossel Michael, Blackburn Greta, Woynarowski Dave; a.a.o.; S. 67ff
353) vgl. Dr. Mercola: „Vitamin D for Depression, Dementia and Diabetes";
www.mercola.com; 21.08.2014
354) vgl. Paul L.: „Diet, Nutrition and Telomere "; a.a.o.
355) vgl. Dr. Mercola: „Six `Grow Younger` nutrients, to take everyday"; a.a.o.
356) vgl. http://www.vitamindmangel.net/krankheiten
357) vgl. Richard JB et al.: „Higher serum Vitamin D concentrations are associated with longer leucocyte telomere in women";
Am J. clin Nutr.; 2007
358) vgl. Challem Jack: „The Telomere Treatment"; www.betternutrition.com; Mai 2016
359) vgl. Dr. Mercola: „Six `Grow Younger` nutrients, to take everyday"; a.a.o.
360) vgl. Challem Jack: „The Telomere Treatment"; a.a.o.
361) vgl. Paul L.: „Diet, Nutrition and Telomere "; a.a.o.
362) vgl. Farzaneh-Far R et al.: „Associations of Marine Omega-3 Fatty Acid Levels with Telomere Aging in Patients with Coronary Heart Disease";
JAMA 2010

363) vgl. Prof. Kiecolt-Glaser Jan: „Forschungsdurchbruch: Unmittelbarer Anti-Aging-Effekt durch Omega-3 Fettsäuren“; www.agepal.org; 14.11.2012
364) vgl. Prof. Kiecolt-Glaser Jan, Epel ES, Belury MA et al.: „Omega-3 Fatty Acids, oxidative stress, and leucocyte telomere: A randomized controlled trial"; Brain Behav. Immun. 2012
365) vgl. Challem Jack: „The Telomere Treatment"; a.a.o.
366) vgl. Gasparini Isis: „Wissenschaftler umkehren Alterung in den menschlichen Zellen"; www.cienciaatecnologias.com; 27. Mai 2015
367) vgl. Stvolonsky S.: „Effect of carnosine and its troloxmodified derivates on life span of Drosophilia melanogastar"; Research Center of neurology, Russian Academy of Medical Science"; August 2010
368) vgl. Fossel Michael, Blackburn Greta, Woynarowski Dave; a.a.o.; S. 62f
369) vgl. Fossel Michael, Blackburn Greta, Woynarowski Dave; a.a.o.; S. 54f + 66f
370) vgl. Dr. Mecola: „Science finally Reveals how you can actually reverse aging"; www.mercola.com; 23.02.2010
371) vgl. Dr. Mercola: „Top 7 Foods That slow Your aing"; www.mercola.com; 27.02.2010
372) vgl. Dr. Mancini Fabrizio; a.a.o.; S. 72
373) vgl. Greenlaw Peter; a.a.o.; S. 58ff
374) vgl. Woo SR et al.: „Cells with dysfunctional telomeres are susceptible to reactive oxygen species hydrogen peroxide via generation of multichromosomal fusions and chromosomal fragments bearing telomeres"; Biochem Biophys res Commun 2012
375) vgl. Linn S.: „DNA damage by iron and hydrogen peroxide in vitro and vivo"; Drug Metab Rev 1998
376) vgl. Dr. Mecola: „Science finally Reveals how you can actually reverse aging"; a.a.o.
377) vgl. Dr. Mercola: „Top 7 Foods That slow Your aing"; a.a.o.
378) vgl. Fossel Michael, Blackburn Greta, Woynarowski Dave; a.a.o.; S. 148
379) vgl. Greenlaw Peter; a.a.o.; S. 58f
380) vgl. Anderson GH: „Whey proteins in the regulation of food intake and satiety"; J Am Coll Nut 2007

381) vgl. Warentest checkt Cremes: „Von 2,45 bis 87 Euro: Alle neun getesteten Anti-Falten-Cremes zeigen keine Wirkung“; www.focus.de/gesundheit/gesundleben/antiaging; 22.12.2015
382) vgl. Bryon: „Green Tee and Quercetin Help Telomeres”; a.a.o.
383) vgl. Nicolai Sandra, Prof. Dr. Kuhnert Nikolaus: „Schwarzer Tee verlängert unser Leben“; a.a.o.
384) vgl. Chan R et al.,: „Chinese Tea consumption is associated with longer telomere in elderly Chinese Men”; a.a.o.
385) vgl. https://www.welt.de/gesundheit/article140509504/Warum-viele-auf-gruenen-Tee-schwoeren.html; „Warum viele auf grünen Tee schwören“; 05.05.2015
386) vgl. https://cdn.shopify.com/s/files/1/0319/8073/files/Telosomyl-presentation.pdf; 2012
387) vgl. Andrews Bill, Cornell John; a.a.o.; S. 27ff
388) vgl. Fossel Michael, Blackburn Greta, Woynarowski Dave; a.a.o.; S. 2 + 8ff
389) vgl. Dr. Fossel Michael; a.a.o.; S. 191f
390) vgl. Park Ed; a.a.o.; S. 65 + 127
391) vgl. Dr. Fossel Michael; a.a.o.; S. 47 + 61
392) vgl. Fossel Michael, Blackburn Greta, Woynarowski Dave; a.a.o.; S. 70ff
393) vgl. www.diaetfreiezone.ch: „Forschung in der Zellverjüngung: Gesundheit und Medizin“; 15.09.2015
394) vgl. Park Ed; a.a.o.; S. 132ff + 151
395) vgl. Dr. Fossel Michael; a.a.o.; S. 65
396) vgl. Fossel Michael, Blackburn Greta, Woynarowski Dave; a.a.o.; S. 25
397) vgl. Andrews Bill, Cornell John; a.a.o.; S. 41ff
398) vgl. Schriner SE et al: „Extension of murine life span by overexpression of catalase targeted to mitochondria”; Science 2005
399) vgl. Sweazea KL, Johnson CD, Knurick J, Bliss CD: „Plant-Based Nutraceutical Increases Plasma Catalase Activity in Healthy Participants”; A Small Double-Blind, Randomized, Placebo-Controlled, Proof of Concept Trial.; J Diet Suppl 2016
400) vgl. NBC Today Show; 09.09.2012
401) vgl. Dr. Mercola: „Sleep is critical for Brain detoxification, groundbreaking research Finds”; www.mercola.com; 31.12.2013

402) vgl. Dr. Mercola: „Sleep Loss May Cause Brain Damage and Accelerate Onset of Alzheimer`s Two new Studies Show"; www.mercola.com; 03.04.2014
403) vgl. Gonnissen, Hulshof, Westerterp-Plantenga: „Chronobiology, Endocrinology and Energy-and-Food-Reward Homeostasis"; Obesity Reviews 14, no.5; Mai 2013
404) vgl. Fossel Michael, Blackburn Greta, Woynarowski Dave; a.a.o.; S. 111
405) vgl. Chaput JP.: „Sleeping Habits Predict the Magnitude of Fat Loss in Adult Exposed to Moderate caloric Restriction"; Obes Facts 2012
406) vgl.Gulec M. et al.: „Oxidative stress with primary insomnia"; Prog Neuropsychopharmacol Biol Psychatry; 28.02.2012
407) vgl. Dr. Mercola: „Explore the Enormous Price we pay for ignoring the need for sleep"; www.mercola.com; vom 17.01.2015
408) vgl. M. Jackowska: „Short Sleep duration is associated with Shorter Telomere in Healthy Men"; Findings from the Whitehall 2 Cohort Study. PLoS ONE 7(10), 2012
409) vgl. Prather A, et al.: „Shorter leucocyte telomere in midlife women with Poor sleep quality"; J Aging Res 2011
410) vgl. Prather A, Gurfein B, Moran P, et a.: „Tired telomeres: Poor global sleep quality, perceived stress, and telomere in immune cell subsets in obese men and women"; BrainBehavImmun. 20.12.2014
411) vgl. Savolainen, K., et al.: „The History of Sleep Apnea is Associated with Shorter Leucocyte Telomere . The Helsinki Birth Ckhort Study"; Sleep Medicine 15, no.2; Februar 2014
412) vgl. Shin, C., et al.: „Association Between Snoring and Leukocyte Telomere "; Sleep 39, no. 4; 01.04.2016
413) vgl. www.wienerzeitung.at vom 12.11.2014
414) vgl. M. Jackowska: „Short Sleep duration is associated with Shorter Telomere in Healthy Men"; a.a.o.
415) vgl. Dr. Mercola: „Sleep is critical for Brain detoxification, groundbreaking research Finds"; a.a.o.
416) vgl. Dr. Mercola: „Sleep Loss May Cause Brain Damage and Accelerate Onset of Alzheimer Two new Studies Show"; a.a.o.
417) vgl. www.aerzteblatt.de: Artikel: „Weniger Sitzen verlängert Telomere und damit möglicherweise das Leben"; 04.09.2014

418) vgl. Denham, J., et al.,: „Increased Expression of Telomere-Regulating Genes in Endurance Athletes with Long Leukocyte Telomeres“; Journal of Applied Physiology (1985) 120, no. 2; 15.01.2016
419) vgl. www.finanznachrichten.de: Artikel: „Laufen hält die Zellen jung – US-Sportwissenschaftler veröffentlichen neue Erkenntnisse“; 15.03.2016
420) vgl. Fossel Michael, Blackburn Greta, Woynarowski Dave; a.a.o.; S. 80
421) vgl. Bendix L. at al.: „Leukocyte telomere and physical ability among Danish Twins”; 12.10.2012
422) vgl. www.gesundheitsstadt-berlin.de: Artikel: „Ausdauersport verlangsamt Alterungsprozess stärker als Krafttraining“; 22.08.2016
423) vgl. Wendler Jürgen: „Nützlicher Ausdauersport”; www.weser-kurier.de; 12.08.2016
424) vgl. Dr. Mercola: „Six `Grow Younger` nutrients, to take everyday”; a.a.o.
425) vgl. Fossel Michael, Blackburn Greta, Woynarowski Dave; a.a.o.; S. 84ff + 388
426) vgl. Dr. Mercola: „High Intensity Training and Intermittent Fasting. Two winning ways to reach and maintain your ideal weight”; www.mercola.com; 26.11.2014
427) vgl. Monika Preuk: „Was hält wirklich jung? Die Lösung ist einfach aber unbefriedigend“; www.focus.de; 23.03.2015
428) vgl. Mary West: „8 Ways to Maximize Telomere and Increase Life Expectancy”; wakeup-world.com; 09.09.2015
429) vgl. Vera E., Blasco M. et al.: „Telomerase Reverse Transcriptase Synergizes with Calorin Restriction to Increase Health Span and Extend Mouse Longevity”; PLoS ONE 2013
430) vgl. www.scinexx.de: Das Wissensmagazin: „Mütterliches Übergewicht Macht Nachkommen älter“; Dal, BioMed Vetral vom 18.10.2016 (BMC Medicine, 2016; doi; 10.1186/s12916-016-0689-0)
431) vgl. Farzaneh-Far et al.: „Telomere Trajectory and Its Determinants in Persons with Coronary Artery Disease: Longitudinal Findings from the Heart and Soul Study”; PLOS ONE 5, no. 1; Januar 2010
432) vgl. Verhulst, S., et al.: „A Short Leucocyte Telomere Is Associated with Development of Insulin Resistance”; Diabetologia 59, no. 6; Juni 2016

433) vgl. Mundstock, E., et al.: „Effect of Obesity on Telomere: Systematic Review and Meta-analysis"; Obesity 23, no. 11; November 2015
434) vgl. Kiefer, A., J. Lin, E. Blackburn and E. Epel: „Dietary Restraint and Telomere in Pre- and Post-Menopausal Women"; Psychosomatic Medicine 70, no. 8; Oktober 2008
435) vgl. Daubenmier J, Blackburn E. Et al.: „Changes in Stress, Eating and metabolic factors are related to changes in telomerase activity in a randomized mindfulness intervention pilot study";
Magazin Psychoneuroendocrinology 2011
436) vgl. Bays Jan Chozen: „Achtsam essen: Vergiss alle Diäten und entdecke die Weisheit deines Körpers."; Arbor Verlag, Juni 2009
437) vgl. www.sciencedaily.com: „Fasting triggers stem cell regeneration"; a.a.o.
438) vgl. www.independant.co.uk/news: „Fasting for 2 days could regenerate the immunsystem"; a.a.o.
439) vgl. www.fitness.mercola.com: „Intermitted Fasting Beats Traditional Diets"; vom Dezember 2013
440) vgl. Dr. Mecola: „This doctor changed his life with intermittent Fasting and High Intensity training"; www.mercola.com; 17.08.2014
441) vgl. Arjun Walia: „Neuroscientists show what Fasting does to your Brain and Why Big Pharma won`t study it"; 11.12.2015
442) vgl. Felice BD. Et al.: „Telomere shortening in women resident close to waste landfill sites"; Magazin Gene; 20.03.2012
443) vgl. www.derstandard.at: „Städtischer Stress macht Vögeln schwer zu schaffen"; 06. 2016
444) vgl. Hou, L., et al.: „Lifetime Pesticide Use and Telomere Shortening Among Male Pesticide Applicators in the Agricultural Health Study"; Environmental Health Perspectives 121, no 8; August 2013
445) vgl. Wagner Sarah: „Schädliches Schwermetall: Cadmium lässt Zellen im Zeitraffer altern"; Vebu-Experteninterview; 12.12.2014
446) vgl. www.sciencedirect.com: „Association of cadmium and arsenic exposure with salivary telomere in adolescents in Terai, Nepal"; August 2016

447) vgl. Wu, Y., et al., „High Lead Exposure is Associated with Telomere shortening in Chinese Battery Manufacturing Plant Workers"; Occupational and Environmental Medicine 69, no. 8; August 2012
448) vgl. Andrews Bill, Cornell John; a.a.o.; S. 38
449) vgl. Scherthan H. et al.: „Telomere in Aged Mayak PA Nuclear Workers Chronically Exposed to Internal Alpha and External Gamma Radiation"; www.ncbi.nlm.nih.gov; Juni 2016
450) vgl. Freitas-Simoes TM: „Nutrients, foods, dietary patterns and telomere: Update of epidemiological studies and randomized trials"; a.a.o.
451) vgl. http://mazdaznan.eu
452) vgl. Andrews Bill, Cornell John; a.a.o.; S. 39
453) vgl. Daumenmier J, Kristeller J, Hechet FM et al.: „Mindfulness Intervention for Stress, Eating to Reduce Cortisol and abdominal Fat among Overweight and Obese Women"; J Obese 2011
454) vgl. Herborn, K.a., et al.: „Stress Exposure in Early Post-Natal Life Reduces Telomere: an Experimental Demonstration in a Long-Lived Seabird"; Proceedings of the Royal Society B: Biological Sciences 281, no. 1782; März 2014
455) vgl. Langenbach Jürgen: „Kurzes Leben, kurze Geduld, aber wie herum?"; www.DiePresse.com; 22.02.2016
456) vgl. www.blick.ch/gesundheit: „Ungeduldige Menschen altern schneller"; Februar 2016
457) vgl. De Meyer, T., et al.: „A Non-Genetic, Epigenetic-like Mechanism of Telomere Inheritance"; European Journal of Human Genetics 22, no. 1; Januar 2014
458) vgl. Factor-Litvak, P., et al.: „Leukocyte Telomere in Newborns: Implications for the Role of Telomeres in Human Disease"; Pediatrics 137, no. 4; April 2016
459) vgl. Wojcicki, J. M., et al.: „Cord Blood Telomere in Latino Infants; Relation with Maternal Education and Infant Sex"; Journal of Perinatology; Official Journal of the California Perinatal Association 36. no. 3; März 2016
460) vgl. Preuk Monika: „Wie Stress uns altern lässt – und welches einfache Mittel dagegen hilft; Fokus-online.de; 12.03.2015

461) vgl. Youtube video: Epel Elissa: „Emotions, Stress and Rate of Telomeres Shortening. Are our Cells listening to us"; 10.11.2011
462) vgl. Ahola K, Siren I, et al.: „Work-related exhaustion and telomere: a population- based study"; PLoS One 2012
463) vgl. Maier Tobias: „Lebensstil, Stress und Telomere-Biomarker, oder ein Auslöser des Alterns; ScienceBlogs.de; 05.09.2010
464) vgl. www.Lifelive.de: „Alterung: Risikofaktor Stress"; 16.06.2013
465) vgl. Youtube video: Epel Elissa: „Emotions, Stress and Rate of Telomeres Shortening. Are our Cells listening to us"; a.a.o.
466) vgl. Darrow, S., et al: „The Association between Psychiatric Disorders and Telomere, A Meta-analysis Involving 14.827 Persons"; Psychosomatic Medicine 78, no.7; September 2016
467) vgl. Wolkowitz OM, Mellon SH, Epel ES et al.: „Leucocyte telomere in Major depression: correlations with chronicity, inflammation and oxidative stress – preliminary findings"; PLoS One 2011
468) vgl. Gotlib ICH et al.: „Telomere and cortisol reactivity in children of depressed mothers. Mol Psychatry"; The National Institute of Health; 30.09.2014
469) vgl. Jeffrey Norris: „Depression linked to Telomere Enzyme, Aging, Chronic Disease"; www.ucsf.edu; 22.05.2013
470) vgl. O.I. Okereke, J. Prescot, Y. Wong et al.: „High phobic anxiety is related to lower leucoyte telomere in women"; Plos 24.08.2012
471) vgl. O´ Donovan et al.: „Stress appraisals and cellular aging. A key role for anticipatory threat in the relationship between psychological stress and telomere"; Magazin Brain Behav Immun 2012
472) vgl. Zolfagharifard Ellie: „Poor people`s DNA is declining in quality, say scientists: Study reveals how stressful upbringing damages genes"; www.dailymail.com; 11.05.2015
473) vgl. Vieweg Martin: „Macht Arbeitslosigkeit alt?"; Magazin: Bild der Wissenschaft: 20.11.2013
474) vgl. www.aerzteblatt.de: „Lebensstress: Soziale Benachteiligung und Gene lassen Telomere frühzeitig schrumpfen"; 08.04.2014
475) vgl. www.aerzteblatt.de: „Lebenserwartung: Schlechte Wohngegend Verkürzt Telomere"; 25. Juni 2015

476) vgl. Vollmuth Jan: „Misshandelte Kinder starten mit vollzeitig gealterten Chromosomen im Leben"; www.psychologienachrichten.de; 26.04.2014
477) vgl. Drury, S., et al.: „Telomere and Early Severe Social Deprivation: Linking Early Adversity and Cellular Aging"; Molecular Psychatry 17, no. 7; Juli 2012
478) vgl. Stacy Lu: „How chronic stress is harming our DNS"; American Psychological Association; a.a.o.
479) vgl. Lui, S.Y., and Kawachi: „Discrimination and Telomere Among Older Adults in the US: Does the Association Vary by Race and Type of Discrimination?"; Public Health Reports.
480) vgl. Caroll, T. Seeman, et. al.: „Low Social Support Is Associated with Shorter Leukocyte Telomere in Late Life: Multi-ethnic Study of Atherosclerosis"; Psychosomatic Medicine 75, no. 2; Februar 2013
481) vgl. Park M., et al.: „Where You Live May Make You Old - The Association Between Perceived Poor Neighborhood Quality and Leukocyte Telomere"; PLOS One 10; 17.06.2015
482) vgl. Mainous, A. G., et al.: „Leukocyte Telomere and Marital Status among Middle-Aged Adults"; Age and Ageing 40, no 1; Januar 2011
483) vgl. Youtube video: Epel Elissa: „Emotions, Stress and Rate of Telomeres Shortening. Are our Cells listening to us"; a.a.o.
484) vgl. Hagenberg Ebba, Blackburn E.: „Strategien für ein langes Leben"; www.general-anzeiger-bonn.de/bonn/wissenschaft; 20.10.2015
485) vgl. Jacobs TL et al.: „Intensive mediation training, immuncell, telomerase activity and psychological mediators"; Psychoneuroendocrinology, 2010
486) vgl. Calabrese Laura: „Yoga and mindfulness practices found to assist breast cancer recovery at cellular level"; Magazin: www.health.com; 03.11.2014
487) vgl. Preuk Monika: „Wie Stress uns altern lässt – und welches einfache Mittel dagegen hilft; a.a.o.
488) vgl. Stelka Bret: „Changing Our DNA through Mind Control"; Scientific American; 16.12.2014
489) vgl. Lavretsky H et al.: „A pilot study of yogic meditation for family dement caregivers with depressive symptoms - Effects on mental health, cognition and telomerase activity"; Int J Geriatr. Psychatry 2012

490) vgl. https://de.wikipedia.org/wiki/Achtsamkeitsbasierte_Kognitive_Therapie
491) vgl. Youtube video: Calvin Harley und Elissa Epel; Ted Med 2011
492) vgl. Stacy Lu: „How chronic stress is harming our DNS"; a.a.o.
493) vgl. Al Sears: „Adaptogene"; Health Confidential, Ausgabe 78, September 2012
494) vgl. Panossian A, Wikman G: „Effect of adaptogens on the central nervous system and the molecular mechanism associated with their stress-protective activity"; Magazine Pharmaceuticals 2010
495) vgl. Douillard John: „Healthy DNA: New Longevity Discovery"; http://lifespa.com/healthy-dna-new-longevity-discovery/ 9. Juni 2012
496) vgl. DK Chowdhuri et al.: „Antistress effects of bacosides of Bacopa monnieri: modulation of Hsp 70 expression, superoxide dismutase and cytochrome P450 activity in rat brain"; a.a.o.
497) vgl. www.heilenmitpilzen.de: „Pilze sind Adaptogene"; 2007
498) vgl. Douillard John: „Healthy DNA: New Longevity Discovery"; a.a.o.
499) vgl. Al Sears: „Adaptogene"; a.a.o.
500) vgl. Insel Thomas: „Depression, Daughters, and Cellular Aging; Director`s Blog, www.nimh.nih.gov; 23.10.2014
501) vgl. http://markrobertwaldman.com
502) vgl. Dr. Mercola: „Stress Promotes Memory Decline and Dementia Later in Life"; www.mercola.com; 03.07.2014
503) vgl. Dr. Mercola: „Developing an Attitude of Gratitude Can Help You Live a Longer, Happier Life"; 27.11.2014
504) vgl. Stielau-Pallas Alfred: „Die Macht der Dankbarkeit."; Pallas Verlag, Würzburg 1998
505) vgl. Alda, M., et al.: „Zen Meditation of Telomeres and the Role of Experiential Avoidance and Compassion"; Mindfulness 7, No. 3; Juni 2016
506) vgl. Neff Kristin: „Selbstmitgefühl"; Kailash Verlag 2012; S. 51f + 67f + 131 + 136
507) vgl. Moorjani Anita: „Heilung im Licht"; Goldmann Verlag München 2015 und Moorjani Anita: „Finde deinen Himmel auf Erden"; Arkana Verlag München 2016

508) vgl. www.bluroom.com

509) vgl. Youtube video: Epel Elissa: „Emotions, Stress and Rate of Telomeres Shortening. Are our Cells listening to us"; a.a.o.

510) vgl. Hamann Brigitte; a.a.o. ; S. 45

511) vgl. Youtube video: Calvin Harley und Elissa Epel; a.a.o.

Verzeichnis der genannten Bücher, Artikel, Filme und Webseiten:

Bücher:

*Andrews Bill, Cornell John: „Curing Aging"; Sierra Sciences LLC.; Nevada 2011

*Arntz William, Chasse Betsy, Vincente Mark: „Das Große Bleep Buch"; VAK Verlag, Kirchzarten bei Freiburg 2006

*Bradley, J. Willcox: „The Okinawa Program"; New York, 2001

*Campell T. Colin: „The China Study"; BenBella Books, Dallas 2006

*Church Dawson: „Die neue Medizin des Bewusstseins – Wie Sie mit Gedanken und Gefühlen Ihre Gene positiv beeinflussen können "; VAK Verlag, Freiburg 2009

*Carper Jean: „Wundernahrung fürs Gehirn"; Econ Verlag, München 2001

*Coyle Daniel: „Die Talentlüge: Warum wir fast alles erreichen können"; Lübbe Verlag, Bergisch Gladbach 2009

*De Grey Aubrey: „Niemals Alt"; Transcript Verlag, Bielefeld 2010

*Doidge Norman: „Neustart im Kopf"; Campus Verlag, Frankfurt 2007

*Doidge Norman: „Wie das Gehirn heilt"; Campus Verlag, Frankfurt 2015

*Dr. Cichoke Anthony J. „Enzymes Therapy"; Lincolnwood, Illinois, USA 2002

*Dr. Colgan Michael: „The Perimenopause Solution"; ScienceBooks, Vancouver 2007

*Dr. Colgan Michael: „Save Your Brain"; ScienceBooks, Vancouver 2007

*Dr. Colgan Michael: „Save Your Brain: Expand Your Mind"; 2012

*Dr. Dispenza Joe: „Du bist das Placebo"; Koha Verlag, Burgrain 2014

*Dr. Dispenza Joe: „Ein neues Ich"; Koha Verlag, Burgrain 2012

*Dr. Dispenza Joe: „Schöpfer der Wirklichkeit"; Koha Verlag, Burgrain 2007

*Dr. Fossel Michael, Blackburn Greta, Woynarowski Dave: „The Immortal Edge"; John Wiley & Sons Inc.; Hoboken New Jersey 2011

*Dr. Fossel Michael: „The Telomerase Revolution"; Atlantic Books, London 2016

*Dr. Kappauf: „Wunder sind möglich. Spontanheilung bei Krebs"; Herder Verlag 2011

*Dr. Mancini Fabrizio: „The Power of Self-Healing"; Hay House, 2012 USA
*Dr. Pert Candace: „Moleküle der Gefühle"; Rowohlt Verlag, Hamburg 2001
*Dr. med. Rankin Lissa: „Mind Over Medicine"; Kösel-Verlag, München 2014
*Dr. med. Rath Matthias: „Warum kennen Tiere keinen Herzinfarkt"; MR Verlag, Almelo, Niederlande 1998
*Dr. med. Rath Matthias: „Gesundheit ist machbar"; S. 15, MR Verlag, Almelo1998
*Dr. Mercola Joseph: „Dark Deception", Self-Publishing 2014
*Dr. Strunz, Ulrich „77 Tipps für ein gesundes Herz; Heyne Verlag 2005
*Dr. Strunz Ulrich: „Der Gen – Code"; Systemed Verlag, Lünen 2013
*Dr. Ovokaitys Todd: „Fat Burning Tips"; CA 92009 Carlsbad, USA
*Dr. Wright Jonathan, Dr. Lenard Lane: „Bio Identische Hormone"; VAK Verlag Kirchzarten bei Freiburg 2013
*Dr. Zschocke Anne Katharina: „Darmbakterien als Schlüssel zur Gesundheit"; Knaur Verlag, München 2014
*Dubbels Wilfried: „Die Anti-Aging Formel"; Novagenics-Verlag 2010
*Faulstich Joachim: „Das heilende Bewusstsein"; Knaur Verlag, München 2008
*Fischer-Reska Hannelore: „Die Entsäuerungs-Revolution"; Südwest-Verlag München
*Forberger Torsten, Sommer Ulrich: „Die Anti-Aging (R)Evolution"; Silberschnur Verlag, Güllesheim 2006
*Franckel Paul: „The Methylation Miracle"; St. Martin`s Paperbacks, New York 1999
*Gottfried Sara: „Die Hormonkur"; VAK Verlag, Kirchzarten bei Freiburg 2014
*Greenlaw Peter: „Why Diets are Failing us!"; Denver, USA 2012
*Hamann Brigitte: „Die 50 besten Superfoods"; Kopp Verlag, Rottenburg 2012
*Hamann Brigitte: „Wie Sie Ihre Selbstheilungskräfte aktivieren"; Kopp Verlag, Rottenburg 2012
*Kharrazian Datis: „Schilddrüsenunterfunktion und Hashimoto anders behandeln"; VAK Verlag, Kirchzarten bei Freiburg 2013
*Last Walter: „Krebs natürlich heilen"; Mobiwell Verlag, Immenstadt 2010
*Linek Sabine: „Dein Blut lügt nie"; Mankau Verlag, Murnau 2012
*Lipton Bruce: „Intelligente Zellen"; Koha Verlag, Burgrain 2006

*Loyd Alex, Johnson Ben: „Der Healing Code“; Rowohlt Taschenbuch Verlag, Hamburg 2012
*Miehlke K., Williams R.M.: „Enzyme“ München 1993
*Moorjani Anita: „Heilung im Licht“; Goldmann Verlag, München 2015
*Moorjani Anita: „Finde deinen Himmel auf Erden“; Arkana Verlag, München 2016
*Müller Annette: „Ich gehe den Weg der Wunder“; San Esprit Verlag 2011
*Neff Kristin: „Selbstmitgefühl”; Kailash Verlag 2012
*Park Ed: „Telomere Timebombs: Defusing the Terror of Aging”; Telomere Timebombs Publishing, August 2013
*Popp Fritz-Albert: „Die Botschaft der Nahrung“; Zweitausendeins Verlag, Frankfurt 1999
*Prof. Dr. Loren Cordain: „Die Paleo-Ernährung“; Deutscher Trainer Verlag 2015
*Reglin Felicitas: „Bausteine des Lebens”; Ralf Reglin Verlag, Köln 1999
*Robin L. Smith: „The Healing Cell“; Center Streest, New York 2013
*Rüegg Johann Caspar: „Mind & Body. Wie unser Gehirn die Gesundheit beeinflusst“; Stuttgart 2011
*Schmid Reiner: „Ölwechsel für Ihren Körper“; Verlag Ernährung und Gesundheit 2010
*Smith Jeffrey M.: „The Gamble of Our Lives”; Yes Books, Oktober 2012
*Schmitt-Homm Rüdiger und Simone: „Handbuch Anti-Aging und Prävention“; VAK Verlag, Kirchzarten bei Freiburg 2013
*Stielau-Pallas Alfred: „Die Macht der Dankbarkeit.“; Pallas Verlag, Würzburg 1998
*Tepperwein Kurt: „Mein persönliches Verjüngungsbuch“; Goldmann Arkana, München 2010
*Trudeau Kevin: „Natural Cures What „They“ dont want you to know about”; Hindsdale 2004
*Wormer Eberhard: „Vitamin D“; Kopp Verlag 2014

Artikel:

* Ahola K, Siren I, et al.: „Work-related exaustion and telomere: a population-based study”; PLoS One 2012
* Al Sears: „Adaptogene”; Health Confidential, Ausgabe 78, September 2012

* Alda, M., et al.: „Zen Meditation of Telomeres and the Role of Experiential Avoidance and Compassion"; Mindfulness 7, No. 3; Juni 2016
* Anderson GH: „Whey proteins in the regulation of food intake and satiety"; J Am Coll Nut. 2007
* Bays Jan Chozen: „Achtsam essen: Vergiss alle Diäten und entdecke die Weisheit deines Körpers."; Arbor Verlag, Juni 2009
* Belinha et al.: „Quercetin increases oxidative stress resistance and longevitiy in Saccharomyces cerevisiae"; Journal Agric. Food Chem, 21. März 2007; 55(6):2446-51
* Bendix L. at al.: „Leukocyte telomere and physical ability among Danish Twins"; 12.10.2012
* Biotechnologie und Life Sciences Portal in Baden-Würtemberg: „Telomere Und Stammzellen: Bausteine zum Verständnis des Alterns"; www.bio-pro.de; vom 21.11.2008
* Biotechnologie und Life Sciences Portal Baden-Würtemberg: „Sexualhormon lässt Telomere in Stammzellen wachsen"; www.bio-pro.de; vom 10.12.2012
* Blasco M., Vera E., et al.: „Telomerase Reverse Transcriptase Synergizes with Calorin Restriction to Increase Health Span and Extend Mouse Longevity"; PLoS ONE 2013
* Blasco M. etc.: „Telomerase gene therapy in adult and old mice delays aging and increases longevity without increasing cancer". EMBO Mol Med 2012: 4:1-14 DOI: 10.2002/emmm. 201200245
* Brandlmaier Elisabeth: „Die Rotwein-Diät"; www.woman.at/a/rotwein-diaet; 20.04.2016
* Brogan Dr. Kelly: „How Inflammation Affects Your Mental Health"; www.mercola.com; Psychoneuroimmunology, 17.04. 2014
* Braun Thorsten: „Alterungsprozess: Gebt den Alten Zucker"; www.news.doccheck.com; 03.12.2014
* Bryon: „Green Tee and Quercetin Help Telomeres"; wellnessresources.com; 2011
* Cai, N., et al.,: „Molecular Signatures in Major Depression"; Current Biology 25, no. 9;04.05.2015
* Calabrese Laura: „Yoga and mindfulness practices found to assist breast cancer recovery at cellular level"; Magazin: www.health.com; 03.11.2014

* Cardin R., et al.: „Effects of Coffee Consumption in Chronic Hepatitis C: A Randomized Controlled Trial"; Digestive and Liver Disease 45, no. 6; Juni 2013
* Caroll, T. Seeman, et. al.: „Low Social Support Is Associated with Shorter Leukocyte Telomere in Late Life: Multi-ethnic Study of Atherosclerosis"; Psychosomatic Medicine 75, no. 2; Februar 2013
* Challem Jack: „The Telomere Treatment"; www.betternutrition.com; Mai 2016
* Chan R et al.: „Chinese Tea consumption is associated with longer telomere in elderly Chinese Men"; Br. J Nutr. 103 (1); 12. August 2009
* Chaput JP.: „Sleeping Habits Predict the Magnitude of Fat Loss in Adult Exposed to Moderate caloric Restriction"; Obes Facts 2012
* Collins Danica: „Russian Scientists Prove that Human Speech Dramatically Alters DNA"; Think Outside the Book Publishing, vom 28.02.2015
* Darrow, S., et al.: „The Association between Psychiatric Disorders and Telomere. A Meta-analysis Involving 14.827 Persons"; Psychosomatic Medicine 78, no. 7; September 2016
* Daubenmier J., Blackburn E. Et al.: „Changes in Stress, Eating and metabolic factors are related to changes in telomerase activity in a randomized mindfulness intervention pilot study";
Magazin Psychoneuroendocrinology 2011
* Daubenmier J., Kristeller J, Hechet FM et al.: „Mindfulness Intervention for Stress, Eating to Reduce Cortisol and abdominal Fat among Overweight and Obese Women"; J. Obese 2011
* Denham, J., et al.: „Increased Expression of Telomere-Regulating Genes in Endurance Athletes with Long Leukocyte Telomeres"; Journal of Applied Physiology (1985) 120, no. 2; 15.01.2016
* De Meyer, T., et al.: „A Non-Genetic, Epigenetic-like Mechanism of Telomere Inheritance"; European Journal of Human Genetics 22, no. 1; Januar 2014
* De Vivo I.: „Coffee Consumption is possibly associated with Longer Leucocyte Telomere Lengh in the Nurses Health study"; J. Nutr. ; www.ncbi.nlm.nih.gov; Juli 2016

* DK Chowdhuri et al.: „Antistress effects of bacosides of Bacopa monnieri: modulation of Hsp 70 expression, superoxide dismutase and cytochrome P450 activity in rat brain";
www.ncbi.nlm.nih.gov/pubmed/12410544; November 2002
* Douillard John: „Healthy DNA: New Longevity Discovery";
http://lifespa.com/healthy-dna-new-longevity-discovery/; 09. Juni 2012
* Dovey Dana: „Blood of Oldest Woman in The World Reveals Secrets Of Longevity, Suggests We Can Live Longer"; Artikel:
http://www.medicaldaily.com; vom April 2014
* Dr. Kerr Fiona: „Neurogenesis, leadership and rewiring your brain";
www.superconsciousness.com; 30. März 2015
* Dr. Mercola: „Ubiquinol: This Form of CoQ10 found far superior to one typically being sold" ; www.mercola.com; 29.06.2011
* Dr. Mercola: „New Link Shows Gut Bacteria Plays Role in Multiple Sclerosis";
www.mercola.com; 05.12. 2011
* Dr. Mercola: „Six Grow Younger nutrients, to take everyday";
www.mercola.com; 9.5.2012
* Dr. Mercola: „The Promise of Adult Stem Cells in Disease Management, Anti-Aging and Life Extension"; www.mercola.com; November 2013
* Dr. Mercola: „Happiness and Laughter are natural Immune Boosters";
www.mercola.com; 12.12.2013
* Dr. Mercola: „Sleep is critical for Brain detoxification, groundbreaking research Finds"; www.mercola.com; 31.12.2013
* Dr. Mercola: „Why Widespread Nutritional Deficiencies are a Reality";
www.mercola.com; 20.01.2014
* Dr. Mercola: „Sleep Loss May Cause Brain Damage and Accelerate Onset of Alzheimer two new Studies Show"; www.mercola.com; 03.04.2014
* Dr. Mercola: „Peak Fittness"; www.mercola.com; 02. Mai 2014
* Dr. Mercola: „Stress Promotes Memory Decline and Dementia Later in Life";
www.mercola.com; 03.07.2014
* Dr. Mercola: „Vitamin D for Depression, Dementia and Diabetes";
www.mercola.com; 21.08.2014
* Dr. Mercola: „The surprising Ways in which Fast Food and Packaging Harms Your Health"; www.mercola.com; vom 05.11.2014

* Dr. Mercola: „High Intensity Training and Intermittent Fasting. Two winning ways to reach and maintain your ideal weight"; www.mercola.com; 26.11.2014
* Dr. Mercola: „Developing an Attitude of Gratitude Can Help You Live a Longer, Happier Life"; 27.11.2014
* Dr. Mercola: „How The Power of Your Mind Can Influence Your Healing and Recovery"; www.mercola.com; 05.03.2015
* Dr. Mercola: „Explore the Enormous Price we pay for ignoring the need for sleep"; www.mercola.com; vom 17.01.2015
* Dr. Mecola: „Neuroplasticity Studies Reveal Your Brains amazing Malleability"; www.mercola.com; 15. Januar 2015
* Dr. Mercola: „Optimism Gives Your Health a Boost"; www.mercola.com; 14.02.2015
* Dr. Mercola: „Resveratrol`s Link to Slowing Alzheimer`s"; www.mercola.com; 08.08.2016
* Drury, S., et al.: „Telomere and Early Severe Social Deprivation: Linking Early Adversity and Cellular Aging"; Molecular Psychatry 17, no. 7; Juli 2012
* Eshghinia S.: „The effects of modified fasting alternate-day fasting diet on weight loss"; J. Diabetes Metab Disord 2013;12;4.
* Eur J. Nutr.: „One-carbon metabolites and telomere in a prospective and Randomized study of B- and/or D-vitamin supplements"; www.ncbi.nlm.nih.gov/pubmed/27379829; 05. Juli 2016
* Factor-Litvak, P., et al.: „Leukocyte Telomere in Newborns: Implications for the Role of Telomeres in Human Disease"; Pediatrics 137, no. 4; April 2016
* Faculty & Staff Honors: „Washington Faculty Wins Minority Research Award for Study on Meat and Leukocyte Telomere"; www.aspph.org; 14.05.2015
* Farzaneh-Far R et al.: „Associations of Marine Omega-3 Fatty Acid Levels With Telomere Aging in Patients with Coronary Heart Disease"; JAMA 2010
* Farzaneh-Far et al.: „Telomere Trajectory and Its Determinants in Persons with Coronary Artery Disease: Longitudinal Findings from the Heart and Soul Study"; PLOS ONE 5, no. 1; Januar 2010
* Felice BD. Et al.: „Telomere shortening in women resident close to waste landfill sites"; Magazin Gene; 20.03.2012
* Forrester Michael: „Walking times"; Journal of Psychoneuroendocrinology, 05.12.2013

* Freitas-Simoes TM: „Nutrients, foods, dietary patterns and telomere: Update of epidemiological studies and randomized trials“; Metabolism; April 2016
* Furomoto K et al.: „Age-dependant telomere shortening is slowed down by enrichment of intracellular vitamin C via suppression of oxidative stress”; Life Sci 1998
* Gasparini Isis: „Wissenschaftler umkehren Alterung in den menschlichen Zellen”; www.cienciaatecnologias.com; 27. Mai 2015
* Gonnissen, Hulshof, Westerterp-Plantenga: „Chronobiology, Endocrinology and Energy- and-Food-Reward Homeostasis”; Obesity Reviews 14, no. 5; Mai 2013
* Gotlib ICH et al.: „Telomere and cortisol reactivity in children of depressed mothers”; Mol Psychatry; The National Institute of Health; 30.09.2014
* Gould Elizabeth: „Poverty and Stress may not just be Symptoms of Society”; www.seedmagazine.com, vom 22.02.2006
* Gray Richard: „Phobias may be memories passed down in genes form ancestors”; www.telegraph.co.uk, vom 01.12.2013
* Gropper S, Smith J: „Advanced Nutrition and Human Metabolism”; Belmont CA, Thomson Wadsworth 2009
* Gulec M. et al.: „Oxidative stress with primary insomnia”; Prog Neuropsychopharmacol; Biol Psychatry; 28.02.2012
* Hagenberg Ebba, Blackburn E.: „Strategien für ein langes Leben“; www.general-anzeiger-bonn.de/bonn/wissenschaft; 20.10.2015
* Herborn, K.a., et al.: „Stress Exposure in Early Post-Natal Life Reduces Telomere: an Experimental Demonstration in a Long-Lived Seabird“; Proceedings of the Royal Society B: Biological Sciences 281, no. 1782; März 2014
* Heinemann Pia: „Viele Kinder, langes Leben“; www.welt.de; 11.01.2016
* Hou, L., et al.: „Lifetime Pesticide Use and Telomere Shortening Among Male Pesticide Applicators in the Agricultural Health Study”; Environmental Health Perspectives 121, no 8; August 2013
* Insel Thomas: „Depression, Daughters, and Cellular Aging; Director`s Blog”; www.nimh.nih.gov; 23.10.2014
* Institut für Molekulare Medizin; Artikel: „Stammzellenalterung“; Universität Ulm, 06.12.2008

* Jacobs TL et al.: „Intensive mediation training, immuncell, telomerase activity and psychological mediators"; Psychoneuroendocrinology, 2010
* Kawanishi, S., Oikawa S.: „Mechanism of Telomere Shortening by Oxidative Stress"; Annals of the New York Academy of Sciences 1019; Juni 2004
* Kang JH, Choung SY: „Protective effects of Resveratrol and its analogs on age-related macular degeneration in vitro"; www.ncbi.nlm.nih.gov/pubmed/27659166; vom 22.09.2016
* Karuppagounder S, Pinto JT, et al: „Dietary supplementation with resveratrol reduces plaque pathology in a transgenic model of Alzheimer's disease"; Neurochem Int. 2009; 54(2):111-118.
* Kiefer, A., J. Lin, E. Blackburn and E. Epel: „Dietary Restraint and Telomere in Pre- and Post-Menopausal Women"; Psychosomatic Medicine 70, no. 8; Oktober 2008
* Knapton Sarah: www.telegraph.co.uk/news/science; April 2015
* Knop Uwe: „Neue Studie: Fleischesser haben die Längsten!"; www.food-monitor.de; August 2016
* Knox Richard: „Telomeres May Hold Clues to Effects of Aging"; NPR; 17.09.2013
* Krebs-Smith: „Americans do not meet federal dietary recommendation"; Journal Nutrition 2010, 140:1832-8
* Kreutz Heike: „Anti-Aging mit Obst und Gemüse"; www.fruchtportal.de; 27.08.2015
* Jackowska M.: „Short Sleep duration is associated with Shorter Telomere Length in Healthy Men"; Findings from the Whitehall 2 Cohort Study. PLoS ONE 7(10), 2012
* Jonah Lehrer: „Brain & Behavior"; www.seedmagazine.com; 22.02.2006
* Langenbach Jürgen: „Kurzes Leben, kurze Geduld, aber wie herum?"; DiePresse.com; 22.02.2016
* Lavretsky H et al.: „A pilot study of yogic meditation for family dement caregivers with depressive symptoms - Effects on mental health, cognition and telomerase activity"; Int J Geriatr Psychatry 2012
* Lee, J., et al.: „Association Between Dietary Pattern in the Remote Past and Telomere "; European Journal of Clinical Nutrition 69, no. 9; September 2015

* Linn S.: „DNA damage by iron and hydrogen peroxide in vitro and vivo"; Drug Metab Rev 1998
* Lui, S.Y., and Kawachi: „Discrimination and Telomere Among Older Adults in the US: Does the Association Vary by Race and Type of Discrimination?" Public Health Reports.
* Mainous, A. G., et al.: „Leukocyte Telomere and Marital Status among Middle-Aged Adults"; Age and Ageing 40, no 1; Januar 2011
* Maier Andrea: „Schleichende Gefahr: Softdrinks lassen unsere Gene altern"; Huffington Post; 20.10.2014
* Maier Tobias: „Lebensstil, Stress und Telomere-Biomarker, oder ein Auslöser des Alterns; ScienceBlogs.de; 05.09.2010
* Maria Braun: „Bluttest ermittelt das wahre Alter Ihres Körpers"; Artikel aus dem Magazin: „Die Welt"; vom 18.05.2011
* Mitteldorf Josh: „Telomerase Therapies in our Future"; www.joshmitteldorf.scienceblog.com; vom 03.04.2015
* Mundstock, E., et al.: „Effect of Obesity on Telomere: Systematic Review and Meta-analysis"; Obesity 23, no. 11; November 2015
* Nicolai Sandra, Prof. Dr. Kuhnert Nikolaus: „Schwarzer Tee verlängert unser Leben"; www.ndr.de/ratgeber/gesundheit
* Norris Jeffrey: „Aging, Chronic Disease and Telomeres are linked in recent Studies"; www.ucsf.edu; 03.02.2011
* Norris Jeffrey: „Depression linked to Telomere Enzyme, Aging, Chronic Disease"; www.ucsf.edu; 22.05.2013
* O.I. Okereke, J. Prescot, Y. Wong et al.: „High phobic anxiety is related to lower leucoyte telomere in women"; Plos 24.08.2012
* O´ Donovan et al.: „Stress appraisals and cellular aging. A key role for anticipatory threat in the relationship between psychological stress and telomere"; Magazin Brain Behav. Immun 2012
* Panossian A, Wikman G: „Effect of adaptogens on the central nervous system and the molecular mechanism associated with their stress-protective activity"; Magazine Pharmaceuticals 2010
* Parks S.: „Prevalence of Sugar – Sweetened Beverage Intake among Adults": MMWR Morb Mortal Whly Rep.; 26.02.2016

* Park M., et al.: „Where You Live May Make You Old - The Association Between Perceived Poor Neighborhood Quality and Leukocyte Telomere"; PLOS One 10; 17.06.2015
* Paul L.: „Diet, Nutrition and Telomere "; J. Nutr. Biochem; 22.10.2011
* Podbregar Nadja: „Das Geheimnis der Telomere"; www.Scinexx.de: Das Wissensmagazin; vom 16.04.2010
* Pollack Karin: „Sagt uns wie alt wir werden"; http://derstandard.at/2000009036812/Sagt-uns-wie-alt-wir07.12.2014
* Prather A. et al.: „Shorter leucocyte telomere in midlife women with poor Sleep quality"; J Aging Res 2011
* Prather A, Gurfein B, Moran P, et a.: „Tired telomeres: Poor global sleep quality, preceived stress, and telomere in immune cell subsets in obese men and women"; BrainBehavImmun. 20.12.2014
* Preuk Monika: „Wie Stress uns altern lässt – und welches einfaches Mittel dagegen hilft; Fokus-online.de; 12.03.2015
* Preuk Monika: „Was hält wirklich jung? Die Lösung ist einfach aber unbefriedigt"; www.focus.de; 23.03.2015
* Prof. Kiecolt-Glaser Jan: „Forschungsdurchbruch: Unmittelbarer Anti-Aging-Effekt durch Omega-3 Fettsäuren"; www.agepal.org; 14.11.2012
* Prof. Kiecolt-Glaser Jan, Epel ES, Belury MA et al.: „Omega-3 Fatty Acids, Oxidative stress, and leucocyte telomere: A randomized controlled trial"; Brain Behav. Immun.; 2012
* Richards JB et al.: „Homocysteine levels and leukocyte telomere"; Magazin: Atherosclerosis 2008; 200: 27177
* Richards J. Bryon: „Nutrition Makes Anti-Aging Possible: Secrets of Your Telomeres"; WellnessResources.com; 03.12.2013
* Richard JB et al.: „Higher serum Vitamin D concentrations are associated with longer leucocyte telomere in women"; Am J. clin Nutr.; 2007
* Sara Hägg: „Causal link between telomere shortening and Alzheimer`s disease"; JAMA Neurology; vom 13.10.2015
* Sardi Bill: „The Case for Resveratrol. Why aren´t more Americans taking Resveratrol Pills?"; www.longevinex.com; von 2011
* Savolainen, K., et al.: „The History of Sleep Apnea is Associated with Shorter Leucocyte Telomere: The Helsinki Birth Ckhort Study"; Sleep Medicine 15, no. 2; Februar 2014

* Shin, C., et al.: „Association Between Snoring and Leukocyte Telomere"; Sleep 39, no. 4; 01.04.2016
* Scherthan H et al.: „Telomere in Aged Mayak PA Nuclear Workers Chronically Exposed to Internal Alpha and External Gamma Radiation"; www.ncbi.nlm.nih.gov; Juni 2016
* Schriner SE et al.: „Extension of murine life span by overexpression of catalase targeted to mitochondria"; Science 2005
* Stacy Lu: „How chronic stress is harming our DNS"; American Psychological Association; Oktober 2014, Vol45, No. 9
* Stelka Bret: „Changing Our DNA through Mind Control"; Scientific American; 16.12.2014
* Stvolonsky S.: „Effect of carnosine and its troloxmodified derivates on life span of Drosophilia melanogastar"; Research Center of neurology, Russian Academy of Medical Science"; August 2010
* Sweazea KL, Johnson CD, Knurick J, Bliss CD: „Plant-Based Nutraceutical Increases Plasma Catalase Activity in Healthy Participants. A Small Double-Blind, Randomized, Placebo-Controlled, Proof of Concept Trial"; J Diet Suppl 2016
* Verhulst, S., et al.: „A Short Leucocyte Telomere Is Associated with Development of Insulin Resistance"; Diabetologia 59, no. 6; Juni 2016
* Vieweg Martin: „Macht Arbeitslosigkeit alt?"; Magazin: Bild der Wissenschaft: 20.11.2013
* Vitaglione P., Sforza S., Galaverna G. et al.: „Bioavailability of trans-resveratrol from red wine in humans"; Mol Nutr Food Res. 2005;49(5):495-504.
* Wendler Jürgen: „Nützlicher Ausdauersport"; www.weser-kurier.de; 12.08.2016
* West Mary: „8 Ways to Maximize Telomere and Increase Life Expectancy"; wakeup-world.com; 09.09.2015
* Wojcicki, J. Et al.: „Early Exclusive Breastfeeding is associated with Longer Telomeres in Latino Preschool Children"; American Journal of Clinical Nutrition; 20. 07.2016
* Wojcicki, J. M., et al.: „Cord Blood Telomere in Latino Infants, Relation with Maternal Education and Infant Sex"; Journal of Perinatology: Official Journal of the California Perinatal Association 36. no. 3; März 2016

* Wolkowitz OM, Mellon SH, Epel ES et al.: „Leucocyte telomere length in Major depression: correlations with chronicity, inflammation and oxidative stress – preliminary findings"; PLoS One 2011
* Woo SR et al.: „Cells with dysfunctional telomeres are susceptible to reactive oxygen species hydrogen peroxide via generation of multichromosomal fusions and chromosomal fragments bearing telomeres"; Biochem Biophys res Commun 2012
* Wu, Y., et al.: „High Lead Exposure is Associated with Telomere shortening in Chinese Battery Manufacturing Plant Workers"; Occupational and Environmental Medicine 69, no. 8; August 2012
* X Q et al.: „Multivitamin use and telomere in woman"; Am J. Clinb. Mutr. 2009
* Zolfagharifard Ellie: „Poor peoples DNA is declining in quality, say scientiests: Study reveals how stressful upbringing damages genes"; www.dailymail.com; 11.05.2015

----

* www.aerzteblatt.de: Artikel: „Weniger Sitzen verlängert Telomere und damit möglicherweise das Leben"; 04.09.2014
* www.aerzteblatt.de/nachrichten/41752: „Rotwein gegen die Retinopathie"; 25. Juni 2010
* www.aerzteblatt.de: „Lebensstress: Soziale Benachteiligung und Gene lassen Telomere frühzeitig schrumpfen"; 08.04.2014
* www.aerzteblatt.de: „Lebenserwartung: Schlechte Wohngegend verkürzt Telomere"; 25. Juni 2015
* www.arcadia-eden.com: „Der Darm und sein Einfluss auf unsere Gesundheit"; 10.03.2014
* www.blick.ch/gesundheit: „Ungeduldige Menschen altern schneller"; Februar 2016
* https://cdn.shopify.com/s/files/1/0319/8073/files/Telosomyl-presentation.pdf; 2012
* www.derstandard.at: „Städtischer Stress macht Vögeln schwer zu schaffen"; 26. Juni 2016
* www.gesundheitsstadt-berlin.de: Artikel: „Ausdauersport verlangsamt Alterungsprozess stärker als Krafttraining"; 22.08.2016

* www.finanznachrichten.de: Artikel: „Laufen hält die Zellen jung – US-Sportwissenschaftler veröffentlichen neue Erkenntnisse“; 15.03.2016
* www.fitness.mercola.com; „Intermitted Fasting Beats Traditional Diets......“, vom Dezember 2013
* http://www.focus.de: „Forscher entdecken: So lässt sich das Leben verlängern”; vom 04.02.2015
* www.gesundheitsinstitut-deutschland.de/reveratrol/: „Resveratrol – Was kann das Anti-Aging Wunder` wirklich?“
* www.heilenmitpilzen.de: „Pilze sind Adaptogene”; 2007
* www.independant.co.uk/news: „Fasting for 2 days could regenerate the immunsystem“; vom 7. Juni 2014
* J. Nutr. www.ncbi.nlm.nih.gov: „Telomere in the Nurses Health study”; Juli 2016
* www.jbc.org/content/278/9/6824.full + https://www.ncbi.nlm.nih.gov/pubmed/12475988: „Extracellular Superoxide Dismutase Is a Major Antioxidant in Human Fibroblasts and Slows Telomere Shortening”
* www.king5.com: „Can Red Wine keep Alzeimer from getting wors?”; 03.10.2012
* www.lichterzellen.de: Artikel, Projekt: „Telomerlängenmessung“, vom November 2014
* www.laborwelt.de: „Viele Kinder halten jung”; 11.01.2016
* www.Lifelive.de: „Alterung: Risikofaktor Stress“; 16.06.2013
* www.mercola.com: „Environmental Toxins Linked To Rise of Autism”, vom 2. April 2014
* www.mercola.com: „Toxic Herbicides now common in Pregnant Woman’s breast milk....”; vom 22.April 2014
* www.nlm.nih.gov/medlineplus/healthnews.html; „Scientists suggest New Way to Predict Lung Cancer Risk“; University of Chicago Medical Center; vom 29.07.2015
* Press Release 2012 von: Brigham and Womans Hospital Artikel im Magazin: „PLos One e17837“; vom 6. März 2011
* Forschungen über Resveratrol: www.pubmed.gov
* www.resveratrol-inco.eu: „Was ist Resveratrol?”

* www.sciencedaily.com: „Mouse study links heart regeneration to telomere“; Rockefeller University Press; vom 30.05.2016
* www.sciencedaily.com: „Controlling Genes with your thoughts”; ETH Zürich vom 11. Nov. 2014
* www.sciencedaily.com: „Fasting triggers stem cell regeneration....“, vom 5. Juni 2014
* www.scinexx.de: Das Wissensmagazin: „Mütterliches Übergewicht macht Nachkommen älter“; Dal,BioMed Vetral vom 18.10.2016 (BMC Medicine, 2016; doi; 10.1186/s12916- 016-0689-0)
* www.sciencedirect.com: „Association of cadmium and arsenic exposure with salivary telomere in adolescents in Terai, Nepal”; August 2016
* Science. 10.1.1997: 218-220. OI:10.1126; Science. 275.5297.218
* www.t-online.de: „Mittelmeer-Diät lässt langsamer altern“; 04.12.2014
* www.upi.com: „Toxic chemicals linked to Autism, ADHD, dislexia”; vom 16. Februar 2014
* www.welt.de/gesundheit/article140509504/Warum-viele-auf-gruenen-Tee-schwoeren.html: „Warum viele auf grünen Tee schwören“; 05.05.2015
* www.wienerzeitung.at; vom 12.11.2014

Filme:

* Arntz William, Chasse Betsy, Vicente Mark: „What the Bleep Do We Know!?”; DVD: Horizon Film, 2006
* Connett Dave: „Floride” www.youtube.com, 24.12.2010
* Epel Elissa: „Emotions, Stress and Rate of Telomeres Shortening. Are our Cells listening to us?; Youtube video: 10.11.2011
* NBC Today Show; Youtube video: 09.09.2012
* Prof. Hüther Gerald: „Discover Your Potential“ bei: Entrepreneurship Summit Oktober 2012 / 2015 Berlin; Youtube video

Webseiten:

* www.bluroom.com
* www.cobimax.com
* https://de.wikipedia.org/wiki/Achtsamkeitsbasierte_Kognitive_Therapie
* https://de.wikipedia.org/wiki/Katalase

* https://de.wikipedia.org/wiki/Wasserstoff
* www.facebook.com/TelomereSupport
  (auf dieser Seite von der Autorin Mira Mamtani werden ab und zu in Deutsch und Englisch neue Artikel über Telomere-Forschungen veröffentlicht, um Interessierte auf dem Laufenden zu halten.
  Eine Weiterführung dieses Buches)
* http://flexikon.doccheck.com/de/Glutathion
* http://flexikon.doccheck.com/de/Superoxiddismutase
* http://markrobertwaldman.com
* http://mazdaznan.eu/
* www.ncbi.nlm.nih.gov/pubmed/?term=diatomic+hydrogen+water
* www.ramtha.com
* www.telomere-buch.de (Webseite zu diesem Buch)
* www.vitamindmangel.net/krankheiten

Über die Autorin

Mira Mamtani, Jahrgang 1968, wurde in München geboren.
Dort hat sie ihr Sozialpädagogik Studium absolviert und lernte u. a. die verschiedensten Psychologieschulen kennen. Dieses Wissen war die Basis, um in dieser Richtung weiter zu forschen.

Die Autorin besuchte während der Jahre viele Kurse und Seminare im Bereich alternativer psychologischer Methoden und moderner Hypnosearten. Sie beschäftigte sich mit alternativen Heilmethoden, integrativer Medizin, Naturheilkunde etc., was sie durch ihre Heilpraktikerausbildung noch vertiefte.

Ebenso hat sie intensive Studien betrieben und Seminare besucht in den Bereichen „Nachhaltige Unternehmensführung" sowie neuartige Netzwerk- und Marketingkooperations-Möglichkeiten mit fairen Win-Win Situationen für alle.

Seit 20 Jahren ist die Autorin unternehmerisch tätig und hat Erfahrungen im Vertrieb und Versandhandel, ebenso in dem Bereich Event Organisation auf dem Gebiet der Persönlichkeitsentwicklung, die die neuen Wissenschaften, z. B. die Quantenphysik und die aktuellste Neurowissenschaft sowie holistische Gesundheit integriert.

Des Weiteren hat sie Erfahrungen und es ist ihr Anliegen, innovative, wissenschaftlich fundierte Produkte, insbesondere im Bereich Wellness und Gesundheit, weiterzuempfehlen.

Ihre Fähigkeit und Leidenschaft, wissenschaftlich zu recherchieren, hat sie dazu bewogen, neue Sichtweisen und Forschungen, die ihr am Herzen liegen, durch Bücher zu vermitteln.

Kontaktmöglichkeit zur Autorin:
eMail: telomere@t-online.de, Internet: www.telomere-buch.de

24891453R00211

Printed in Poland
by Amazon Fulfillment
Poland Sp. z o.o., Wrocław